傅青主女科新解

〔明〕傅　山　原著

肖进顺　编著

學苑出版社

图书在版编目(CIP)数据

傅青主女科新解/肖进顺编著. —北京：学苑出版社，2006.4(2020.4 重印)
ISBN 978-7-5077-1221-6

Ⅰ.傅… Ⅱ.肖… Ⅲ.傅青主-中医妇产科学-著作-注释 Ⅳ.R271

中国版本图书馆 CIP 数据核字(1996)第 19309 号

责任编辑： 付国英
出版发行： 学苑出版社
社　　址： 北京市丰台区南方庄 2 号院 1 号楼
邮政编码： 100079
网　　址： www.book001.com
电子信箱： xueyuanpress@163.com
电　　话： 010-67603091(总编室)、010-67601101(销售部)
经　　销： 新华书店
印 刷 厂： 北京市京宇印刷厂
开本尺寸： 890×1240　1/32
印　　张： 10.25
字　　数： 230 千字
版　　次： 2006 年 4 月第 3 版
印　　次： 2020 年 4 月第 5 次印刷
定　　价： 56.00 元

前　言

傅山，字青主，山西阳曲人。生于明万历三十五年（1607 年），卒于清康熙二十三年（1684 年）。初名鼎臣，字青竹，后改字青主，亦称石道人，朱衣道人。他的有生之年，正处于明末清初，阶级矛盾和社会动荡不安的年代。他深具民族气节，反清立场坚定，自幼博学多才，诗文书画，别具一格，尤精医学。明亡后，遂隐居山中，著作甚多，但多系秘传或隐名，其代表作如《傅氏女科全集》，但由于后人篡改或传抄之误，致使谬误百出，书中部分文字或内容有失原著真貌，故造成后世难辨该书真假，甚或怀疑其非傅山所著。

傅氏在临床上，长于内、妇杂病，所著《傅青主女科》一书在医界影响颇深。他在《内经》学术理论的基础上，结合自己的临床经验，进一步阐发了肝、脾、肾在妇女生理、病理上的重要作用；在治疗上，遵循中医的“辨证论治”原则，既守其常，亦明其变，恰当运用调补气血、健脾益胃、虚者补之、实者泄之、寒者温之、热者清之等法；用药贵在简而精，君臣佐使配伍适当，处方平稳，更不轻易使用猛攻之剂，而主张“攻补兼施”的治疗方法，亦不受古医书理论的束缚，师其古而不泥于古，能够根据病情灵活加减用药。

《傅青主女科》一书中所列方剂经历代妇科医生临床验证确有较好的疗效，很有临床实用价值。至今，仍不失为医界所公认的妇科精华之专著。但是，最为遗憾的是书中对于各病的脉、症论述欠详，这对于初学中医者来说，似难以抓住主症，只能以药测症或以症辨脉，临证时恐有误诊、误治之弊。笔者为了弥补此欠缺，思之良久，编此小册，冒昧将该书各症做一辨证分析，使突出主症、主脉、辨证分型，以立纲要而醒其目，以供同道参考，但由于学识有限，错误和缺点在所难免，敬请批评指正。

肖进顺

2006年1月

编写说明

一、本书的编写系根据商务印书馆一九五六年六月版为蓝本。

二、为了突出本书的特点，务使条理清晰，在文中加以重点引用原文，并标有【原文】字样，以资区别。

三、对于原书中的封建迷信部分，予以批判或加以科学论证，对原著认识或理解不足的部分，仍保留其说，以供学者参考。

四、本书的编写程序是按照原著病名为次，以【概述】、【原文注释】、【病因病机】、【临床表现】、【辨证分型】、【治疗法则】、【方剂名称及组成】、【方剂分解】、【按语】、【证因辨治及方剂歌诀】等格式进行编排。

五、关于《产后编》部分是否为傅青主所著，目前尚有争论，有待今后进一步探讨，故本书暂未编入。原书后附清代光绪丙戌年秋晋义堂刻本《傅青主女科》影印原文，因本次增订内容较多，篇幅有限故删掉，将由出版社另行编辑出版。

六、书中方剂剂量，以折合米制克剂量为准。

七、在此次修订中，为了使本书保持原有面貌及完整性、连贯性、可读性，所以将“鬼胎”与“子鸣”等内容全部补入，并加以注释。

目　录

上　卷

下　卷

上卷

第一章　带　下

【概述】

《内经》曰："带脉者，如带横束于腰。"故妇人患带下者，其腰部常疲困，此为症者所以名也。带下多因带脉不能约束而发，且任脉下通于胞中，因此任脉受损，带脉不固，为本病的主要病机。带下系指妇人阴道中液体分泌物增多，其色、质、量、气味异常，常见于阴道炎、宫颈炎、盆腔炎及生殖器官恶性肿瘤等疾患。中医认为：带下者，多属肝脾湿热、水湿下注，或因肝肾虚寒，肾虚不固，或因肝经郁热，疏泄功能失调，影响气机升降，任、带二脉受损所致。临床可有白、黄、赤、黑、青五色之别，故名曰："五色带"。若带下的色、量、质无改变者，此为生理性带下，不属病态。

临床应根据带下的色、味及性质等，以辨虚、实、寒、热。若带下色白清稀、无臭，多属虚证、寒证；色白而稀者，多属脾虚；清冷如蛋清者，多属肾虚；带下色黄或赤，或黄赤相兼，黏稠腥臭，多属实证、热证；若兼外阴瘙痒明显者，多属湿热下注。带下的预后一般良好，但若见杂色带则应高度重视。

治疗带下以祛湿为主。脾虚者，兼以健脾益气；肾虚者，兼以温阳固肾；湿热者，兼以清热解毒；肝郁者，兼以疏肝补脾。总之，虚寒者，属肝肾；湿热者，属肝脾；肝宜条达，脾宜升燥，肾宜固清，此为治疗带下病之大法。

第一节 白 带

【原文】

夫带下俱是湿症，而以带名者，因带脉[①]不能约束，而有此病，故以名之，盖带脉通于任督[②]，任督病而带脉始病。带脉者，所以约束胞胎[③]之系也[④]。带脉无力则难以提系[⑤]，必然胞胎不固；故曰：带弱则胎易坠，带伤则胎不牢。然而带脉之伤，非独跌闪挫气已也[⑥]，或行房而放纵[⑦]，或饮酒而颠狂[⑧]，虽无疼痛之苦，而有暗耗之害[⑨]，则气不能化经水[⑩]，而反变为带病矣。故病带者，惟尼憎、寡妇、出嫁之女多有之，而在室女[⑪]则少也。况加以脾气之虚[⑫]，肝气之郁[⑬]，湿气之侵[⑭]，热气之逼[⑮]，安得不成带下之病哉！故妇人有终年累月，下流白物，如涕如唾，不能禁止，甚则臭秽者，所谓白带也。夫白带乃湿盛而火衰[⑯]，肝郁而气弱[⑰]，则脾土受伤，湿土之气下陷[⑱]，是以脾精不守[⑲]，不能化荣血以为经水，反变成白滑之物，由阴门直下，欲自禁而不可得也。治法宜大补脾胃之气，稍佐以舒肝之品，使风木不闭塞于地中，则地气自升腾于天上[⑳]，脾气健而湿气消，自无白带之患矣。方用完带汤。

白术一两（土炒），山药一两（炒），人参二钱，白芍五钱（酒炒），车前子三钱（酒炒），苍术三钱（制），陈皮五分，黑芥穗五分，甘草一钱，柴胡六分

水煎服。二剂轻，四剂止，六剂则白带痊愈。此方脾、胃、肝三经同治之法，寓补于散之中，寄消于升之内[㉑]。升提肝木之气，则肝血不燥[㉒]，何至于下克脾土，补益脾土之元[㉓]，则脾气不湿，何难分消水气。至于补脾而兼以补胃者，由里以

及表也。脾非胃气之强，则脾之弱不能旺[24]，是补胃正所以补脾耳。

【注释】

① 带脉：属于奇经八脉之一，循行腰腹，高低约与第十四椎相平，围身体一周，如束带状，总束诸脉，与督、任、冲脉及肝肾关系最为密切，主宰着妇女的生理功能，故带脉之病变常与妇科疾患有关。

② 任督：为奇经八脉中的两条经脉。任脉统任人体一身之阴脉，故称为“阴脉之海”；督脉统任人体一身之阳脉，故称为“阳脉之海”，二脉均与带脉相通，与“女子胞”（即子宫）有着密切的关系，所以，如果任督二脉阴阳失调，就会直接影响带脉以及子宫而发生病变。

③ 胞胎：即指女子胞，又称胞宫或子宫，有主管妇女月经和孕育胎儿的功能，冲脉与任脉皆起于胞宫。

④ 系：互相连系，指带脉与胞宫相互关联。

⑤ 提系：带脉的正常维系有赖于脾气的升举，倘若脾气虚弱，不能升举，则带脉无力。

⑥ 非独跌闪挫气已也：这里是指带脉受伤的原因不只是因为受外伤所致。

⑦ 行房而放纵：由于房事不节而致带脉受损。

⑧ 饮酒而颠狂：由于嗜好饮酒而致精神异常。

⑨ 暗耗之害：是指由于房事过频或饮酒无度以及不注意养生之道而致使精血内耗，脏腑受损，是为发病的重要因素。

⑩ 气不能化经水：月经的生成，必须依靠气的“气化”作用，若气虚脾弱湿盛，则气不能化津液为血，反而挟湿而下成白滑之物，即是带下病。

⑪ 室女：指在家尚未出嫁的闺女。

⑫ 脾气之虚：“脾主运化”，能运化水谷精微和水湿；“脾统血”，能统摄血液，使之在血管中正常运行。若以上功能失常，即为“脾虚”；气为阳，脾阳虚，则功能减退，不能运化水湿，无力统摄血液，以致水湿不化，形成带下病。

⑬ 肝气之郁：“肝主藏血”又立疏泄，性喜条达，具有协助脾胃运化的功能，能舒畅气机，使气得以升发，以维持正常的生理功能。若肝气郁

结，气机不畅，肝木横克脾土，致使脾土受损，脾虚不能运化水湿，下注发为带下病。

⑭ 湿气之侵：脾主运化水湿，若脾土受伤，运化功能失调，则水湿不运，因而导致带下病的发生。

⑮ 热气之逼：由于内热过盛，热与湿互结为湿热，亦是带下病的致病因素之一。

⑯ 湿盛而火衰：湿盛，系指脾虚而湿邪过盛；火衰，系指肾阳虚微。若肾阳不足，则不能温煦脾阳，脾阳虚则生湿；若脾虚湿盛，运化无力，亦可导致肾阳虚衰，两者在病理上相互影响，亦是白带发病的主要原因之一。

⑰ 肝郁而气弱：指肝木郁滞则横克脾土，以致脾气虚弱，发为带下。

⑱ 湿土之气下陷：脾气虚弱则不能运化水湿，气虚下陷，水湿亦随之下陷，亦是带下病的主要原因。

⑲ 脾精不守：脾虚则不能运化水谷精微，更不能化荣血为经水。

⑳ 风木不闭塞于地中，则地气自升腾于天上：风木，系指肝气；闭塞，系指郁滞；地中，系指女子胞。如《素问·五脏别论篇》中曰："脑、髓、骨、脉、胆、女子胞，此六者地气之所生也，……名曰奇经之府"，《素问·至真要大论篇》中曰："身半以下，其气三矣，地之分也，地气主之"，又曰："身半以上，其气三矣，天之分也，天气主之"。显而易见，这里所指的天上，即指人体的上半身；所指的地气，即指人体的下半身，尤其是女子胞（半即指以脐两旁的天枢穴为界）。如果肝气郁结则会影响女子胞的正常生理功能，但若脾气健旺，脾能运化水湿，则湿气可消，白带自愈。

㉑ 寓补于散之中，寄消于升之内：此指完带汤的药物配伍作用，用补药于散药之方中，用消药于升药之方中，补中有散，散中有收，有益于气机之升降，从而达到调肝理气之目的。

㉒ 升提肝木之气，则肝血不燥：舒散肝经之气，肝郁得舒，则肝木得养；肝气舒畅，则脾不受克，脾气旺盛，则运化水湿功能增强，此傅氏系根据五脏六腑生克制化理论巧妙用药，恰到好处。

㉓ 补益脾土之元：通过健脾补气，使脾的运化功能增强。

㉔ 脾非胃气之强，则脾之弱不能旺：脾与胃是相互表里关系，脾主运

化，胃主受纳、腐熟；脾升胃降，燥湿相济，为气血化生之源，乃后天之本。所以，胃气衰弱会影响脾的运化功能。傅氏所曰，如欲健脾，就必须通过补胃，否则，脾气之弱是不能旺盛的。

【原文眉批】

妇科一门，最属难治，不难于用方，难于辨症也。五带症辨之极明，立方极善，倘用之不效者，必其人经水不调，须于调经。种子二门，参酌治之，无不见效，即如白带症，倘服药不效，其人必经水过期，少腹急迫，宜服宽带汤，余宜类参。方见三十二。（系原书编号）。

【译文】

治疗妇女病如同治疗其他杂病一样，首先要做到辨证仔细，才能遣方用药，但有时虽然辨证明确，对症下药，却还不能达到药到病除的目的。因此说，妇科一门，最属难治。如治疗带下病，辨证及处方均无疑，但效果却不显著，此时就必须进一步弄清患者的月经是否正常，如果兼有少腹急迫的症状，就需要相互参照，投以宽带汤即可。

【病因病机】

原文：夫白带乃湿盛而火衰，肝郁而气弱，则脾土受伤，脾土之气下陷，是以脾精不守，不能化荣血为经水，反变成白滑之物，由阴门直下，欲自禁而不可得也。

新解：此症多由于饮食不节，劳逸失度，脾气受损，运化失职，以致不能将水谷之精微化生为血，反聚为湿，流注下焦，伤及任、带二脉，成白滑之物而下，即为带下病。

【临床表现】

原文：妇人有终年累月，下流白物，如涕如唾，不能禁止，甚则臭秽者，所谓白带也。

新解：症见带下色白，如涕如唾，绵绵不断，但无臭味，四肢不温，精神倦怠，腰膝酸困，食少便溏，下肢浮肿，舌淡，苔薄白，脉细缓。

注：原文中“甚则臭秽者”一语，乃指湿热郁久化毒之证，非完带汤所能治之，故可另议。

【辨证分型】 脾虚湿盛型。

【治疗法则】

原文： 治宜大补脾胃之气，稍佐以舒肝之品，使风木不闭塞于地中，则地气自升腾于天上，脾气健而湿气消，自无白带之患矣，方用完带汤。

新解： 治宜健脾疏肝祛湿。

【方剂名称及组成】

完带汤：白术 30 克（土炒），山药 30 克（炒），人参 6 克，白芍 15 克（酒炒），车前子 9 克（酒炒），苍术 9 克（制），甘草 3 克，陈皮 1.5 克，黑芥穗 1.5 克，柴胡 1.8 克。

水煎服。二剂轻、四剂止、六剂则白带痊愈。

【方剂分解】

原文： 此方脾、胃、肝三经同治之法，寓补于散之中，寄消于升之内，开提肝木之气，则肝血不燥，何至下尅脾土，补益脾土之元，则脾气不湿，何难分消水气？

新解： 此方中重用白术、山药健脾燥湿为主，辅以人参健脾益气，佐以白芍益阴平肝，苍术以增强燥湿之力，少佐柴胡以疏肝解郁，陈皮健脾理气，黑芥穗收敛止带，车前子利水除湿，甘草调和诸药，尚有调补脾胃之功能。诸药合方，共奏健脾燥湿、疏肝理气之功效，为肝脾同治之法，故用于治疗肝郁脾虚湿盛之白带有显著效果，正所谓：重视顾护脾胃，欲补养气血，必先开发化生之源，有利于扶正祛邪，不失调肝理气之机，有益于气机之升降，此为补中有散，散中有收之法矣。

【按语】

傅氏曰："夫带下俱是湿证"，此说较为片面。笔者认为，带下并不全是湿证，但临床以湿证最为多见，此外尚有因为肾虚不固，任、带二脉失约导致带下者，或经前不注意摄生，经期、经后因感受风寒而发病者。有如带下而不甚稠，且于小便后自行流出者，此为"白淫"，是由于不摄男精，滑而自出之故；另有"白浊"者，随小便而来，浑浊如脓状，此由于胃中浊气渗入膀胱而致。妇人带下病，常兼有月经不调，此为造成不孕症的主要原因。

完带汤是治疗白带症的代表方剂，如兼腰痛者，可加杜仲、菟丝子；腹痛者，可加艾叶、香附、元胡；若病程日久，白带滑脱不禁者，可选加龙骨、乌贼骨、鹿角霜等。

【证因辨治及方剂歌诀】

脾虚湿盛型

白带湿盛因火衰，肝郁脾虚身倦怠，
终年累月滑不禁，肝脾同治最合拍。

完带汤

妇人白带完带汤，山药人参二术尝，
车前白芍生甘草，陈柴芥穗合成方。

第二节　青　带

【原文】

妇人有带下而色青者，甚则绿如绿豆汁，稠粘不断，其气腥臭，所谓青带也。夫青带乃肝经之湿热。肝属木，木色属青，带下流如绿豆汁，明明是肝木之病矣。但肝木最喜水润[①]，湿亦水之积[②]，似湿非肝木之所恶，何以竟成青带之症？不知水为肝木之所喜，而湿实肝木之所恶，以湿为土之气故也[③]，以所恶者合之所喜必有违者矣[④]。肝之性既违，则肝之气必逆。气欲上升，而湿欲下降，两相牵制，以停住于中焦之间，而走于带脉，遂从阴器而出。其色青绿者，正以其乘肝木之气化也[⑤]。逆轻者，热必轻而色青；逆重者，热必重而色绿，似乎治青易而治绿难，然而均无所难也。解肝木之火，利膀胱之水，则青绿之带病均去矣，方用加减逍遥散：

茯苓五钱，白芍五钱（酒炒），甘草五钱（生用），柴胡一钱，茵陈三钱，陈皮一钱，栀子三钱（炒）

水煎服，二剂而色淡，四剂而青绿之带绝，不必过剂矣。夫逍遥散之立法也，乃解肝郁之药耳，何以治青带者斯其神与[⑥]？盖湿热留于肝经，因肝气之郁也，郁则必逆，逍遥散最能解肝之郁与逆。郁逆之气既解，则湿热难留，而又益之以茵陈之利湿，栀子之清热，肝气得清，而青绿之带又何自来！此方之所以奇而效捷也。倘仅以利湿清热治青带，而置肝气于不问，安有止带之日哉！

【注释】

① 肝木最喜水润：肝属木，水属肾，肝肾同源，故肝肾阴液可相互资生，肝阴充足则下滋于肾，肾阴充足则上润肝木，两者在生理上也相互滋养，病理上也相互影响。所以说，肝木最喜水润。

② 湿亦水之积：湿邪乃病因六淫之一。湿气的形成是由于脾虚不运，水积日久而成，湿为阴邪，湿性黏滞，容易阻遏气机，影响气机的正常升降，致使肝气上逆，是致病的主要原因之一。

③ 以湿为土之气故也：《素问·至真要大论》中曰："诸湿肿满，皆属于脾"，《素问·阴阳应象大论》中曰："湿生土……在脏为脾"。所以说，脾土之气以湿为主，脾虚生湿是致病的原因之一。

④ 以所恶者合之所喜必有违者矣：水为肝之所喜，但湿为肝之所恶，

虽有好恶之分，但有水与湿之别。

⑤ 乘肝木之气化也：乘，随从之意，此指青绿色带，是随着肝木气逆的不同程度而发病。故下文曰：其带色青者，是肝热上逆之轻症；其带色绿者，是肝热上逆之重症。

⑥ 何以治青带若斯其神与：若，好像；斯，是；神，异乎寻常，不可思议；神奇，神效，这里是说：为什么用逍遥散治疗青带，好像是神灵般有效呢？

【原文眉批】

脾土喜燥而恶湿，土病湿则木必乘之，木又为湿土之气所侮，故肝亦病，逍遥散减去当归，妙极。

【译文】

肝主疏泄，脾主运化，喜燥而恶湿。脾的运化功能有赖于肝气的疏泄，若肝木过盛，肝失疏泄，就会影响到脾土的运化；反之，脾虚湿盛，土壅木郁，则会影响到肝的疏泄，此即为肝木乘脾。所以，脾土病肝亦病，临床上称为肝脾不调。治疗青带症，用逍遥散原方去当归，意在平肝、解郁、清热、除湿，而不重在理血也。

【病因病机】

原文：夫青带乃肝经之湿热。肝属木，木色属青，带下流如绿豆汁，明明是肝木之病矣。……似湿非肝木之所恶，何以竟成青带之症？不知水为肝木之所喜，而湿实肝木之所恶，以湿为土之气故也。……气欲上升，而湿欲下降，两相牵制，以停住于中焦之间，而走于带脉，遂从阴器而出，其色青绿者，正以其乘肝木之气化也。

新解：此症多由于肝经湿热郁遏，疏泄功能失调，而影响气机升降，任、带二脉失约而发生青带之病。有认为青带乃黄带之甚也。

【临床表现】

原文：妇人有带下而色青者，甚则绿如绿豆汁，稠黏不断，其气腥臭，所谓青带也。

新解：症见带下色青，量多，质黏稠，有腥臭味，伴口苦，头晕，食少胸闷，少腹刺痛，大便干燥，尿黄灼热涩痛，舌质红、苔厚腻，脉弦滑。

【辨证分型】 肝郁湿热型。

【治疗法则】

原文：解肝木之火，利膀胱之水，则青绿之带病均去矣，方用加减消逍散。

新解：治宜清热疏肝祛湿。

【方剂名称及组成】

加减逍遥散：茯苓 15 克，白芍 15 克（酒炒），甘草 15 克（生用），柴胡 3 克，陈皮 3 克，茵陈 9 克，栀子 9 克（炒）。

水煎服。二剂而色淡，四剂而青绿之带绝。不必过剂矣。

【方剂分解】

原文：逍遥散最能解肝之郁与逆，郁逆之气既解，则湿热难留，而又益之以茵陈之利湿，栀子之清热，肝气得清，而青绿之带又何自来？此方之所以奇而效捷也，倘仅以利湿清热治青带，而置肝气于不问，安有止带之日哉！

新解：此方为逍遥散去当归、白术、煨姜、薄荷，加茵陈、栀子、陈皮而成。方中以白芍疏肝、茯苓渗湿为主药，辅柴胡以助白芍疏肝之力，茵陈以助茯苓之渗湿，重用生甘草以泻火、缓急，助白芍以止腹中疼，且调和肝脾，陈皮理气开郁，栀子清热，宣泄郁火。综观全方，具有疏肝解郁、清热祛湿之功能，故用于治疗肝经郁热之青带颇为合拍。

【按语】

傅氏认为“青带”乃肝经湿热所致，因为肝属木，性喜条达，若肝气先郁，则肝不能制脾，而脾湿之气反来侮之。肝郁化火，湿热交争，互结难分，故肝气欲升不能升，湿气欲降不能降，两相牵制，停留于中焦之间，累及带脉，遂发为青绿带下之病。

临床中所见青绿带下，多属阴道脓性分泌物，乃妇科炎性病变所致，可见于急性或亚急性妇女生殖系统炎症，如盆腔炎等疾患。

【证因辨治及方剂歌诀】

肝郁湿热型

肝郁湿热带色青，带质黏稠气味腥，
少腹刺痛大便干，疏肝解郁湿热平。

加减逍遥散

加减逍遥苓柴芍，茵陈陈皮生甘草，
栀子清热用火炒，肝郁湿热青带消。

第三节 黄 带

【原文】

妇人有带下而色黄者，宛如黄茶浓汁，其气腥秽，所谓黄带是也。夫黄带乃任脉之湿热也。任脉本不能容水[①]，湿气安得而入而化为黄带乎？不知带脉横生，通于任脉，任脉直上走于唇齿，唇齿之间，原有不断之泉，下贯于任脉以化精，使任脉无热气之绕[②]，则口中之津液尽化为精，以入于肾矣。惟有热邪存于下焦之间，则津液不能化精，而反化湿也。夫湿者，土之气，实水之侵；热者，火之气，实木之生[③]。水色本黑，火色本红[④]，今湿与热合，欲化红而不能，欲返黑而不得[⑤]，煎熬成汁，因变为黄色矣。此乃不从水火之化，而从湿化也[⑥]。所以世之人，有以黄带为脾之湿热，单去治脾而不得痊者，是不知真水，真火[⑦]合成丹邪，元邪[⑧]绕于任脉，胞胎之间，而化此黔色也[⑨]。单治脾何能痊乎？法宜补任脉之虚，而清肾火之炎，则庶几[⑩]矣。方用易黄汤：

山药一两（炒），芡实一两（炒），黄柏二钱（盐水炒），车前子一钱（酒炒），白果十枚（碎）

水煎。连服四剂，无不痊愈。此不特治黄带方也，凡有带病者，均可治之，而治带之黄者，功更奇也。盖山药，芡实专补任脉之虚，又能利水，加白果引入任脉之中，更为便捷，所以奏功之速也，至于用黄柏清肾中之火也，肾与任脉相通以相济，解肾中之火，即解任脉之热矣。

【注释】

① 任脉本不能容水：任脉起于胞中，主司人体的阴液（精、血、津、液），故又称为“阴脉之海”，任脉阴血、津液以养胞胎。任脉并非容纳水液之场所，况且这里所说的水是指病邪而言，故认为“任脉本不能容水”。

② 绕：此指纠缠，干扰。

③ 夫湿者，土之气，实水之侵；热者，火之气，实木之生：脾属土，脾土虚则不能克水，水湿泛滥，形成致病因素的湿邪；肝属木，木能生火，肝木过旺则易生火。

④ 水色本黑，火色本红：《素问・五运行大论篇》中曰：“北方生寒，寒生水……其在天为寒，在地为水……其色为黑”，又曰：“南方生热，热生火……其在天为热，在地为火……其色为赤”。此指肾阴精为水，为黑色；心阴血为火，为红色。

⑤ 湿与热合，欲化红而不能，欲返黑而不得：湿邪与热邪相结为湿热合邪，使津液不能转化为阴血，又不能转化为阴精，结果变为黄色之带症。

⑥ 不从水火之化，而从湿化也：指黄带的病因不只是水与火的缘故，而与湿气有直接关系。

⑦ 真水，真火：系指肾水与命门之火。

⑧ 丹邪，元邪：丹，同赤色；元，同玄，黑色也。邪，指病态。此指

肾与命门间的病变。

⑨ 黔色：古时候观天体有五色之气的说法，即丹（赤）天，黅（黄）天，苍（青）天，素（白）天，玄（黑）天，此将黄色写成黅色，就是根据这个说法为依据的。详见《素问·五运行大论篇》。

⑩ 庶几：差不多的意思。

【原文眉批】

丹邪元邪四字未晰，拟易以真水真火，为湿热之气相侵，绕于任脉云云，较无语病，然原书究不可轻改，姑仍之。

【译文】

傅氏对丹邪、元邪没有做详细的解释，似乎是真水、真火被湿热之邪气侵袭而形成的病邪，扰于任脉之间的一种说法。丹邪、元邪并非误写或是语法上的毛病，对于原方原文不能轻易改动，仍然保留之。

【原文眉批】

凡带症多系脾湿。初病无热但补脾土兼理冲任之气其病自愈；若湿久生热必得清肾火而湿始有出路，方用黄柏，车前子妙。

山药、芡实尤能清热生津。

【译文】

一般带下病多由于脾湿所致，开始发病热不盛时，只用补脾兼调理冲任的方药即可治愈；若病程日久，湿热互结，就必须选用清肾火的药物治疗，火清则湿自除，如黄柏、车前子最为适宜。再加山药、芡实尚能清热生津。

【病因病机】

原文：夫黄带乃任脉之湿热也，……惟有热邪存于下焦之间，则津液不能化精，而反化湿也……今湿与热合，欲化红而不能，欲返黑而不得，煎熬成汁，因变为黄色矣。

新解：此症多由于脾虚湿盛，湿热下注，扰于下焦，搏于任脉之间而发为黄带。

【临床表现】

原文：妇人有带下而色黄者，宛如黄茶浓汁，其气腥秽，所谓黄带是也。

新解：带下色黄，质黏稠，伴口渴，便干，尿黄，少腹痛或腰痛，舌质红，苔厚腻，脉弦滑。

辨证分型：湿热下注型。

【治疗法则】

原文：法宜补任脉之虚，而清肾火之炎，则庶几矣，方用易黄汤。

新解：治宜清热补虚祛湿。

【方剂名称及组成】

易黄汤：山药 30 克（炒），芡实 30 克（炒），黄柏 6 克（盐水炒），车前子 3 克（酒炒），白果 10 枚（碎）。

水煎服。连服四剂，无不痊愈。

【方剂分解】

原文：此不特治黄带方也，凡有带病者，均可治之，而治带之黄者，功更奇也。盖山药、芡实专补任脉之虚，又能利水，加白果引入任脉之中，更为便捷，所以奏功之速也。至于用黄柏清肾中之火也，肾与任脉相通以相济，解肾中之火，即解任脉之热矣。

新解：此方中山药、芡实健脾、固涩、止带，专补任脉之虚为君，黄柏以泻肾中之火，除下焦之湿热为辅，白果收涩止带，引诸药于任脉之中，车前子利水，能清除湿热于体外。综观全方，具有清热补虚祛湿之功效，不但治黄带有效，且在治疗各种湿热带证时均可选用。

【按语】

黄带一症，为湿热下注、伤及任、带二脉所致，乃妇科常见疾患，临床可见于阴道炎、慢性盆腔炎等疾患。

易黄汤药仅五味，药简而力专，功在清利湿热，湿热得解，则任脉自安，黄带可止，此方治疗湿热下注所引起的带症，每获良效。

【证因辨治及方剂歌诀】

湿热下注型

黄带缘由湿热生，色如浓茶腰腹痛，
小便烧淋味腥秽，专补任脉效最灵。

易黄汤

妇人黄带易黄汤，山药芡实各一两，
黄柏二钱车前一，白果十枚服之良。

第四节　黑　带

【原文】

妇人有带下而色黑者，甚则如黑豆汁，其气亦腥，所谓黑带也。夫黑带者，乃火热之极①也。或疑火色本红②，何以成黑？谓为下寒之极③或有之。殊不知火极似水④，乃假象也。其症必腹中疼痛，小便时如刀刺，阴门必发肿，面色必发红，日久必黄瘦，饮食必兼人⑤，口中必热渴，饮以凉水，少觉宽快，此胃火太旺，与命门、膀胱、三焦之火合而熬煎，所以熬干而变为炭色，断是火热之极之变⑥，而非少有寒气也⑦。此等之症，不至发狂者⑧，全赖肾与肺金无病，其生生不息之气⑨，润心济胃以救之耳，所以但成黑带之症，是火结于下而不炎于上也。治法惟以泄火为主，火热退而湿自除矣。方用利火汤：

大黄三钱，白术五钱（土炒），茯苓三钱，车前子三钱（酒炒），王不留行三钱，黄连三钱，栀子三钱（炒），知母二钱，石膏五钱（煅），刘寄奴三钱

水煎服。一剂小便疼止而通利，二剂黑带变为白，三剂白亦少减，再三剂痊愈矣。或谓此方过于迅利，殊不知火盛之时，用不得依违之法⑩，譬如救火之焚⑪，而少为迁缓⑫，则火势延燃⑬，不尽不止。今用黄连、石膏、栀子、知母一派寒凉之品，入于大黄之中，则迅速扫除。而又得王不留行与刘寄奴之利湿甚急，则湿与热俱无停住之机[14]。佐白术以辅土，茯苓以渗湿，车前以利水，则火退水进，便成既济之卦矣⑮。

【注释】

① 火热之极：火为阳邪，火热之邪，可消灼津液，致使机体的津液耗伤。

② 火色本红：见前黄带注释。

③ 下寒之极：寒为阴邪，其性凝滞，可使气血津液循行迟缓，甚至凝结阻滞，运行不畅，“下寒之极”，乃指下焦肾阳虚寒，所以，黑带也有可能是下寒。

④ 火极似水：此指真热假寒之象，即内有真热而外见假寒，虽然有四肢厥冷，脉沉的体征，但不恶寒反恶热，烦躁咽干，渴喜冷饮，小便短赤，大便燥结，舌红苔黄，呈现一派热象。

⑤ 饮食必兼人：兼，把两份并在一起，加倍的意思，此指饮食倍增，食欲亢进。

⑥ 断是火热之极之变：是由于火热过盛引起的病变。

⑦ 而非少有寒气也：不属寒邪引起的疾病。

⑧ 此等之症，不至发狂者：这种阳热过盛的症候，不至于引起发狂的原因，是在于肾水与肺金无病，依赖肾水以克制心胃之火，肺金生阴津以滋养心胃。

⑨ 生生不息：源源不断的意思。

⑩ 用不得依违之法：不能采用与病症相违背的方法去治疗。

⑪ 救火之焚：扑灭火焰的燃烧。

⑫ 迁缓：拖延时间，耽误病情。

⑬ 火热延燃，不尽不止：火燃烧的面积越来越宽大，被燃物烧不尽，火焰就不会自行熄灭。

⑭ 则湿与热俱无停住之机：湿热之邪不可能会有停留的机会。

⑮ 火退水进，便成既济之卦：水火不犯，各守其位，形成互相资助，互相依存的状态，便为“水火既济”之卦。卦，是古时候卜筮所用的符号，相传是伏羲氏所作，共为八个，故名为八卦。由两个单卦上下重叠组成的卦名曰重卦，共有六十四卦，“水火既济”卦就是其中之一卦。此卦上为坎卦，下为离卦，坎为水，离为火，阴阳相合，水火相遇，相既会合，成功必济，故曰既济。

【原文眉批】

病愈后当节饮食，戒辛热之物，调养脾土，若持有此方，病发即服，必伤元气矣，慎之！

【译文】

黑带治愈后，要节制饮食，避免辛辣燥热之食物，注意调养脾胃为妙。倘若守利火汤一方常服，则会损伤元气，因为该方剂是清热之峻剂，如若久病不愈，形体羸瘦，正气不足，更宜扶正为主，必须谨之慎之！

【病因病机】

原文：夫黑带者，乃火热之极也……此胃火太旺，与命门、膀胱、三焦之火，合而熬煎，所以熬干而变为炭色……所以但成黑带之症，是火结于下，而不炎于上也。

新解：此症多由于湿毒内侵，损伤任、带二脉，以致蕴而生热，秽浊之物下流而成黑带，亦多由于瘀血或赤带积久而变为黑色之带。

【临床表现】

原文：妇人有带下而色黑者，甚则如黑豆汁，其气亦腥，所谓黑带也……其症必腹中疼痛，小便时如刀刺，阴门必发肿，面色必发红，日久必黄瘦，饮食必兼人，口中必热渴，饮以凉水，少觉宽快。

新解：症见带下色黑或黑绿，甚则如脓混浊，其味腥臭，质黏稠，伴见阴中瘙痒，尿黄灼痛，小便不利，腹痛拒按，或少腹刺痛，发烧，口中干渴，喜冷饮，头晕，舌质红，苔厚腻，脉数而有力。

【辨证分型】湿热郁毒型。

【治疗法则】

原文：治法惟以泄火为主，火热退而湿自除矣，方用利火汤。

新解：治宜清热解毒利湿。

【方剂名称及组成】

利火汤：大黄 9 克，白术 15 克（土炒），茯苓 9 克，车前子 9 克（酒炒），王不留行 9 克，黄连 9 克，栀子 9 克（炒），知母 6 克，石膏 15 克（煅），刘寄奴 9 克。

水煎服。服一剂小便疼止而通利，二剂黑带变为白，三剂白亦少减，再三剂痊愈矣。

【方剂分解】

原文：用黄连、石膏、栀子、知母、一派寒凉之品，入于大黄之中，则迅速扫除，而又得王不留行与刘寄奴之利湿甚急，则湿与热俱无停住之机，佐白术以辅土，茯苓以渗湿，车前子以利水，则火退水进，便成既济之卦矣。

新解：此方中用石膏、知母清热泻火为君，黄连、栀子以清三焦之湿热，皆为一派寒凉之品，加大黄荡涤热毒于体外，用王不留行、刘寄奴以通经活血，白术健脾除湿，车前子、茯苓利水渗湿，以助湿热排泄之力，则热毒湿邪均无稽留之余地，故火热退，湿自除，毒可解，黑带自愈。

【按语】

黑带一症，从傅氏所论“腹中疼痛，小便时如刀刺，阴门必发肿”推测，必有湿热火毒，或瘀血阻滞，“面色必发红”为热象，“饮食必兼人，口中必热渴，饮以凉水，少觉宽快”为胃中火盛。从用药来看，利火汤中所用石膏、知母、黄连、栀子为一派寒凉之品，以清泻胃火、解毒为主；用王不留行、刘寄奴以通经活血，可知必有瘀血之象；白术、茯苓、车前子除湿利水，则此症乃湿邪为患；入大黄以排除热毒于体外。以药测证，可见黑带一症，必因湿热火毒之邪，郁阻下焦血分而成。临床可见于盆腔脓肿、妇女生殖器官继发性感染等炎性病变。

【证因辨治及方剂歌诀】

湿热郁毒型

湿热郁毒黑带成，少腹刺痛外阴肿，
发热口渴喜冷饮，清热解毒除湿灵。

利火汤

妇人黑带利火汤，黄连石膏知母藏，
栀子大黄术苓配，车前留行寄奴良。

第五节　赤　带

【原文】

妇人有带下而色红者，似血非血，淋漓不断[①]，所谓赤带也。夫赤带亦湿病[②]，湿是土之气，宜见黄白之色[③]，今不见黄白而见赤者，火热故也。火色赤，故带下亦赤耳。惟是带脉系于腰脐之间，近乎至阴之地[4]，不宜有火，而今见火症，岂其路通于命门，而命门之火出而烧之耶？不知带脉通于肾[5]，而肾气通于肝[6]。妇人忧思伤脾，又加郁怒伤肝[7]，于是肝经之郁火内炽，下克脾土，脾土不能运化，致湿热之气蕴于带脉之间；而肝不藏血，亦渗于带脉之内[8]，皆由脾气受伤，运化无力，湿热之气，随气下陷[9]，同血俱下，所以似血非血之形象，现于其色也。其实血与湿不能两分[10]，世人以赤带属之心火误矣。治法须清肝火而扶脾气，则庶几可愈。方用清肝止淋汤：

白芍一两（醋炒），当归一两（酒洗），生地五钱（酒炒），阿胶三钱（白面炒），粉丹皮三钱，黄柏二钱，牛膝二钱，香附一钱（酒炒），红枣十枚，小黑豆一两

水煎服，一剂少止，二剂又少止，四剂痊愈，十剂不再发。此方但主补肝之血，全不利脾之湿者，以赤带之为病，火重而温轻也。夫火之所以旺者，由于血之衰，补血即足以制火[11]。且水与血合而成赤带之症，竟不能辨其是湿非湿，则湿亦尽化而为血[12]矣，所以治血则湿亦除，又何必利湿之多事哉！此方之妙，妙在纯于治血，少加清火之味，故奏功独奇。倘一利其湿，反引火下行，转难遽效[13]矣。或间曰：先生前言助其脾土之气，今但补其肝木之血何也？不知用芍药以平肝，则肝气得舒，肝气舒自不克土，脾不受克，则脾土自旺，是平肝正所以扶脾耳，又何必加人参、白术之品，以致累事[14]哉！

【注释】

① 淋漓不断：指赤色之带，量虽不多但淋漓不止。

② 赤带亦湿病：与带下病前言之“夫带下俱是湿症”前后呼应，概述其病因皆为湿邪所致。

③ 湿是土之气，宜见黄白之色：如《素问·阴阳应象大论》中曰：

“中央生湿，湿生土……在脏为脾，在色为黄”，可见湿邪之病气属脾脏，其颜色为黄白相兼。

④ 至阴之地：此指肾脏。如《素问·水热穴论篇》中曰：“肾者，至阴也，至阴者，盛水也”，肾属水脏，故傅氏在下文曰：“不宜有火”。倘若肾经有火，命门之火必灼盛为害，可直接影响肝与脾的正常生理功能。

⑤ 带脉通于肾：见前白带注译。

⑥ 肾气通于肝：见前青带注释中，“肝木最喜水润”。

⑦ 忧思伤脾，又加郁怒伤肝：由于人体的情志活动与脏腑有着密切关系，所以不同的情志变化会对各脏腑有不同的变化，如《素问·阴阳应象大论》中曰：“怒伤肝……思伤脾”等，倘若忧思过度，可以影响脾脏，致使脾的运化功能失调；若暴怒不止，可以影响肝脏，致使肝气上逆，郁结日久，疏泄失调，则人体气机紊乱，从而导致疾病的发生。

⑧ 肝不藏血，亦渗于带脉之内：由于忧思伤脾，脾失运化，水湿下陷，再加以郁怒伤肝，肝不藏血，相互为患，使血与湿流渗于带脉之内，引起赤色之带。

⑨ 湿热之气，随气下陷：脾气虚则中气下陷，因此湿热之病邪亦随下陷之中气而俱下。

⑩ 血与湿不能两分：指血与湿相合随气下陷，形成赤带之症。

⑪ 火之所以旺者，由于血之衰，补血即足以制火：若火热旺盛则会耗伤津液，津液乃血之源，故火盛则血虚；反之，用补血生津的治疗方法，却可平熄旺盛的火热之焰。

⑫ 则湿亦尽化而为血：指致病之湿邪，全部转化为有形之血，故傅氏在文中曰：“且水与血合而成赤带之症，竟不能辨其是湿非湿，则湿亦尽化而为血矣，所以治血湿亦除，又何必利湿之多事哉!”

⑬转难遽效：难于很快获得疗效。转，转变之意，如果在治疗赤带时，只顾利湿而不治血，反而会引火下行，致使病情恶化，转变成为难治之症。

⑭ 以致累事：给治疗带来困难，或者会造成很大的麻烦。

【原文眉批】

不用参，术、苓极妙，此症若误认为血漏，恐其久则成崩，用参、术、苓等药治之多不见效，赤带反甚。

若年逾四九，癸水将止，或频频见血，此崩也，宜分别治之。

五带症古方极多，然有应有不应者，总属未得病原。此书揭透病原，故用无不效。

【译文】

赤带的发病原因是由于脾虚、肝郁、挟湿而致，治宜补血清火，平肝扶脾，如果用人参、白术、茯苓等湿热类药，不但赤带不能治愈，反而会转变为崩漏症。

若妇人年龄在四十九岁左右时，正值妇女更年期，须注意排除生殖器肿瘤等病变，所以必须区别对待，辨证施治为妥。

五带（白带、青带、黄带、黑带、赤带）的治疗方法，历代颇多，但有有效者，亦有无效者，其原因是均未能弄清得病的病因。然而，《傅青主女科》一书中，对带下病的发病原因论述得很透彻，所以治疗效果是很理想的。

【病因病机】

原文：妇人忧思伤脾，又加郁怒伤肝，于是肝经之郁火内炽，下克脾土，脾土不能运化，致湿热之气蕴于带脉之间，而肝不藏血，亦渗于带脉之内，皆由脾气受伤，运化无力，湿热之气，随气下陷，同血俱下，所以似血非血之形象，现于其色也。

新解：此症多由于肝气旺盛，脾胃运化失常，阴血化生无由，水湿运行受阻而随气下陷，同血俱下所致。

【临床表现】

原文：妇人有带下而色红者，似血非血，淋沥不断，所谓赤带也。

新解：症见带下色赤，似血非血，经期紊乱，或子宫不规则出血，伴低烧，手足心热，纳少便溏，或性情急躁易怒，舌红少苔，脉弦细数。

【辨证分型】 阴虚肝郁型

【治疗法则】

原文： 治法须清肝火而扶脾气，则庶几可愈，方用清肝止淋汤。

新解： 治宜养血清肝祛湿。

【方剂名称及组成】

清肝止淋汤：白芍 30 克（醋炒），当归 30 克（酒洗），生地 15 克（酒炒），阿胶 9 克（白面炒），粉丹皮 9 克，黄柏 6 克，牛膝 6 克，香附 3 克（酒炒），红枣 10 个，小黑豆 30 克。

水煎服。一剂少止，二剂又少止，四剂痊愈，十剂不再发。

【方剂分解】

原文： 此方但主补肝之血，全不利脾之湿者，以赤带之为病，火重而湿轻也。夫火之所以旺者，由于血之衰，补血即足制火。且水与血合而成赤带之症，竟不能辨其是湿非湿，湿亦尽化而为血矣。所以治血则湿亦除，又何必利湿之多事哉？此方之妙，妙在纯于治血，少加清火之味，故奏功独奇。倘一利其湿，反引火下行，转难遽效矣……不知用芍药以平肝，则肝气得舒，肝气舒自不克土，脾不受克，则脾土自旺，是平肝正所以扶脾耳。

新解： 此方中用当归补血，以制火炎，白芍以平肝益阴，辅以生地、丹皮、黄柏清火之味，入阿胶滋阴养血，尚能引血归经，香附疏肝调经，牛膝引火下行，大枣、黑豆益气养血、健脾生津。诸药合方，具有平肝清火、健脾益气、滋阴养血之功能。此方妙在平肝，肝气得平，肝木不克脾土，则脾土自旺，脾气运化正常，则湿气可除，故赤带可愈。

【按语】

傅氏对“世人以赤带属之心火”加以驳斥，认为“赤带”系由肝郁脾湿所致，夫肝血不足而生火，脾不健运而聚湿；火旺则血衰，湿盛则气少，带脉无力，则湿热随气下陷，血与水相合俱下，所以色红而似血非血，淋沥不断。临床可见于血性白带，须注意排除妇科生殖器官恶性肿瘤等病变。

【证因辨治及方剂歌诀】

阴虚肝郁型

妇人赤带淋不尽，阴虚内热肝气盛，
纳呆便溏伴低烧，清肝泻火兼止淋。

清肝止淋汤

清肝止淋当归芍，生地丹柏大红枣，
黑豆牛膝香附配，亦可方中加阿胶。

第二章 血 崩

【概述】

血崩泛指崩漏而言，崩漏系指月经周期、经期、经量严重失常的病症。《素问·上古天真论篇》中曰："女子……二七而天癸至，任脉通，太冲脉盛，月事以时下"，故女子天癸通后，若郁怒伤肝，思虑伤脾，甚或强力房劳伤肾，可使气血失调，冲任损伤，不能约束经血，而致经血漏下，或致血崩。"崩"系指经血暴下，"漏"系指下血淋沥不断，二者在发病过程中可以相互转化，如久崩不止，气血耗伤，可转变为漏；漏下日久，病势日进，亦可转变为崩。"崩为漏之甚，漏为崩之渐"，故中医临床统称为"崩漏"。本病可见于现代医学的功能性子宫出血、月经过多、子宫颈癌等疾患。本病的发生与肝、脾、肾三脏有密切的关系，多由于血热、血瘀、脾虚、肾虚、气虚、血虚所致。血热则迫血妄行而引起出血；血瘀则瘀血不去，新血不能归经，致使经血淋漓或突然下血如注；脾虚则不能统血；肾虚则冲任不固；气虚则不能摄血；血虚则不能养血，以上各种原因皆可引起崩漏。

崩漏是妇科疑难病症，亦属危急重症。临床治疗往往非常棘手，应本着"急则治其标，缓则治其本"的原则，采取"塞流、澄源、复旧"三大法则进行辨证论治。所谓"塞流"，即止血固本；"澄源"，即谨守病机，正本清源，辨证论治；"复旧"，即善后调理。

本章所论血崩，亦有言漏者，兹分述如下。

第一节　血崩昏暗

【原文】

妇人有一时血崩[①]，两目黑暗，昏晕在地，不省人事者，人莫不谓火盛动血也[②]。然此火非实火，乃虚火耳。世人一见血崩，往往用止涩之品[③]，虽亦能取效于一时，但不用补阴之药，则虚火易于冲击[④]，恐随止随发[⑤]，以致经年累月不能痊愈者有之。是止崩之药，不可独用[⑥]，必须于补阴之中行止崩之法。方用固本止崩汤。

大熟地一两（九蒸），白术一两（土炒焦），黄芪三钱（生用），当归五钱（酒洗），黑姜二钱，人参三钱

水煎服。一剂崩止，十剂不再发。倘畏药味之重而减半，则力薄而不能止。方妙在全不去止血而惟补血，又不止补血而更补气，非惟补气而更补火[⑦]。盖血崩而至于黑暗昏晕，则血已尽去，仅存一线之气[⑧]，以为护持，若不急补其气以生血，而先补其血而遗气[⑨]，则有形之血，恐不能遽生[⑩]，而无形之气，必且至尽散[⑪]，此所以不先补血而先补气也。然单补气则又不易生，单补血而不补火，则血又必凝滞，而不能随气而速生。况黑姜引血归经，是补中有收敛之妙，所以同补气补血之药并用之耳。

【注释】

① 一时血崩：指妇女突发阴道出血。崩，指阴道大出血，形容血下如山崩之势。

② 人莫不谓火盛动血也：所有的人都认为这是由于火热过盛引起的阴道大出血。

③ 止涩之品：指收敛止血药物。

④ 虚火易于冲击：指虚火容易扰动血海。

⑤ 恐随止随发：虽然能够暂时止住阴道出血，但不久就又会复发。

⑥ 止崩之药，不可独用：指收敛止血的药物，不能够单独使用。

⑦ 不止补血而更补气，非惟补气而更补火：治疗血崩症，不但要补血滋阴，而且还要补气助阳，从而达到止血的目的。

⑧ 仅存一线之气：指血崩大下，阴血耗损，气随血脱，乃至虚脱之状。

⑨ 先补其血而遗气：只顾补血而遗漏补气。

⑩ 恐不能遽生：对有形之血恐怕不能快速地形成。

⑪ 必且至尽散：必将会导致全部消失。

【原文眉批】

若血崩数日，血下数斗，六脉俱无，鼻中微微有息，不可遽服此方，恐气将脱不能受峻补也。有力者用辽人参去芦三钱煎成，冲贯众炭末一钱服之，待气息微旺然后服此方，仍加贯众炭末一钱，无不见效无力者用无灰黄酒冲贯众炭末三钱服之，待其气接神清始可服此方。人参以党参代之，临服亦加贯众炭末一钱冲入。

【译文】

如果患血崩日久，出血量较多，六脉虚微，呼吸低微，表现为虚脱现象者，不能够马上服用固本止崩汤，原因是在大气虚脱的情况下不能经受峻补之剂。此处所指有力者，并非指脉象有力；无力者，亦并非指脉象无力。根据所用药物的不同，看以看出，所谓有力是指所用补气之重剂人参而言，用人参 9 克，水煎，冲服止血药贯众炭末 3 克，口服，服药后虚脱现象好转；再服此方，在原方中加入贯众炭末 3 克，效果很好。补气轻剂只用无炭黄酒冲贯众末 9 克，口服即可，待虚脱症好转后，再服固本止崩汤，并且人参以党参代之即可。方中最好亦加贯众炭末冲服。

【病因病机】

原文：然此火非实火，乃虚火耳。

新解：此症多由于妇人素体阴虚，虚火独亢，扰于冲任，血海不宁，血不归经，循行脉外，遂至妄行，或出血久延，淋漓不断，阴血损耗，气随血脱，则见虚脱之状。

【临床表现】

原文：妇人有一时血崩，两目黑暗，昏晕在地，不省人事者。

新解：症见突然崩下，出血量多不止，乃至昏厥，不省人事，伴面色苍白，四肢厥冷，气息微微，脉象微弱，病势危急。

【辨证分型】气阴两虚型。

【治疗法则】

原文：世人一见血崩，往往用止涩之品，虽亦能取效于一时，但不用补阴之药，则虚火易于冲击，恐随止随发，以致经年累月，不能痊愈者有之，是止崩之药，不可独用，必须于补阴之中，行止崩之法，方用固本止崩汤。

新解：治宜益气养阴止崩。

【方剂名称及组成】

固本止崩汤：大熟地 30 克（九蒸），白术 30 克（土炒焦），黄芪 9 克（生用），当归 15 克（酒洗），黑姜 6 克，人参 9 克。

水煎服。一剂崩止，十剂不再发。

【方剂分解】

原文：倘畏药味之重而减半，则力薄而不能止，方妙在全不去止血，而惟补血，又不止补血，而更补气，非惟补气，而更补火。……然单补气，则血又不易生，单补血而不补火，则血又必凝滞，而不能随气而速生，况黑姜引血归经，是补中又有收敛之妙，所以同补气补血之药并用之耳。

新解：此方中熟地滋阴补血，白术扶脾，人参、黄芪补无形之气，当归补有形之血，黑姜引血归经，且有收敛作用。此方调和阴阳，补气养血以固其本，平息妄动之虚火，冲脉得固，则血崩可止矣。

【按语】

《素问·阴阳别论》中曰："阴虚阳搏谓之崩"，盖阴主精血，阳主气火，阴虚则阳胜，虚火独亢，冲脉受扰，迫血妄行而成崩中。况气为血之帅，血为气之母，今血崩大下，阴血损耗，气随血脱，发生昏厥晕倒、不省人事等虚脱之状，临床可见于"失血性休克"等疾患。此症危急，必须积极采取急救措施，可先选用独参汤、参附汤以扶阳救脱；待症状缓解后，必须进行详细的妇科检查，以排除妇女生殖器官损伤、肿瘤、妊娠出血等疾患，以便对症处理。

【证因辨治及方剂歌诀】

气阴两脱型

血崩昏暗血虚因，气阴两脱血妄行，
昏晕不省顷刻危，急补气血立回生。

固本止崩汤

固本止崩熟地归，参术黑姜与黄芪，
血崩昏暗晕在地，急服此方解虚危。

第二节　年老血崩

【原文】

妇人有年老血崩者，其症亦与前血崩昏暗者同，人以为老妇之虚耳，谁知是不慎房帏之故乎[①]！夫妇人至五十岁之外，天癸匮乏[②]，原宜闭关守寡，不宜出阵战争[③]。苟或适兴，不过草草了事，尚不至肾火[④]大动。倘兴酣浪战[⑤]，亦如少年之好合，鲜不血室大开[⑥]，崩决而坠矣。方用加减当归补血汤：

当归一两（酒洗），黄芪一两（生用），三七根末三钱，桑叶十四片

水煎服。二剂而少止，四剂不再生。然必须断欲[⑦]始除根，若再犯色欲，未有不重病者也。夫补血汤乃气血两补之神剂，三七根乃止血之圣药，加入桑叶者，所以滋肾之阴，又有收敛之妙耳。但老妇阴精[⑧]既亏，用此方以止其暂时之漏，实有奇功，而不可责其永远之绩者，以补精之味尚少也[⑨]。服此四剂后，再增入：

白术五钱，熟地一两，山药四钱，麦冬三钱，北五味一钱

服百剂，则崩漏之根可尽除矣。

【注释】

① 不慎房帏之故乎：由于不注意节制房事而致血崩之症。

② 天癸匮乏：天癸之名称，最早来源于《内经》，它产生于先天，并且直接受肾气盛衰的支配，随着肾气的消长变化而产生变化，天癸在一定年龄时期盛旺，即从女子二七，十四岁之时起，任脉通、太冲脉盛，月经来潮，具有生殖能力；又到了一定的年龄如七七，四十九岁之时，肾气渐衰，天癸亦枯竭，月经不再来潮，更无生殖能力。这里所指“天癸匮乏”，即指妇女到了更年期，肾气衰微，天癸枯竭，月经断绝的时候。

③ 不宜出阵战争：指年老天癸枯竭的时候，不适宜再有性行为了。

④ 肾火：此指命门之火。

⑤ 兴酣浪战：过频、过度的性生活。

⑥ 鲜不血室大开：血室即指血海或子宫，这里所指血崩患者，血海不大开的时候是少见的，此时血管娇嫩，最容易发生子宫出血。

⑦ 必须断欲：必须绝对禁止房事。

⑧ 阴精：指肾藏之精气。

⑨ 不可责其永远之绩者，以补精之味尚少也：由于年老妇女之肾精

不足，而又患血崩症，如果只单纯依赖加减当归补血汤治疗，虽然暂时有效，但不能够达到永久根治之目的，其原因是该方中所含滋补阴精之药较少。

【原文眉批】

亦有孀妇年老血崩者，必系气冲血室，原方加杭芍炭三钱，贯众炭三钱，极效。

【译文】

另外还有年老寡妇患血崩者，由于独身居住生活寂寞，多有肝郁不舒，所以肝气郁结冲击血室而发病。故在此原方中再加入血芍炭9克，贯众炭9克，对症治疗，效果极佳。

【病因病机】

原文：人以为老妇之虚耳，谁知是不慎房帏之故乎！

新解：此症多由于妇人年老，天癸已竭，肾气已衰，冲任虚甚，精血不足，若再遇劳心过度或房事不节，更耗其营阴，致使肾阴更亏；肝失所养，则肝不藏血，而发生血崩。

【临床表现】

原文：妇人有年老血崩者，其症亦与前血崩昏暗者同。

新解：症见头晕头疼，口干，耳鸣，心悸，手足心热，其崩势与前症血崩昏暗相同，舌质淡，苔薄白，脉弦细或细数。

【辨证分型】 肾精不足型。

【治疗法则】

原文：方用加减当归补血汤。

新解：治宜补血填精止崩。

【方剂名称及组成】

加减当归补血汤：当归30克（酒洗），黄芪30克（生用），三七根末9克，桑叶14片。

水煎服。二剂而血少止，四剂不再发。

【方剂分解】

原文：夫补血汤乃气血两补之神剂，三七根乃止血之圣药，加入桑叶者，所以滋肾之阴，又有收敛之妙耳。但老妇阴精既亏，用此方以止其暂时之漏，实有奇功，而不可责其永远之续者，以补精之味尚少也。服此四剂后，再增入白术五钱，熟地一两，山药四钱，麦冬三钱，北五味一钱，服百剂，则崩漏之根可尽除矣。

新解：此方中以当归、黄芪两补气血为主，加三七以止血，入桑叶收敛且又滋阴，老妇血崩服之可收暂时之效；倘血崩止后，可予原方加入白术、熟地、山药、寸冬、五味子，意在健脾补肾，以图调养之功。

【按语】

《素问·上古天真论篇》中曰："七七任脉虚，太冲脉衰少，天癸竭，地道不通，故形坏而无子也。"老妇血崩，常因房事不慎，而致肾火大动，血室大开，因出血过多，而见昏厥晕倒，不省人事，病势似血崩昏暗之危急。然所用加减当归补血汤一方，重用当归、黄芪，意在双补气血，加入三七根末、桑叶，滋肾收涩止血，显然与前症之固本止崩汤有别。从"服此四剂后，再增入白术五钱，熟地一两，山药四钱，麦冬三钱，北五味一钱，服百剂，则崩漏之根可尽除矣"中可见，年老妇人精气不足，肾气虚衰，冲任亏损，病势绵绵，易发展成为慢性疾患，非服药百剂而不愈。且临床须注意排除老年性生殖器官肿瘤的存在，必须做好妇科检查，明确诊断，以免贻误病情。

【证因辨治及方剂歌诀】

肾精不足型

妇人七七天癸竭，精气不足肾气衰，
肝不藏血发为崩，补气养血笑颜开。

加减当归补血汤

年老血崩补血汤，当归黄芪各一两，
三七为末用三钱，滋肾再加二钱桑。

第三节　少妇血崩

【原文】

有少妇甫娠[①]三月，即便血崩[②]而胎亦随堕，人以为挫闪受伤而致，谁知是行房不慎之过[③]哉！夫少妇行房，亦事之常耳[④]，何便血崩？盖因元气衰弱，事难两顾，一经行房泄精[⑤]，则妊娠无所依养，遂致崩而且堕。凡妇人之气衰，即不耐久战，若贪欢久战，则必泄精太甚，气每不能摄夫血矣。况气弱而又妊娠[⑥]，再加以久战，内外之气皆动[⑦]，而血又何能固哉？其崩而堕也，亦无怪其然也[⑧]。治法自当以补气为主，而少佐以补血之品，斯为得之[⑨]。方用固气汤：

人参一两，白术五钱（土炒），大熟地五钱（九蒸），当归三钱（酒洗），白茯苓二钱，山萸肉二钱，甘草一钱，远志一钱（去心），杜仲三钱（炒黑），五味子十粒（炒）

水煎服。一剂而血止，连服十剂痊愈，此方固气而兼补血，已去之血可以速生，将脱之血可以尽摄。凡气虚而崩漏者，此方最可通治，非仅治小产之崩[⑩]。其最妙者，不去止血，而止血之味含于补气之中[⑪]也。

【注释】

① 甫娠：指刚怀孕不久者。

② 即便血崩：随即就出现了阴道出血。

③ 过：过错，过度。

④ 亦事之常耳：也是经常发生的事情。

⑤ 行房泄精：由于不节房事而致使体内精气耗损。

⑥ 况气弱而又妊娠：本来就气虚而又怀孕，致使元气更加虚弱。

⑦ 内外之气皆动：内气指肾气，外气指淫气，内气不足而淫气旺盛。

⑧ 亦无怪其然也：也没有什么值得奇怪的。

⑨ 斯为得之：这样做就比较合适。

⑩ 非仅治小产之崩：指此方不是单纯用于治疗由于小产引起的阴道出血。

⑪ 止血之味，含于补气之中：这个方子的组成，虽然没有固涩止血药物，但选补气之药却能够补气摄血。

【原文眉批】

妊娠宜避房事，不避者纵幸不至崩，往往堕胎，即不堕胎，生子亦难养，慎之！戒之！

【译文】

妇女怀孕之后应节制房事，如果不加以注意，即使不发生血崩，往往也会引起堕胎，即便不发生堕胎，也会出现难产，故必须要引起高度重视。

【病因病机】

原文：少妇血崩……人以为挫闪受伤而致，谁知是行房不慎之过哉！夫少妇行房，亦事之常耳，何便血崩？盖因元气衰弱，事难两顾，一经行房泄精，则妊娠无所依养，遂致崩而且堕。凡妇人之气衰，即不耐久战，若贪欢久战，则必泄精太甚，气每不能摄夫血矣。况气弱而又妊娠，再加以久战，内外之气皆动，而血又何能固哉？其崩而堕也亦无怪其然也。

新解：此症多由于房事不节，导致冲任不固，气虚不能摄血，胎失所养而堕。

【临床表现】

原文：有少妇甫娠三月，即便血崩而胎亦随堕。

新解：症见纳少，腰酸疼，小腹坠胀，阴道继续出血，血色淡红，舌质淡，苔白，脉滑。

【辨证分型】 气虚型。

【治疗法则】

原文：治法自当以补气为主，而少佐以补血之品，斯为得之，方用固气汤。

新解：治宜补气养血、益肾安胎。

【方剂名称及组成】

固气汤：人参 30 克，白术 15 克（土炒），大熟地 15 克（九蒸），当归 9 克（酒洗），白茯苓 6 克，甘草 3 克，杜仲 9 克（炒黑），山萸肉 6 克（蒸），远志 3 克（去心），五味子 10 粒（炒）。

水煎服。一剂而血止，连服十剂痊愈。

【方剂分解】

原文：此方固气而兼补血，已去之血可以速生，将脱之血可以尽摄，凡气虚而崩漏者，此方最可通治，非仅治小产之崩，其最妙者，不去止血，而止血之味含于补气之中也。

新解：此方中人参、茯苓、白术、甘草为四君子汤，可补气助阳，用归地补血，山萸、杜仲以滋补肝肾，五味子以收敛肾气，远志以交通心肾之气。故此方能补气固肾，肾气得固，冲任得养，即可摄血，虽不专于止血而血可止矣。

【按语】

冲为血海，任主胞胎，胞胎乃冲任二脉所系，若二脉气血充足，则胞胎乃安。今妇人元气虚弱，冲任不固，又甫娠三月，不慎房帏，复伤气血，则胎易堕而崩中。傅氏固气汤具有益气养血、补肾填精之功效，为治疗气虚崩漏之有效方剂，故原文中曰："凡气虚而崩漏者，此方最可通治，非仅治小产之崩。"

【证因辨治及方剂歌诀】

气虚型

少妇血崩元气虚，气不摄血胎易坠，
腹痛纳呆血淋漓，补气固肾功独奇。

固气汤

少妇血崩固气汤，四君加入熟地当，
杜仲山药远志味，气虚血崩效非常。

第四节　交感出血[①]

【原文】

妇人有一交合则流血不止者，虽不至于血崩之甚，而终年累月不得愈，未免血气两伤，久则恐有血枯经闭[②]之忧。此等之病，成于经水正来之时贪欢交合，精冲血管也。夫精冲血管，不过一时之伤，精出宜愈，何以久而流红？不知血管最娇嫩，断不可以精伤。凡妇人受孕，必于血管已净之时[③]，方保无虞。倘经水正旺，彼欲涌出而精射之，则欲出之血反退而缩入，既不能受精而成胎，势必至集精而化血[④]。交感之际，淫气触动其旧日之精，则两相感召[⑤]，旧精欲出而血亦随之而出。治法须通其胞胎之气，引旧日之集精外出，而益之以补气补精之药，则血管之伤可以补完矣。方用引精止血汤。

人参五钱，山萸肉五钱（蒸），白术一两（土炒），熟地一两（九蒸），茯苓三钱（去皮），芥穗三钱，车前子三钱（酒炒），黑姜一钱，黄柏五分

水煎。连服四剂愈，十剂不再发。此方用参术以补气，用地、萸以补精，精气既旺，则血管流通，加入茯苓、车前子以

利水与窍，水利则血管亦利；又加黄柏为引，直入血管之中，而引夙精[⑥]出于血管之外；芥穗引败血出于血管之内；黑姜以止血管之口。一方之中，实有调停曲折[⑦]之妙，故能祛旧病而除陈疴[⑧]。然必须慎房帏三月，破者始不至重伤，而补者不至重损，否则不过取目前之效耳。其慎之哉！宜寡欲[⑨]。

【注释】

① 交感出血：是指在发生性关系时女性出现的阴道出血。

② 血枯经闭：经闭是指妇女月经中断达六个月以上不来潮者，此指由于血液枯耗、血海空虚所致之经闭。《素问·腹中论篇》中曰："病名血枯，此得之年少时有所大脱血；若醉入房中，气竭肝伤，故月事衰少不来也"，以供参考。

③ 凡妇人受孕，必于血管已净之时：这里指血管似指月经而言；大凡妇女要受孕怀胎，必须是在经期过后再进行交合，才能保证无忧无虑。

④ 集精而化血：指积蓄日久之败精与经血互结而化合成为瘀血。

⑤ 两相感召：两者相互交集在一起，同时都要受到触动。

⑥ 夙精：指旧日的精液。

⑦ 调停曲折：这里指处方用药，配伍得当。

⑧ 陈疴：指旧患。

⑨ 宜寡欲：应该节制房事。

【原文眉批】

欲种子者，必将落红后，即三十时辰，两日半也。经来之时，数足三十时辰，便可入房。一日男，二日女，三日男，四日女，五日男，六日女，过七日即不能受孕矣。

【译文】

如果想要怀孕，必须待月经干净后的三十余时辰，每时辰为两个小时，六十个小时正好是两天半，并且要数足在六十个小时之后，男女进行交媾，才能怀孕。如果第一天交合，怀孕后即是男孩，第二天交合怀孕后即是女孩，等等。但过了七天之后男女再同床就不能够怀孕了。此说法并无科学道理，现代医学认为，妇女排卵每月只有一次，一般是发生在下次月经的前两周，如果月经周期是二十八天，排卵期即在月经周期的第十四天左右，在排卵期的前后三四天内最容易受孕，其他时间是不容易受孕的，即为非排卵期，又称为安全期，那么，文中所说的在月经后的七天内最容易受孕的观点是错误的，至于生男生女，取单数之日，如一日生男、二日生女等说法，更是无稽之谈。

【病因病机】

原文：此等之病，成于经水正来之时，贪欢交合，精冲血管也，……倘经水正旺，彼欲涌出，而精射之，则欲出之血，反退而缩入，既不能受精而成胎，势必至集精而化血，交感之际，淫气触动其旧日之精，则两相感召，旧精欲出，而血亦随之而出。

新解：此症多由于妇女经期不避房事，以致冲任受损，气血两伤，肝肾亏虚，不能制约经血而妄行。

【临床表现】

原文：妇人有一交合则流血不止者，虽不至于血崩之甚，而终年累月不得愈，未免血气两伤，久则恐有血枯经闭之忧。

新解：症见头晕耳鸣，口干，腰膝酸软，手足心热，每于交媾时阴道出血，经久不愈，舌质红，苔薄白，或有剥脱，脉细数或弦细。

【辨证分型】 肝肾阴虚型

【治疗法则】

原文：治法须通其胞胎之气，引旧日之集精外出，而益之以补气补精之药，则血管之伤，可以补完矣。方用引精止血汤。

新解：治宜滋补肝肾、益气填精、理血止血。

【方剂名称及组成】

引精止血汤：人参 15 克，白术 30 克（土炒），茯苓 9 克（去皮），熟地 30 克（九蒸），山萸肉 15 克（蒸），黑姜 3 克，黄柏 1.5 克，芥穗 9 克，车前子 9 克（酒炒）。

水煎。连服四剂愈，十剂不再发。

【方剂分解】

原文：此方用参术以补气，用地萸以补精，精气既旺，则血管流通，加入茯苓，车前子以利水与窍，水利则血管亦利，又加黄柏为引，直入血管之中，而引精出于血管之外，芥穗引败血出于血管之内，黑姜以止血管之口。一方之中，实有调停曲折之妙，故能祛旧病而除陈疴。

新解：此方中用人参、白术、茯苓、熟地、山萸以益气养血、滋补肝肾，用黄柏、车前子以清子宫郁热，芥穗、姜炭理血、止血。诸药合方，具有补气填精、滋补肝肾、止血等功效。

【按语】

交感出血，临床确实可见。究其病因，多由于妇女患慢性生殖器官炎症，如重度子宫颈糜烂等所引起，又不慎房事或经期交合，触之而发。至于傅氏所曰“交感之际，淫气触动其旧日之精，则两相感召，旧精欲出，而血亦随之而出”，此说似有不妥，岂有旧精久留血管之理，由此可以臆测为子宫内有瘀血而复受损伤所致。又以引精止血汤中所用黄柏、车前子、芥穗等，可以测知乃子宫郁热，此病总因体质素虚、肝肾阴虚、冲任受损而发，故方中用人参、白术、茯苓、熟地、山萸等以治其本。笔者曾治交感出血患者一例，照引精止血汤原方连服五剂即愈。由此可见，傅氏所论此症，并非牵强附会，故弄玄虚，此乃经验结晶之纪实矣。

【证因辨治及方剂歌诀】

肝肾阴虚型

交感出血损冲任，肝肾阴虚是病因，
经久不愈经血闭，补气填精喜相逢。

引精止血汤

引精止血地术参，芥穗山萸白茯苓，
车前黑姜黄柏引，交感出血自能凝。

第五节　郁结[1]血崩

【原文】

妇人有怀抱甚郁[2]，口干舌渴，呕吐吞酸，而血下崩者，人皆以火治之，时而效，时而不效，其故何也？是不识为肝气之郁结也。夫肝主藏血，气结而血亦结，何以反至崩漏？盖肝之性急[3]，气结则其急更甚，更急则血不能藏，故崩不免也。治法宜以开郁为主，若徒[4]开其郁，而不知平肝，则肝气大开[5]，肝火更炽[6]，而血亦不能止矣。方用平肝开郁止血汤：

白芍一两（醋炒），白术一两（土炒），当归一两（酒洗），柴胡一钱，三七根三钱（研末），生地三钱（酒炒），丹皮三钱，甘草二钱，黑芥穗二钱

水煎服。一剂呕吐止，二剂干渴除，四剂血崩愈。方中妙在白芍之平肝，柴胡之开郁，白术利腰脐[7]，则血无积住之虞[8]；荆芥通经络，则血有归还之乐[9]；丹皮又清骨髓之热，生地复清脏腑之炎；当归、三七于补血之中，以行止血之法；自然郁结散而血崩止矣。

【注释】

① 郁结：指肝郁气结。

② 怀抱甚郁：心中常闷闷不乐，肝郁不舒，气机不畅，日久则肝气亢盛，成为致病的主要原因。

③ 肝之性急：由于肝喜条达，若暴怒伤肝，肝失疏泄，肝气郁结，藏血失司则可发病。

④ 徒：仅仅，单纯。

⑤ 肝气大开：指肝气过盛，郁而化火之致病机理。

⑥ 肝火更炽：指肝火更加旺盛。

⑦ 白术利腰脐：腰脐系指冲、任、带脉。白术具有健脾除湿之功能，还可以使冲、任、带脉之间的气通达舒畅，所以说白术可以利腰脐。

⑧ 血无积住之虞：积住，当停滞解，既然腰脐之间的气运行通畅，那么，血也不会发生停滞现象，这是根据中医理论“气为血之帅，气行血自行”所言。

⑨ 乐：这里当希望解。

【原文眉批】

此方入贯众炭三钱更妙。

【译文】

贯众炭能止血，有收缩血管、促进血液凝固的作用，并且能够加强子宫的收缩，其性能略同于西药麦角，临床可作为麦角的代用品。平肝开郁止血汤中加入贯众炭 9 克，故止血效果更为显著。

【病因病机】

原文：郁结血崩……是不识为肝气之郁结也。夫肝主藏血，气结而血亦结，何以反至崩漏？盖肝之性急，气结则其急更甚，更急则血不能藏，故崩不免也。

新解：此症多由于情志抑郁，肝失条达，疏泄失常，郁久化火，肝不藏血而使血液妄行致崩。

【临床表现】

原文：妇人有怀抱甚郁，口干舌渴，呕吐吞酸，而血下崩者。

新解：症见月经量多，或经期紊乱，血色红或深红，质黏稠有块，胸胁少腹胀痛，伴心烦易怒，头晕头疼，舌干口渴，尿黄，大便干结，舌质红，苔黄，脉弦滑或弦数。

【辨证分型】 肝郁血热型。

【治疗法则】

原文：治法宜以开郁为主。若徒开其郁，而不知平肝，则肝气大开，肝火更炽，而血亦不能止矣。方用平肝开郁止血汤。

新解：治宜平肝开郁、清热凉血。

【方剂名称及组成】

平肝开郁止血汤：白芍 30 克（醋炒），白术 30 克（土炒），当归 30 克（酒洗），丹皮 9 克，三七根 9 克（研末），生地 9 克（酒炒），甘草 6 克，黑芥穗 6 克，柴胡 3 克。

水煎服。一剂呕吐止，二剂干渴除，四剂血崩愈。

【方剂分解】

原文：方中妙在白芍之平肝，柴胡之开郁，白术利腰脐，则血无积住之虞。荆芥通经络，则血有归还之乐。丹皮又清骨髓之热，生地复清脏腑之炎，当归三七于补血之中，以行止血之法，自然郁结散，而血崩止矣。

新解：此方中以白芍平肝养血敛阴，白术健脾益气，当归补血行血，柴胡调达肝气，丹皮、生地清热凉血，芥穗、三七散瘀止血。诸药合方，共奏平肝开郁、凉血止血之功效，故治疗肝气郁结之血崩症有效。

【按语】

肝藏血，主疏泄，体阴而用阳。肝所藏之血，营养周身，并注于血海，以调节月经周期。肝喜条达，倘情志抑郁，最易伤肝，则肝失条达，疏泄失常，郁久化火，血无所藏而妄行为崩。傅氏所用平肝开郁止血汤，实属对症良方，能使郁解火消，故血自归经而血崩可止矣。

【证因辨治及方剂歌诀】

肝郁血热型

肝气郁结血崩证，肝不藏血血妄行，
口渴舌干兼呕吐，平肝开郁血可凝。

平肝开郁止血汤

平肝开郁止血汤，归芍白术各一两，
地丹三七各三钱，柴草芥穗细酌量。

第六节　闪跌血崩

【原文】

妇人有升高坠落，或闪挫受伤，以致恶血下流①，有如血崩之状者，若以崩治，非徒无益②，而又害之也。盖此症之状，必手按之而疼痛，久之则面色痿黄，形容枯槁③，乃是瘀血作祟，并非血崩可比④。倘不知解瘀而用补涩，则瘀血内攻，疼无止时，反致新血不得生，旧血无由化，死不能悟，岂不可伤哉⑤！治法须行血以去瘀，活血以止疼，则血自止而愈矣。方用逐瘀止血汤：

生地一两（酒炒），大黄三钱，赤芍三钱，龟板三钱（醋炙），丹皮一钱，枳壳五钱（炒），当归尾五钱，桃仁十粒（泡炒，研）

水煎服。一剂疼轻，二剂疼止，三剂血亦全止，不必再服矣。此方之妙，妙于治血之中，佐以下滞之品，故逐瘀如扫，而止血如神。或疑跌闪升坠，是由外而伤内，虽不比内伤之重，而既已血崩，则内之所伤，亦不为轻，何以只治其瘀而不顾气也？殊不知跌闪升坠，非由内伤以及外伤者可比⑥，盖本实不拔⑦去其标病可耳，故曰：急则治其标。

【注释】

① 恶血下流：恶血，指败血或瘀血，中医认为恶血即指瘀血，它不但是病理产物，同时也是致病因素。瘀血的形成是由于气虚、气滞、血寒、血热等原因，致使血液在体内运行不畅而凝滞，或因外伤造成的内出血不能及时排出体外而形成。瘀血在体内不能消散，会直接影响血液的正常濡养作用，不仅如此，还能影响气血的运行，导致脏腑功能的失调，成为新的致病因素。本节中所说的“恶血下流”，是由于外伤所致之体内瘀血阻滞脉道，使气血运行受阻，血不循经而导致出血，其血色紫暗或兼挟瘀块。

② 非徒无益：不但不能收效，反而没有好处，徒劳无功。

③ 形容枯槁：指形体消瘦，肌肤不润之征象。

④ 并非血崩可比：和一般的血崩症有所不同。

⑤ 死不能悟，岂不可伤哉：病情发展到严重程度直至丧命，也搞不清是什么原因，这不是令人悲伤吗？

⑥ 非由内伤以及外伤者可比：不是由内而伤外，所以不能来做比较。

⑦ 本实不拔，去其标病可耳：拔，攻取的意思。不用去治其本，而只治其标就可以了。

【原文眉批】

凡跌打损伤致唾血、呕血皆宜如此治法。若血聚胃中、宜加川厚朴一钱半，姜汁炒。

【译文】

川厚朴，燥湿而行滞，乃治胃之要药。若由于跌打损伤而致胃出血者，用姜汁炒，更增强镇吐之效，吐血也会相对减轻。但川厚朴之用量不宜过多，只用 4.5 克即可。

【病因病机】

原文： 妇人有升高坠落，或闪挫受伤，以致恶血下流，……乃是瘀血作祟，并非血崩可比。

新解：此症多由于外伤后瘀血停滞于胞中，阻滞经脉，血不循经而行，溢而妄行于脉外所致。

【临床表现】

原文：盖此症之状，必手按之而疼痛，久之则面色萎黄，形容枯槁。

新解：症见血崩不止，色黑紫有块，少腹刺痛，拒按，舌紫暗，或有瘀斑，脉象涩滞。

【辨证分型】 血瘀型。

【治疗法则】

原文：治法须行血以去瘀，活血以止疼，则血自止而愈矣。方用逐瘀止血汤。

新解：治宜活血化瘀、行血止疼。

【方剂名称及组成】

逐瘀止血汤：生地 30 克（酒炒），大黄 9 克，赤芍 9 克，丹皮 3 克，当归尾 15 克，枳壳 15 克（炒），龟板 9 克（醋炙），桃仁 10 粒（泡炒研）。

水煎服。一剂疼轻，二剂疼止，三剂血亦全止，不必再服矣。

【方剂分解】

原文：此方之妙，妙于活血之中，佐以下滞之品，故逐瘀如扫，而止血如神。

新解：此方中用当归尾、赤芍、桃仁、丹皮以活血祛瘀，生地以清热凉血，龟板养阴去瘀，枳壳理气，取其“气行血自行”之意，以助其行血祛瘀之力，用大黄破积逐瘀，驱逐瘀血于体外，则瘀血得化，新血由生，血崩自止。此属“急则治其标”之有效良方。

【按语】

闪跌挫伤而致血崩者，多因瘀血停积，阻滞经脉，血不循经，溢而妄行，傅氏曰“恶血下流”者是也。然瘀血内停，可见血色紫暗或有块，淋漓不断或骤然下血量多，或时下时止。另“久则面色萎黄，形容枯槁”，正所谓瘀血积久而致肌肤甲错之征象也；内有瘀血者，必腹痛拒按，故傅氏曰：“乃是瘀血作祟，并非血崩可比”，此告诫人们，凡治疗因瘀血引起的血崩，不可见血止血，而须行血止血，即为正治。若服药后，血不减反而增多者，必须进一步做详细诊断，不可拘于血瘀证。

【证因辨治及方剂歌诀】

血瘀型

闪跌血崩少腹痛，瘀血内结不归经，
面色萎黄形枯槁，逐瘀止血法可行。

逐瘀止血汤

逐瘀止血干地黄，桃仁赤芍生大黄，
枳壳丹皮当归尾，龟板醋炙共合方。

第七节　血海①太热血崩

【原文】

妇人有每行人道，经水即来②，一如血崩，人以为胞胎有伤，触之以动其血也，谁知是子宫血海因太热而不固乎！夫子宫即在胞胎之下，因血海又在胞胎之上③。血海者，冲脉也。冲脉太寒而血即亏，冲脉太热而血即沸，血崩之为病，正冲脉之太热也。然既由冲脉之热，则应常崩而无有止时，何以行人道而始来，果与肝木无恙耶？夫脾健则能摄血，肝平则能藏血。人未入房之时，君相二火，寂然不动[4]，虽冲脉独热，而血亦不至外驰。及有人道之感，则子宫大开[5]，君相火动，以热招热，同气相求，翕然齐动[6]，以鼓其精房[7]，血海泛滥，有不能止遏之势，肝欲藏之而不能，脾欲摄之而不得[8]，故经水随交感而至[9]，若有应声之捷，是惟火之为病也。治法必须滋阴降火，以清血海而和子宫，则终身之病，可半载而除矣。然必绝欲三月而后可。方用清海丸：

大熟地一斤（九蒸），山萸肉十两（蒸），山药十两（炒），麦冬肉十两，地骨皮十两，丹皮十两，沙参十两，石斛十两，北五味二两（炒）龙骨二两，白术一斤（土炒），白芍一斤（酒炒），干桑叶一斤，元参一斤

上十四味，各为细末，合一处，炼蜜丸桐子大，早晚每服五钱，白滚水送下，半载痊愈。此方补阴而无浮动之虑[10]，缩血而无寒凉之苦[11]，日计不足，月计有余，潜移默夺[12]，子宫清凉，而血海自固。倘不揣其本而齐其末[13]，徒以发灰、白矾、黄连炭、五倍子等药末，以外治其幽隐之处，山恐愈涩而愈流[14]，终必至于败亡也。可不慎与！[15]

【注释】

① 血海：《素问·上古天真论》王冰注："冲为血海"，故曰"血海者，冲脉也"，它与生殖功能有密切关系。

② 每行人道，经水即来：即指每当发生性关系时，阴道就会有出血现象。

③ 子宫即在胞胎之下，而血海又在胞胎之上：胞胎又称为"女子胞"，也就是"子宫"，子宫和胞胎本属一个脏器，而血海即指冲、任二脉，它起于胞胎之中。

④ 君相二火，寂然不动：君火指心火，居于上焦，相火主命门之火，居于下焦，在正常的生理状态下，心火与命门之火相互依存，相互制约，

只有相互协调才不至于妄动。

⑤ 有人道之感，则子宫大开：所谓人道即指两性关系，男女在行房事之时，子宫即处于舒张状态。

⑥ 同气相求，翕然齐动：翕（音 xī），和顺相合之意，此指君、相二火一齐妄动。

⑦ 鼓其精房：触动精气，扰及冲脉血海，致使冲任不固，血海泛滥而致子宫出血。

⑧ 肝欲藏之而不能，脾欲摄之而不得：指肝失去藏血之功能，脾失去摄血之功能。

⑨ 经水随交感而至：见前“交感出血”解。

⑩ 补阴而无浮动之虑：方中所用的补阴类药如熟地、山萸肉、山药、沙参、麦冬、元参等可以平燥火，绝无火势妄动之虑。

⑪ 缩血而无寒凉之苦：指方中所用的清热凉血药如丹皮、地骨皮、桑叶等不会引起寒凝之痛苦。

⑫ 日计不足，月计有余，潜移默夺：此指经过较长时间的治疗，自然而然地会收到效果。

⑬ 倘不揣其本而齐其末：指临床上如果不去考虑发病的根本原因，而只采用治标的药剂是没有什么疗效的。

⑭ 外治其幽隐之处，山恐愈涩而愈流：如果只通过阴道部位外用止血药，恐怕是愈治愈严重。“山”，傅青主自称为山。

⑮ 终必至于败亡也，可不慎与：这是治疗方案的失败而造成患者的丧命，不可不提高警惕！

【原文眉批】

凡血崩症，最宜绝欲避房，无奈少年人彼此贪欢，故服药往往不效。若三月后崩之病愈，而房事仍无节制，病必复作，久则成劳，慎之。

【译文】

无论患何种血崩症，都应该绝对禁止房事，可是年轻男女只顾贪欢做爱，则服药后起不到治疗效果。如果患崩症经三个月的治疗而痊愈后，仍需节制房事，否则，崩症必然会要复发，如不加以注意，则日久难愈，必须谨慎为妥。

【病因病机】

原文：人以为胞胎有伤，触之以动其血也，谁知是子宫血海，因太热而不固乎！……血海者，冲脉也。冲脉太寒而血即亏，冲脉太热而血即沸。血崩之为病，正冲脉之太热也。……夫脾健则能摄血，肝平则能藏血。……及有人道之感，则子宫大开，君相火动，以热招热，同气相求，翕然齐动，以鼓其精房，血海泛滥，有不能止遏之势。肝欲藏之而不能，脾欲摄之而不得，故经水随交感而至。若有声应之捷，是惟火之为病也。

新解：此症多由于素体阴虚，阴虚火旺，虚热扰于冲任，血海不宁。然血海太热，每与房事则阴道出血量增多，发如崩症，平时则血止，此乃脉络受伤，火炎过旺，迫血妄行之故。女子以“肝为先天之本”，肝失濡养则不能藏血，“脾为后天之本”，脾气受伤则统摄无权，故不能制约经水，则经水随房事应时而至。

【临床表现】

原文：妇人有每行人道，经水即来，一如血崩。

新解：每遇房事时则阴道出血如崩，或经来无定期，血色红或深红，伴头晕耳鸣，两目干涩，五心烦热，腰膝酸软，舌质红，少苔，脉弦数或细数。

【辨证分型】 肝肾阴虚型。

【治疗法则】

原文：治法必须滋阴降火，以清血海而和子宫，则终身之病可半载而除矣。然必绝欲三月而后可，方用清海丸。

新解：治宜滋阴降火、补益肝肾。

【方剂名称及组成】

清海丸：大熟地500克（九蒸），山萸肉300克（蒸），山药300克（炒），丹皮300克，北五味60克（炒），麦冬300克，白术500克（土炒），白芍500克（酒炒），龙骨60克，地骨皮300克，干桑叶500克，元参500克，沙参300克，石斛300克。

上十四味，各为细末，合一处，炼蜜丸桐子大，早晚每服15克，白滚水送下，半载痊愈。

【方剂分解】

原文：此方补阴而无浮动之虑，缩血而无寒凉之苦，日计不足，月计有余，潜移默夺，子宫清凉，而血海自固。

新解：此方乃六味地黄丸去茯苓、泽泻，以防渗泻之弊，加麦冬、五味、沙参滋阴之品，入地骨皮、元参、石斛以退阴火，意在“壮水之主以制阳光”。用白术以健脾，白芍以补肝、柔肝，再加桑叶于补肾诸药之中，可补肝肾兼清虚热，用龙骨以固肾气。诸药合方，具有滋阴降火，补肝、脾、肾之功能，故子宫清凉，血海自固，血崩可止。

【按语】

“交感出血”与“血海太热血崩”均为血崩之患，傅氏认为，前者为“精冲血管”所致，此为“血海太热”所因；再以症状别之，前者因交接以致终年累月淋漓不断，此节为每有交合时则血量增多，若无房事，其血自止。傅氏所言“日计不足，月计有余，潜移默夺”，又曰“则终身之病半载而除矣，然必绝欲三月而后可，方用清海丸”，说明本病乃慢性病，且病势缠绵，顽固难愈，须制以丸剂服之，以缓图其效，并避房事三月，以防血管充血而徒劳无功。若血崩不止，遵“急则治其标”之法则，即傅氏所曰：“倘不揣其本，而齐其末，徒以发灰、白矾、黄连炭、五倍子等药末，以外治其幽隐之处”，并以外治结合长期口服丸药，始可徐徐奏效，是为正治之法矣。

【证因辨治及方剂歌诀】

肝肾阴虚型

血海太热下流红，冲任不固血沸腾，
君相火旺肝肾亏，清热凉血兼滋阴。

清海丸

清海丸中麦地丹，山药萸芍术味联，
石斛龙骨地骨皮，沙元二参桑叶掺。

第三章　鬼　胎

【概述】

鬼胎两节中包括“妇人鬼胎”与“室女鬼胎”。傅氏认为素与鬼交而成胎，实属无稽之谈，荒谬之极，究其证因“妇人有腹似怀妊，终年不产，甚至二三年不生者，此鬼胎也。其人必面色黄瘦，肌肤消削，腹大如斗”。傅氏又曰：“医以为胎，而实非真胎，又以为瘕，而亦非瘕病。”以上究属何疾？不可而知。由于当时正值封建年代，科学不发达，故设以鬼神之说而论之，乃迷信之说教也。

随着现代医学的发展，检测手段不断提高，根据傅氏所描述的症状，“鬼胎”不外乎像葡萄胎（又称怪胎）、卵巢囊肿、子宫瘤等疾患，临症时应仔细鉴别之。

第一节　妇人鬼胎①

【原文】

妇人有腹似怀妊，终年不产，甚至二三年不生者，此鬼胎也。其人必面色黄瘦，肌肤消削，腹大如斗。厥所由来②，必素与鬼交③，或入神庙而兴云雨之思，或游山林而起交感之念④，皆能召祟⑤成胎。幸其人不至淫荡，见祟而有惊慌，遇合而生愧恶，则鬼祟不能久恋，一交媾即远去，然淫沃之气，已结于腹，遂成鬼胎。其先尚未觉，迨后[⑥]渐渐腹大，经水不行，内外相危[⑦]，一如怀胎之状，有似血臌[⑧]之形，其实是鬼胎，而非臌也。治法必须以逐秽[⑨]为主。然人至怀胎数年不产，即非鬼胎，亦必气血衰微。况此非真妊，则邪气必旺，正不敌邪，其虚弱之状，必有可掬[⑩]，乌可[⑪]纯用迅利之药，以祛荡乎！必于补中逐之为的[⑫]也。方用荡鬼汤：

人参一两，当归一两，大黄一两，枳壳一钱，厚朴一钱，雷丸三钱，川牛膝三钱，红花三钱，丹皮三钱，小桃仁三十粒

水煎服。一剂腹必大鸣，可泻恶物半桶，再服一剂又泻恶物而愈矣。断不可复用三剂也。盖虽补中用逐，未免迅利，多用恐伤损元气。此方用雷丸以祛秽，又得大黄之扫除，且佐以厚朴、红花、桃仁等味，皆善行善攻之品[⑬]，何邪之尚能留腹中而不尽逐下也哉[⑭]？尤妙在用参、归以补气血，则邪去而正不伤。若单用雷丸、大黄以迅下之，必有气脱[⑮]血崩之患矣。倘或知是鬼胎，如室女、寡妇辈，邪气虽盛，而真气未漓[⑯]，可用岐天师[⑰]新传红花霹雳散[⑱]。

红花半斤，大黄五两，雷丸三两

水煎服，亦能下胎。然未免太于迅利，过伤气血，不若荡鬼汤之有益无损为愈也，在人临证时，斟酌而善用之耳。

【注释】

① 鬼胎：如《胎产心法》中曰："若荣卫虚损，精神衰弱，邪思蓄注，冲任滞逆，脉道壅瘀不行，状如怀孕，故曰鬼胎。然细究其理，鬼胎者伪胎也。如人邪淫之念一起，则肝肾相火自动，有梦与鬼交者，非实有鬼神交接成胎也，即经所谓思想无穷，所愿不遂，白淫白浊流入子宫，结为鬼胎，乃本妇自己血液淫精，聚结成块，血随气结而不散，以致胸腹胀满，俨若怀孕耳，非伪胎而何？"上述对鬼胎的病因、病理、症状等分析得很详细，从现代医学角度考虑，"鬼胎"类似卵巢囊肿、子宫瘤、葡萄胎等。

② 厥所由来：其症是怎么发生的呢？

③ 素与鬼交：迷信说法平素与鬼发生性关系。

④ 入神庙而兴云雨之思，或游山林而起交感之念：指人进入神庙或深山老林中，心中发生淫邪之念。

⑤ 召祟：祟指鬼神，即招惹鬼神之意，亦为迷信说法。

⑥ 迨后：等到以后。

⑦ 内外相危：内部与外部都会受到损害。

⑧ 血臌：中医病名。此症由于瘀血留滞而成，且腹部胀大，状如怀子，傅氏以此与鬼胎辨之。

⑨ 逐秽：秽即污秽，此指瘀血秽物。

⑩ 必有可掬：指患者虚弱的体态，可以用双手捧起来。

⑪ 乌可：怎么可以呢?

⑫ 必于补中逐之为的也：必须在补益药物中再加入逐瘀之品才比较妥当。

⑬ 皆善行善攻之品：都是良好的长于行滞和长于攻下的药品。

⑭ 而不尽逐下也哉：而不完全是使用攻逐的治疗方法。

⑮ 气脱：真气耗散。

⑯ 真气未漓：真气未曾离散。

⑰ 岐天师：指岐伯，相传为古代大名医。

⑱ 霹雳散：是迅速而猛烈的攻逐之剂，因为过于伤气血，不要轻易用于临床。

【原文眉批】

鬼祟之事，儒者弗道，然城市乡庄往往有是症，不可不察，甚勿以此言为荒唐也。

【译文】

神鬼的传说，在儒家是不提倡的，而在民间往往真有因神鬼附体而致病者，临床上不能不注意此类病证，不要以为这是荒唐之事。

【病因病机】

原文：妇人鬼胎，……必素与鬼交，或入神庙而兴云雨之思，或游山林而起交感之念，皆能召祟成胎。幸其人不至淫荡，见祟而有惊惶，遇合而生愧恶，则鬼祟不能久恋，一交媾即远去，然淫妖之气已结于腹，遂成鬼胎。

新解：此症由于妇人荣卫素虚，又多邪淫之念，相火妄动，有梦与鬼交，实非交接，且冲任滞逆，脉道壅瘀不行，白淫、白浊流入子宫，与血液淫精聚结成块，血随气结而不散，如怀孕之状，实非与鬼交合而成胎也。

【临床表现】

原文：妇人有腹似怀妊、终年不产，甚至二、三年不生者，此鬼胎也。其人必面色黄瘦，肌肤消削，腹大如斗，……经水不行，内外相危，一如怀妊之状，有似血臌之形。

新解：究其鬼胎之症状与现代医学之葡萄胎（又称水泡状胎块）类似，可有早孕反应，一般多在5周后产生，阴道常有出血现象，同时有葡萄胎组织自阴道排出；多数会有明显的妊娠毒血症，继则发生贫血现象，子宫内易受感染，可有腹痛、恶心、呕吐等症状；听不到胎音，亦无胎动；其面色青而无光泽，舌色青而暗红，无苔或少苔，脉象沉细弦涩，或有时沉紧，忽大忽小。

【辨证分型】 气血瘀滞型

【治疗法则】

原文：治法必须以逐秽为主。然人至怀胎数年不产，即非鬼胎，亦必气血衰微。况此非真妊，则邪气必旺，正不敌邪，其虚弱之状，必有可鞠，乌有纯用迅利之药以祛荡乎？必于补中逐之为的也。方用荡鬼汤。

新解：治宜扶正祛邪，补气养血逐瘀。

【方剂名称及组成】

荡鬼汤：人参30克，当归30克，大黄30克，雷丸9克，川牛膝9克，红花9克，丹皮9克，枳壳3克，厚朴3克，小桃仁30粒。

水煎服。一剂腹必大鸣，可泄恶物半桶；再服一剂，又泻恶物，而愈矣；断不可服用三剂也。

如室女、寡妇辈，邪气虽盛，而真气未漓，可用岐天师新传红花霹雳散：红花250克，大黄150克，雷丸90克。

水煎服。亦能下胎。然未免太于迅利，过伤气血，不若荡鬼汤之有益无损为愈也。在人临证时，斟酌而善用之耳。

【方剂分解】

原文：盖虽补中用逐，未免迅利，多用恐伤损元气。此方用雷丸以祛秽，又得大黄之扫除，且佐以厚朴、红花、桃仁等味，皆善行善攻之品，何邪之尚能留腹中而不尽逐下也哉？尤妙在用参、归以补气血，则邪去而正不伤。若单用雷丸、大黄以迅下之，必有气脱血崩之患矣。

新解：此方中用人参、当归大补其气血，用雷丸以祛秽污，借大黄泻下之力以荡邪于体外，更妙在佐以厚朴、桃仁、红花等行气活血。本方若单用雷丸、大黄以迅速攻下，必有气脱血崩之虑；用参、归以补其气血，则邪去而不伤正，此为傅氏“攻补兼施”之治疗法则。

本方录之，仅供参考，为安全起见，切勿轻易使用。若疑为葡萄胎，而又无条件处理时，应及早转院；待诊断明确后，应立即进行手术治疗。

【按语】

“妇人鬼胎”可包括卵巢肿瘤、子宫瘤、葡萄胎等，但此节中所述症状，恰与葡萄胎相似。葡萄胎又称怪胎，或称“水泡状胎块”。如《胎产心法》中曰：“若荣卫虚损，精神衰弱，邪思蓄注，冲任滞逆，脉道壅瘀不行，状如怀孕”，故曰“鬼胎。”然细究其理，鬼胎者，伪胎也。如张介宾曰：“鬼胎者，岂真鬼气袭人胞宫而成形乎！不过由本妇气质弱，或以邪思蓄注，血随气结而不散，或以冲任滞逆，脉道壅瘀不行，是固内因之病，而必非外来之邪，盖即血癥气瘕之类耳，当即以癥瘕法治之。”又如《妇科病方歌》中曰：“鬼胎者，因其人思想不遂，情志相感，自身气血凝结，月事不以时下，其腹大如怀子形状”。现代医学称为“想象妊娠”。

现代医学的葡萄胎多属此病，是由于胎体异常所致，即羊膜粘连成片，又因胎体皮下的结缔组织增生而变成畸形，或绒毛膜的绒毛过长，绒毛末端血管消失，间质退化，呈囊状变性，故形成无数的针头大至葡萄粒大的小囊肿（其直径为0.3～1cm），囊内充满膠状水样物，每个小囊具有茎柄而相互连接，好似一串串葡萄。倘若绒毛深入子宫肌层，而有明显增植者，多有恶变，约有5%～10%继发为绒毛膜上皮细胞癌。

【证因辨治及方剂歌诀】

气血瘀滞型

妇人鬼胎与鬼交，邪说之诬太狂傲，
气血瘀滞结成块，扶正逐瘀立可消。

荡鬼汤

荡鬼汤中当归参，大黄雷丸小桃仁，
牛膝红花丹厚朴，再加枳壳力更雄。

红花霹雳散

师传红花霹雳散，大黄雷丸三味研，
少女壮妇皆可用，只因真气未离散。

第二节　室女鬼胎

【原文】

女子有在家未嫁，月经忽断，腹大如妊，面色乍赤乍白，六脉乍大乍小，人以为血结经闭也，谁知是灵鬼凭身[①]乎！夫人之身正[②]则诸邪不敢侵，其身不正，则诸邪自来犯。或精神恍惚而梦里求亲[③]，或眼目昏花而对面相狎[④]，或假托亲属而暗处贪欢，或明言仙人而静地取乐。其始则惊诧为奇遇而不肯告人，其后则羞赧[⑤]为淫亵[⑥]而不敢告人。日久年深，腹大如斗，有如怀妊之状。一身之精血仅足以供腹中之邪，则邪日旺而正日衰，势必至经闭而血枯。后虽欲导其经而邪据其腹，则经亦难通；欲生其血而邪食其精，则血实难长。医以为胎，而实非真胎；又以为瘕，而亦非瘕病。往往因循等待，非因羞愤而亡其生，即成劳瘵而终不起，至死不悟，不重可悲哉！治法似宜补正以祛邪，然邪不先祛，补正亦无益也，必须先祛邪而后扶正，斯为得之[⑦]。方用荡邪散：

雷丸六钱，桃仁六十粒，当归一两，丹皮一两，甘草四钱

水煎服。一剂必下恶物半桶。

再服调正汤治之：

白术五钱，苍术五钱，茯苓三钱，陈皮一钱，薏米五钱，贝母一钱

水煎。连服四剂，则脾胃之气转[⑧]，而经水渐行矣。前方荡邪，后方补正，实有次第[⑨]。或疑身怀鬼胎，必大伤其血，所以经闭，今既坠其鬼胎矣，自当大补其血，乃不补血，而反补胃气何故？盖鬼胎中人，其正气大虚可知，气虚则血必不能

骤生，欲补血必先补气，是补气而血自然生也，用二术以补胃阳，阳气旺则阴气难犯⑩，尤善后之妙法也。倘重用补阴之品，则以阴招阴⑪，吾恐鬼胎虽下而鬼气未必不再侵，故必以补阳为止策，而血自随气而生也。

【注释】

① 灵鬼凭身：迷信传说指神灵鬼怪靠附在人身体内。

② 身正：人身的正气旺盛。此指身体健康无病。

③ 精神恍惚而梦里求亲：精神异常而在梦中与鬼交合。

④ 眼目昏花而对面相狎：狎（音 xiá），眼目昏花形容似是而非的样子。比喻好像看见又好像没看见，与鬼之间过分亲热，但态度又不很庄重。

⑤ 羞赧：赧（音 nǎn），意思是因羞愧而脸红。

⑥ 淫亵：亵（音 xiè），指不正当的男女关系。

⑦ 斯为得之：这样才比较得当。

⑧ 胃之气转：胃气开始恢复。

⑨ 实有次第：确实要有前后次序。

⑩ 补胃阳，阳气旺则阴气难犯："人以胃气为本"，若胃阳不足，则阴寒内盛，补其胃阳即可消散阴邪之气，此即"阴病治阳"之法。

⑪ 以阴招阴：指如果服用滋阴类药物，易与阴邪相搏而致使病情更加严重。

【原文眉批】

此方阴骘大矣！见有因此病羞愤而蹈于非命，劳瘵而丧于妙年，深为可悯。若服此方不应，宜服桂香平胃散，无不见效，愈后宜调养气血，节饮食。

肉桂去粗皮一钱，麝香一钱

以上二味，其研细末，开水为丸，如桐子大，空心开水下，服后半日时，煎平胃散一剂服之。

苍术三钱（米泔炒），厚朴三钱（姜汁炒），广陈皮一钱，枳实二钱（土炒），全当归三钱（酒洗），川芎一钱（酒洗）

服后必下恶物，若不见下恶物，次日再服平胃散，不用桂、香。

【译文】

此方指荡邪散，是治疗室女鬼胎尚已拟定好的祛除阴邪的方剂。临床上见有因患此病而羞愧气愤死于非命，或转变为劳瘵而年轻丧命者，深感怜悯。如若服用此方不应验，可以服用桂香平胃散，没有不见效的。但治愈后必须服调养气血的药品，且应该节制饮食，以免损伤胃气。

肉桂 3 克（去粗皮），麝香 3 克。

以上二味，共研为细末，水泛为丸，如梧桐子大，空腹开水送下，服吞半日时，再煎服平胃散一剂。

苍术 9 克（米泔炒），厚朴 9 克（姜汁炒），陈皮 3 克，枳实 6 克（土炒），全当归 9 克（酒洗），川芎 3 克（酒洗）。

服药后必然要泄下瘀血脏秽之物，如果不见秽物泄下，第二天再服平胃散，不用加肉桂、麝香。

【病因病机】

原文：室女鬼胎，……人以为血结经闭也，谁知是灵鬼凭身乎！夫人之身正，则诸邪不敢来侵，其身不正，则诸邪自来犯。

新解：由于少女平素情志不遂，气滞日久，由气及血，致腹中血结成块而成。

【临床表现】

原文：女子有在家未嫁，月经忽断，腹大如妊，面色乍赤乍白，六脉乍大乍小，……日久年深，腹大如斗，有如怀妊之状。

新解：症见小腹增大，腹痛拒按，面色晦暗，甚或肌肤甲错，舌边瘀点，脉象沉涩。

【辨证分型】 血瘀型

【治疗法则】

原文： 治法似宜扶正祛邪，然邪不先去，补正亦无益也。必须先祛邪而后补正，斯为得之。方用荡邪散。

新解： 治宜先活血逐瘀，而后施调补之法。

【方剂名称及组成】

荡邪散：雷丸 18 克，桃仁 60 粒，当归 30 克，丹皮 30 克，甘草 12 克。

水煎服。一剂必下恶物半桶，再服调正汤治之：

白术 15 克，苍术 15 克，茯苓 9 克，陈皮 3 克，贝母 3 克，薏米 15 克。

水煎服。连服四剂则脾胃之气转，而经水渐行矣。前方荡邪，后方补正，实有次第。

【方剂分解】

原文： 略。

新解： 荡邪散中用当归活血补血，桃仁、丹皮活血散瘀，雷丸逐秽，甘草调和诸药，可直接荡邪外出；待泄下恶物后，再服调正汤，该方中用二术以补胃中之阳，茯苓、薏米除湿以助二术和胃，陈皮、贝母化痰以增强脾胃之运化功能，则脾胃气旺自可生血矣。

【按语】

本节所述与现代卵巢或子宫肿瘤的症状类似，祖国医学称之为“石瘕”。如《灵枢·水胀篇》中曰：“石瘕生于胞中，寒气客于子门，子门闭塞，气不得通，恶血当泻不泻，衃以停止，日以益大，状如怀子，月事不以时下，皆生于女子，可导而下”。以上所述疑似“鬼胎”一证，但病因并非与鬼交而成，实则为“瘕”也；久则会发生恶变，正如傅氏所曰之“则成劳瘵而终不起”，显然是指肿瘤恶变之象征。过去由于封建思想的束缚，妇女谨守闺范，故弄神鬼之说，可想而知，会有多少无辜妇女身染疾患，蒙受不白之冤而致死，实乃可悲可叹啊！

【证因辨治及方剂歌诀】

血瘀型

室女鬼胎因血瘀，腹大如孕精血亏，
活血散瘀祛邪气，而后补正益脾胃。

荡邪散

荡邪散能祛邪气，当归桃仁与丹皮，
雷丸甘草共五味，室女鬼胎服之宜。

调正汤

调正汤用补胃气，茯苓薏米及陈皮，
苍白二术能和胃，再加贝母善后宜。

第四章 调 经

【概述】

女子属阴，以血为主，《内经》中曰："二七而天癸至，任脉通，太冲脉盛，月事以时下"，女子在十四岁左右时即已发育成熟，产生天癸，冲、任二脉的气血开始充盛，而按月排出月经，月经乃自子宫体内排出的血液，夹杂有黏液及脱落的子宫内膜组织。月经周期一般约为二十八日左右，持续时间约为3～5天，经量一般在60～150ml左右，月经是女子生理上的特异现象，应从性成熟开始至绝经期，每月来潮一次，但生理性停经（如妊娠期）不受此限。亦有受孕后而行经者，名为"垢胎"，此所禀不同，非疾病也；此外，尚有二月一至的，谓之"并月"；三月一至的，谓之"居经"，又谓之"按季"；一年一至的，谓之"避年"；有终身不行经而又有生育能力的，谓之"暗经"。

月经正常是妇女健康的象征，正常的月经可分为增殖期、分泌期、月经期。简而言之，由于卵巢滤泡发育成熟而产生排卵，此后黄体素开始形成并分泌孕酮，从而辅助了雌激素的作用，使子宫内膜增厚，这时最容易受精，若未能受精，内膜溢血现象可于月经来潮前一二日开始萎缩，血中雌性激素和孕酮的浓度亦随之降低，内膜大部脱落出血，而产生月经。大约增殖期为10日，分泌期为14日，月经期为4日，共为28日。

月经异常，有月经过少者，此由于卵巢发育不全所致；月经过多者，可由于患有子宫疾患而致；月经先期者，可由于神经细胞兴奋而使卵子早熟所致；月经后期者，可由于血液循环障碍、卵巢营养不良而使卵子晚熟所致；月经先后无定期者，可由于子宫或卵巢疾患所引起；有经闭不通者，可由于卵巢内分泌障碍所引起；有经前衄血者，多由于在月经前期，血中的雌激素浓度增高，而刺激鼻黏膜后引起鼻衄；或刺激胃黏膜后而引起吐血者，谓之逆经或倒经；受孕后数月，忽然出现阴道出血者，谓之胎漏；其他诸如经期提前或错后，经量多或量少，经期延长，经行腹痛，经闭不通等，均谓之月经不调，属异常现象。其发病原因，或因外感六淫不正之气，邪入于胞中，冲任受损；或因七情内伤，气不顺则经不调；或因脾胃受伤，饮食减少，血无生源，致使经血亦减少；或因经期行房，或房事过频，或因生产次数过多，而损伤阴血，造成月经不调。

月经不调的辨证，一般来说，主要是根据经期、经色、经量及其性质，以区别病症的寒、热、虚、实。如月经先期多属实证、热证；月经后期多属虚证、寒证；先后无定期者多属肝郁肾虚。但临床常不拘此限，若月经先期，经量多、色深、质黏稠者，多属血热；先期色淡、质稀者，多属气虚；先期量少、色红、质黏者，多属虚热。若月经后期，量少、色淡、质稀者，多属气血两虚；后期色淡、质稀，兼少腹冷痛者，多属虚寒；后期色暗、质稠、腹痛较剧而喜暖者，多属实寒；后期色紫、有块者，多属血瘀。亦有经行腹痛而拒按者，多属气滞血凝；经行腹痛而喜按者，多属气血虚少。此外，尚有因血滞、血枯或血风劳而致经闭者；因血滞、小腹渐大如怀孕状，即“石瘕”者，多因经期受寒所致；因血枯而致经闭者，多因房事不慎引起；血风劳者，多为劳瘵之病。

月经不调的治疗：因血热者，宜清热凉血；因虚热者，宜滋阴清热；因寒者，宜温经散寒；因气虚者，宜补气摄血；因血虚者，宜益气养血；因气滞者，宜疏肝行滞；因血瘀者，宜活血祛瘀；因血枯者，宜健脾补肾；因痰湿者，宜燥湿化痰。

治疗月经病，应从肝、脾、肾与冲、任二脉着手，因肝主藏血，脾主统血，肾主藏精，冲为血海，任主胞胎，女子以精血为用，且精血同源，肝肾所藏精血以司冲任，精血充沛则冲任得养而使经行正常，亦无月经诸病之虑矣。

第一节 经水先期

【原文】

妇人有先期经来者[①]，其经甚多，人以为血热之极也，谁知是肾中水火太旺乎！夫火旺则血热，水太旺则血多，此有余之病，非不足之症也，似宜不药有喜[②]。但过于有余，则子宫太热，亦难受孕，更恐有烁于男精之虑，过者损之，谓非既济之道乎[③]！然而火不可任其有余，而水断不可使之不足。治之法但少清其热，不必泄其水也。方用清经散。

丹皮三钱，白芍三钱（酒炒），大熟三钱（九蒸），地骨皮五钱，青蒿二钱，白茯苓一钱，黄柏五分，盐水浸炒

水煎服。二剂而火自平。此方虽是清火之品，然仍是滋水之味，火泄而水不与俱泄，损而益也[④]。

又有先期经来只一、二点者[⑤]，人以为血热之极也，谁知肾中火旺而阴水亏[⑥]乎！夫同是先期之来，何以分虚实之异？盖妇人之经最难调，苟不分别细微，用药鲜克有效[⑦]。先期者

火气之冲，多寡者水气之验[8]，故先期而来多者，火热而水有余也；先期而来少者，火热而水不足也。倘一见先期之来，俱以为有余之热，但泄火而不补水，或水火俩泄之，有不更增其病者乎[9]！治之法不必泄火，只专补水，水既足而火自消矣，亦既济之道也[10]。方用两地汤。

大生地一两（酒炒），元参一两，白芍五钱（酒炒），麦冬肉五钱，地骨皮三钱，阿胶三钱。

水煎服。四剂而经调矣，此方之用地骨、生地，能清骨中之热。骨中之热，由于肾经之热，清其骨髓，则肾气自清，而又不损伤胃气，此治之巧也。况所用诸药，又纯是补水之味，水盛而火自平理也。此条与上条参照，断无误治先期之病矣。

【注释】

① 先期经来者：又称“月经先期”、“经水先期”等。指月经周期每月提前八、九天，甚至半月一行，且必须是连续两个周期以上者，若每月月经仅超过五、六天，或偶尔提前一次，但以后每月月经如期来潮者不作月经先期论。

② 似宜不药有喜：好像是不用药物治疗也能够怀孕。

③ 谓非既济之道乎：这能说是如果不用调理就能够达到相互平衡的道理吗?

④ 损而益也：此指清经散不但具有清热泄火的作用，而且具有补益的功能。

⑤ 先期经来只一、二点者：指月经先期经量不多。

⑥ 肾中火旺而阴水亏：即指阴虚火旺的证候。

⑦ 苟不分别细微，用药鲜克有效：如果不进行详细的诊断，用药能够取得疗效的情况是很少见的。

⑧ 先期者火气之冲，多寡者水气之验：指月经先期者，是由于火气太旺的缘故；月经量多或少者是由于津液的多少而致。

⑨ 有不更增其病者乎：如此之治法，能使病情更加严重。

⑩ 既济之道：阴阳配合，水火相济，此指两全其美之医疗方法。

【原文眉批】

妇科调经尤难，盖经调则无病，不调则百病丛生，治法宜详察其病源，细审其所以不调之故，然后用药，始能见效。此书虽有先期、后期、先后无定期之分，然须与种子、带下门参看，临症时自有进见。

【译文】

治疗妇女月经不调比较困难，因为女子以血为本，月经正常是妇女健康的象征，否则可能会引起复杂的全身性病变。治疗妇女月经不调时，必须要明确发病的原因，然后根据病因的不同，对症下药，才能够见效。《傅青主女科》一书中，虽然对月经先期、月经后期、月经先后无定期的论述很详细，但是，必须与种子及带下门互相参照，这样临床治疗效果自然能够提高。

【病因病机】

原文：妇人有先期经来者，其经甚多，人以为血热之极也，谁知是肾中水火太旺乎！夫火太旺则血热，水太旺则血多，此有余之病，非不足之症也，……故先期而来多者，火热而水有余也。

新解：此症多由于素体阳盛，或嗜食辛辣，或肝郁化火，血分郁热，热扰冲任，血海不宁，导致月经先期而量多。

【临床表现】

原文：妇人有先期经来者，其经甚多。

新解：症见月经提前、量多，经色鲜红或紫红，质黏稠，或有块，伴心中烦热，口干思饮，面红目赤，舌质红，苔黄，脉滑数或弦数。

【辨证分型】 血热型。

【治疗法则】

原文：治之法但少清其热，不必泄其水也。方用清经散。

新解：治宜清热凉血。

【方剂名称及组成】

清经散：丹皮9克，地骨皮15克，白芍9克（酒炒），大熟地9克（九蒸），青蒿6克，白茯苓3克，黄柏1.5克（盐水浸炒）。

水煎。服二剂而火自平。

【方剂分解】

原文：此方虽是清火之品，然仍是滋水之味。火泄而水不与俱泄，损而益也。

新解：此方中丹皮、地骨皮、青蒿皆为清热凉血之品，入熟地、白芍以护其阴，佐黄柏以平其相火，少佐茯苓淡渗且可宁心，因火不可任其有余，但水不可使之不足，故用清火之剂，少佐淡渗之品，不可直泻其火而重伤其阴。

【病因病机】

原文：又有先期经来，只一二点者，人以为血热之极也，谁知肾中火旺而阴水亏乎！……先期而来少者，火热而水不足也。

新解：此症多由于素体阴虚或久病、失血等伤阴，阴虚则生内热，热扰冲任，致血海不宁，故月经提前而量少。

【临床表现】

原文：又有先期经来，只一二点者。

新解：症见月经提前、量少，经色鲜红，质稠，伴两颊潮红，五心烦热，口燥咽干，或心烦不眠，午后潮热，甚则盗汗，舌红少苔，脉细数。

【辨证分型】阴虚血热型。

【治疗法则】

原文：倘一见先期之来，俱以为有余之热，但泄火而不补水，或水火两泄之，有不更增其病者乎！治之法不必泄火，只专补水，水既足，而火自消矣，亦既济之道也。方用两地汤。

新解：治宜滋阴清热。

【方剂名称及组成】

两地汤：大生地 30 克（酒炒），元参 30 克，白芍药 15 克（酒炒），麦冬肉 15 克，地骨皮 9 克，阿胶 9 克。

水煎。服四剂而经调矣。

【方剂分解】

原文：此方之用地骨、生地、能清骨中之热，骨中之热由于肾经之热，清其骨髓则肾气自清，而又不损伤胃气，此治之巧也。况所用诸药，又纯是补水之味，水盛而火自平理也。

新解：此方中麦冬、生地、元参即增液汤，以滋阴生津、壮水以制火，地骨皮以清骨中之虚热，白芍、阿胶以养血益阴，阴液充足，虚热得平，水火既济，则经自调矣。

【按语】

月经周期每月提前八、九天，甚至一月两至，连续发病两个周期以上者，称为“月经先期”；若提前五、六天，且并无其他不适感觉，尚属正常。本节所述之“月经先期”，主要是指血热和阴虚挟热两种类型。血热则迫血妄行，故经期提前，火旺而水有余则血多，属实；素体内热或阴虚阳盛之体，或嗜食辛辣，或肝郁化火，或阴虚挟热，血虚而津液不足，故经期亦提前，火旺而水不足则血亦少，属虚。

论治方面，实证、热证以清火凉血为主，用“清经散”，法在清热而不伤其阴；虚证、虚热以滋阴壮水为先，用“两地汤”妙在壮水以制阳光。

此外，临床上所见月经先期，尚有肝郁血热、脾气虚弱、肾气不固等症型，须辨证施治，不可一见先期，不辨证因，拘于热治。

【证因辨治及方剂歌诀】

血热及虚热型

经水先期有二因，量少或多虚实分，
水火太旺或水亏，清热补水经自匀。

清经散、两地汤

水火太旺清经散，地骨白芍茯苓丹，
熟地青蒿黄柏并，先期量多服之安。
火旺水亏两地汤，芍药元参生地黄，
地骨阿胶麦冬肉，先期量少效非常。

第二节　经水后期

【原文】

妇人有经水后期[①]而来多者，人以为血虚之病也，谁知非血虚乎！盖后期之多少，实有不同，不可执一而论。盖后期而来少，血寒而不足[②]；后期而来多，血寒而有余[③]。夫经本于肾[④]，而其流五脏六腑之血皆归之，故经来而诸经之血尽来附益[⑤]，以经水行而门启不遑迅阖，诸经之血乘其隙而皆出也[⑥]，但血既出矣，则成不足[⑦]。治法宜于补中温散之，不得曰后期者俱不足也[⑧]。方用温经摄血汤：

大熟地一两（九蒸），白芍一两（酒炒），川芎五钱（酒洗），白术五钱（土炒），柴胡五分，五味子三分，续断一钱，

肉桂五分（去粗，研）

水煎服。三剂而经调矣。此方大补肝、肾、脾之精与血，加肉桂以祛其寒，柴胡以解其郁，是补中有散，而散不耗气；补中有泄，而泄不损阴，所以补之有益，而温之收功，此调经之妙药也，而摄血之仙丹⑨也。凡经来后期者，俱可用。倘元气不足，加人参一、二钱亦可。

【注释】

① 经水后期：又称“月经后期”、“经水后期”等。指月经周期每月延后八、九天，甚至四、五十天一行，且必须是连续两个周期以上者。若偶见延后一次，虽推迟日期较多，但此后仍如期来潮，或每月仅延后三、五天，均不作后期论。

② 后期而来少，血寒而不足：月经后期而经量少者为虚寒证。

③ 后期而来多，血寒而有余：月经后期而经量多者为实寒证。

④ 经本于肾：指月经的生成依赖于肾的功能。如《素问·上古天真论》中曰：“女子七岁肾气盛，齿更发长，二七而天癸至，任脉通，太冲脉盛，月事以时下。”

⑤ 故经来而诸经之血尽来附益：指月经的正常来潮，都是依靠各经脉的血液所供养。

⑥ 以经水行而门启不遑迅阖，诸经之血乘其隙而皆出也：门，在此是指肾的闭藏之功能，当月经来潮时则肾门开启，且不急于速闭之，如此，各经脉中的血液亦趁其门开之机，随着月经而下矣。

⑦ 但血既出矣，则成不足：血液既然随经流出，所以就形成不足之虚证。

⑧ 不得曰后期者俱不足也：不能说凡是月经后期都是虚证。

⑨ 仙丹：道家迷信术语。此指药效神速。

【病因病机】

原文：妇人有经水后期而来多者，人以为血虚之病也，谁知非血虚乎！盖后期之多少，实有不同，不可执一而论。盖后期而来少，血寒而不足，后期而来多，血寒而有余。

新解：此症可分为血脉虚寒与血脉实寒两种证型。血脉虚寒者系由于素体阳气虚弱，阳虚则生寒，气血化生匮乏，冲任血虚，血海不能按时盈满，故月经后期而量少；若经期失于调摄，过食生冷，冒雨涉水，感受寒凉，寒邪乘虚内侵，客于胞中，血为寒凝，经血运行不畅，故月经延后。若寒邪波及肝、脾、肾，则可见月经后期且量多，此由于肝为寒邪所伤则血不能藏，脾为寒邪所伤则血不能统，肾为冲任之本，肾主闭藏，寒在下焦，冲任则首受其害，肾失开合之权，月经来潮时，各经脉之血趁肾门未闭之机，随经水而下，故月经后期量多。正如傅氏所曰："夫经本于肾，而其流五脏六腑之血皆归之，故经来而诸经之血尽来附益，以经水行而门启，不遑迅阖，诸经之血乘其隙而皆出也，但血既出矣，则成不足。"

【临床表现】

原文：妇人有经水后期而来多者……后期而来少。

新解：血寒虚证，症见月经周期延后，量少，色淡，质清稀，小腹绵绵隐痛，喜按喜暖，或腰背冷痛，小便清长，大便稀薄，舌质淡，苔白，脉沉迟无力。

血寒实证，症见月经周期延后，量多，经色暗红，有块，小腹冷痛，拒按，得热痛减，或畏寒肢冷，面色苍白，舌质淡，苔薄白，脉沉紧。

【辨证分型】 血寒型（血寒虚证、血寒实证）。

【治疗法则】

原文：治法宜于补中温散之，不得曰后期者俱不足也，方用温经摄血汤。

新解：治宜养血温经散寒。

【方剂名称及组成】

温经摄血汤：大熟地 30 克（九蒸），白芍 30 克（酒炒），川芎 15 克（酒洗），白术 15 克（土炒），柴胡 1.5 克，五味子 0.9 克，肉桂 1.5 克（去粗，研），续断 3 克。

水煎。服三剂而经调矣。

【方剂分解】

原文：此方大补肝肾脾之精与血，加肉桂以祛其寒，柴胡以解其郁，是补中有散，而散不耗气，补中有泄，而泄不损阴，所以补之有益，而温之收功。此调经之妙药也，而摄血之仙丹也。凡经来后期者，俱可用。倘元气不足，加人参一二钱亦可。

新解：此方中用熟地、白术、白芍大补肾、脾、肝之精与血，佐川芎以活血行气，五味子固气滋肾，川断亦为补益肝肾之佳品，更有固冲、任之力，加肉桂以祛其寒邪，柴胡疏肝解郁。全方温中有补，补中有散，散中有行，行中有调，故适合于月经后期而属寒证者。或虚或实？临床必须细审而辨之，不拘成方，临证加减增损，方能收到预期的效果。

【按语】

本节所述之月经后期，“主要是指寒邪客于血脉，血为寒凝而致”，此外，“后期”之病因尚有血虚、肾虚、气郁、痰阻等，不可一见后期，就从寒证而论，墨守成规，只守一方，恐有误也。血虚者，由于久病体弱，失血耗阴，或因脾虚，化源不足，营血虚少，冲任血虚，血海不盛，经水不能如期而致，故经期延后；肾虚者，可由先天不足，肾气未盛，冲任不盈，可初潮来迟，或因多产房劳耗伤肾精，无精化血，血海不能按时盈满而致经期延后；气郁者，由于精神抑郁，情志不遂，气郁血滞，经血运行不畅，冲任受阻，故经期延后；痰阻者，多由于肥胖妇女，宿有痰饮，痰阻血海，经血运行受阻，不能如期而至，故而延后，或素体脾虚，运化失职，聚湿生痰，下注冲任，经血运行不畅，而致经期延后。

“虚者补之，实者泻之，寒者温之”为治疗原则。虚证治以补气养血，健脾益肾，佐以调经；实证治以行气活血，燥湿化痰，佐以调经；寒证治以温经散寒，佐以调经。

本节所述之“月经后期”，只限于寒证。温经摄血汤具有温经、散寒、养血之功效，故用于治疗因寒邪而致之月经后期有效。

【证因辨治及方剂歌诀】

血寒型

经水后期血寒因，量多或少或腹痛，
畏寒肢冷腰膝软，温补散寒力能任。

温经摄血汤

温经摄血熟地芍，芎味柴术续断着，
加入肉桂祛寒气，经水后期效甚高。

第三节　经水先后无定期

【原文】

妇人有经来断续，或前或后无定期①，人以为气血之虚也，谁知是肝气之郁结乎！夫经水出诸肾②，而肝为肾之子，肝郁则肾亦郁③矣。肾郁而气必不宣④，前后之或断或续，正肾之或通或闭⑤耳。或曰：肝气郁而肾气不应，未必至于如此，殊不知子母关切，子病而母必有顾复之情⑥，肝郁而肾不无缱绻之谊⑦，肝气之或开或闭，即肾气之或去或留，相因而致⑧，又何疑焉？治法宜舒肝之郁，既开肾之郁也。肝肾之郁既开，而经水自有一定之期矣。方用定经汤：

菟丝子一两（酒洗），白芍一两（酒炒），当归一两（酒炒），柴胡五分，大熟地五钱（九蒸），山药五钱（炒），白茯苓三钱，芥穗二钱（炒黑）

水煎服。二剂而经水净，四剂而经期定矣。此方舒肝肾之气，非通经之药也；补肝肾之精，非利水之品⑨也。肝肾之气舒而精通，肝肾之精旺而水利，不治之治，正妙于治也。

【注释】

① 或前或后无定期：亦称“月经先后无定期”、“经行先后无定期”、“月经愆期”等。本病属月经周期发生严重紊乱者，月经不按周期来潮，提前或错后超过七天，连续两个周期以上，一般不涉及经量的多少。

② 经水出诸肾：是指经水的来源是离不开肾的。

③ 肝郁则肾亦郁：肝主疏泄，肾主闭藏，二者相互制约，相互调节，相辅相成，如果肝的疏泄功能失常，就会影响到肾，使其开阖功能失职，因而导致经血发生紊乱。

④ 肾郁而气必不宣：肝与肾为子母关系，按五行学说，肾的闭藏功能失职，亦会影响到肝的疏泄功能。

⑤ 前后之或断或续，正肾之或通或闭：月经先后无定期，正是由于肾的开阖失职所造成的。

⑥ 顾复之情：彼此之间互相照顾。

⑦ 缱绻之谊：（音 qiǎn，quǎn），形容情谊缠绵，感情非常好，相互不能离开。

⑧ 相因而致：此指肝与肾互为因果而形成的致病机理。

⑨ 利水之品：此指经水，并非指水液，利水即通利经水之意。

【原文眉批】

以上调经三条辨论明晰，立方微妙，但恐临时或有外感，内伤不能见效；有外感者宜加苏叶一钱，有内伤者宜加神曲二钱（炒），有因肉食积滞者再加东山查肉二钱（炒），临证须酌用之。若肝气郁抑又当以逍遥散为主，有热加栀炭，丹皮即加味逍遥散。

【译文】

上述“经水先期”、“经水后期”、“经水先后无定期”三种病的辨证论治已经很明确，方药对症，疗效很好。但是，临床时如遇有外感或内伤兼证的患者，则需要根据情况灵活加减用药。如外感风寒者，宜加入苏叶 3 克；有饮食停滞者，加神曲 6 克；有肉食积滞者，加山楂肉 6 克。如果是肝气郁结比较严重者，当以逍遥散为主要方剂，内热盛时可加入栀子炭、丹皮，即是加味逍遥散。

【病因病机】

原文：经水先后无定期……人以为气血之虚也，谁知是肝气之郁结乎！夫经水出诸肾，而肝为肾子，肝郁则肾亦郁矣，肾郁而气必不宣，前后之或断或续，正肾之或通或闭耳。……肝气之或开或闭，即肾气之或去或留，相因而致，又何疑焉？

新解：此症多由于肝郁肾虚所致，肝主疏泄，郁怒伤肝，肝郁化火，迫血妄行则月经提前；肝郁气滞，疏泄失常，气血紊乱而致血瘀不行则月经错后；肾气不足，则闭藏失职，冲任功能紊乱，摄纳无权则月经提前；肾阴亏虚，或精血不足，冲任血虚，胞脉失养，可导致月经后期。

【临床表现】

原文：妇人有经来断续，或前或后无定期。

新解：症见经来先后无定期，若为肝郁所致者，可见经行不畅，有块，少腹或乳房胀痛，胸胁胀满，心烦易怒，时欲叹息，舌质淡，苔薄白，脉弦；若为肾虚为主者，可见月经周期不定，月经量少，色淡，质稀，伴头晕耳鸣，腰膝酸楚，夜间尿频，舌质淡，苔薄白，脉沉弱。但临床多为两者兼见，属于肝肾同病。

【辨证分型】 肝郁肾虚型。

【治疗法则】

原文：治法宜舒肝之郁，即开肾之郁也。肝肾之郁既开。而经水自有一定之期矣，方用定经汤。

新解：治宜舒肝解郁、补肾调经。

【方剂名称及组成】

定经汤：菟丝子 30 克（酒炒），白芍 30 克（酒炒），当归 30 克（酒洗），大熟地 15 克（九蒸），山药 15 克（炒），白茯苓 9 克，芥穗 6 克（炒黑），柴胡 1.5 克。

水煎。服二剂而经水净，四剂而经期定矣。

【方剂分解】

原文：此方舒肝肾之气，非通经之药也，补肝肾之精，非利水之品也，肝肾之气舒而精通，肝肾之精旺而水利，不治之治，正妙于治也。

新解：此方中用菟丝子、山药补肾固精，熟地滋肾养肝，茯苓健脾和中，白芍养血敛阴，当归补血调经，柴胡、黑芥穗疏肝解郁。方中诸药皆补肝肾之精与舒肝肾之气，肝肾之气得舒，肝肾之精得补，则精气旺而冲、任之血足，经水自可调匀。

【按语】

月经不按期而至，提前或错后七天以上，且连续发病两个周期者称为“月经先后无定期”，又称为“经乱”或“月经愆期”。本病病情发展严重时可转化为崩漏或闭经。

气血不和，冲任功能紊乱，血海失调是本病发生的主要病因；脏腑功能失常（肝、脾、肾三脏），亦与本病有密切的关系。盖肝主藏血，主疏泄，司血海；脾主统摄，主运化；肾主藏精；肝肾一体，精血同源，肝郁则疏泄失司，血海失调，肾气郁则精血失养而开合失司，脾虚则血气不匀，故经血往来断续，前后无定期。

本病的治疗原则是调和气血，以疏肝固肾、健脾益气、调理冲任为主，并视其偏重何脏，或疏肝调经，或固肾调经，或健脾益气调经，使其经血调匀，应期而至。

【证因辨治及方剂歌诀】

肝郁肾虚型

经水先后无定期，病因肝郁与肾虚，
胸闷不舒腰酸痛，疏肝补肾功独奇。

定经汤

定经汤用归地芍，菟丝茯苓及山药，
柴胡芥穗疏肝气，月经无定服之好。

第四节　经水数月一行

【原文】

妇人有数月一行经[①]者，每以为常。亦无或先或后之异，亦无或多或少之殊，人莫不以为异，而不知非异也。盖无病之人，气血两不亏损耳。夫气血既不亏损，何以数月而一行经也？妇人之中，亦有天生仙骨者[②]，经水必一季一行[③]，盖以季为数，而不以月为盈虚也。真气[④]内藏，则坎中[⑤]之真阳[⑥]不损，倘加以炼形之法[⑦]，一年之内便易飞腾[⑧]，无如世人不知，见经水不应月来，误认为病，妄用药饵，本无病而治之成病，是治反不如其不治也。山闻异人之教，特为阐扬，使世人见此等行经，不必妄行治疗，万勿疑为气血之不足而轻一试也。虽然天生仙骨之妇人，世固不少，而嗜欲损夭之人[⑨]，亦复甚多，又不可不立一疗救之方以辅之。方名助仙丹：

白茯苓五钱，陈皮五钱，白术三钱（土炒），白芍三钱（酒炒），山药三钱（炒），菟丝子三钱（酒炒），杜仲一钱（炒黑），甘草一钱

河水煎服。四剂而仍如其旧，不可再服也，此方平补之中，实有妙理。健脾益肾而不滞，解郁清痰不泄，不损天然之气血，便是调经之大法，何得用他药以冀通经⑩哉！

【注释】

① 数月一行经：指妇女行经不按月来潮，但无其他兼证者，亦属正常现象。

② 天生仙骨者：系道家迷信说法，误认为人有仙骨生成者；此实指人之先天禀赋而言。

③ 经水必一季一行：指妇女每三个月而行经一次，故又称“季经”或“居经”。

④ 真气：即正气，是先天之原气与后天饮食水谷之气相结合而成。如《灵枢·刺节真邪篇》中曰：“真气者，所受于天，与谷气并而充身者也。”

⑤ 坎中：指八卦中之一，符号是☵，代表水，因肾属水，所以此指肾。

⑥ 真阳：此指肾阳，与真阴相对而言。

⑦ 烁形之法：此系道家术语，亦指习练气功而言。

⑧ 飞腾：通过练气功之后的一种气感反应。

⑨ 嗜欲损夭之人：指房事过度，精血耗损严重的人。

⑩ 以冀通经：冀，希望的意思。此指不需要使用活血通经、损伤气血的药物来治疗，而可使月经恢复正常。

【原文眉批】

曾见妇人一年一行经，身健无恙，妊娠后反月月行经，或至五月至七月经止不等，育男皆成人，咸以为异，或亦仙骨之所致乎？抑造化令人不测耶！

【译文】

曾经遇见一个妇女，每一年月经来潮一次，但身体很健康

无任何疾病。可是其妊娠之后反而每月行经一次，如此行经至五个月或七个月，所育胎儿发育正常，大家都以为这是奇怪之事，有人也认为是由于天生仙骨，即禀赋之异所致，或是令人无法解释的一种运气。

【病因病机】

原文：盖无病之人，血气两不亏损耳，夫气血既不亏损，何以数月而一行经也?

新解：本节所论“经水数月一行”实指月经后期之重症。傅氏曰：“妇人之中，亦有天生仙骨者，经水必一季一行”，这是指月经三月一行之正常现象，不属病态。凡妇女行经，每月如期一潮，乃属正常现象；但亦有二月一行者，名曰“并月”；三月一行者，名曰“居季”；甚至有一年一行者，名曰“避年”。凡此者，若无痛苦，此乃常中之变也。傅氏所言“妇人之中，亦有天生仙骨者，经水必一季一行”，此语虽属荒谬，但实指妇女有秉赋之异，“经水数月一行”，二月、三月或五月一潮不等，此由于劳倦过度伤脾，房事不节伤肾，脾肾两虚，气血不足，天癸匮乏以致冲任失养，故月经不能按期来潮。

【临床表现】

原文：妇人有数月一行经者，每以为常，亦无或先或后之异，亦无或多或少之殊。

新解：症见月经数月一行，量多或量少，色淡，质稀，倦怠乏力，气短神疲，纳呆便溏，或头晕耳鸣，腰膝酸楚，或夜间尿频，苔薄白，舌质淡，脉沉缓或沉弱。

【辨证分型】 脾肾两虚型

【治疗法则】

原文：使世人见此等行经，不必妄行治疗，万勿疑为气血不足，而轻一试也。虽然天生仙骨之妇人，世固不少，而嗜欲损夭之人，亦复甚多，又不可不立一疗救之方以辅之，方名“助仙丹”。

新解：治宜健脾益肾。

【方剂名称及组成】

助仙丹：白茯苓 15 克，陈皮 15 克，白术 9 克（土炒），白芍 9 克（酒炒），山药 9 克（炒），菟丝子 6 克（酒炒），杜仲 3 克（炒黑），甘草 3 克。

水煎。服四剂而仍如其旧，不可再服也。

【方剂分解】

原文：此方平补之中，实有妙理。健脾益肾而不滞，解郁清痰而不泄，不损天然之气血，便是调经之大法，何得用他药以冀通经哉。

新解：此方中用茯苓、陈皮、白术、山药、甘草以健脾，菟丝子、杜仲以益肾，白芍柔肝养阴，脾健则化生有源，肾强则精血由生，气血既足，血海充盈，故月经即可按期而至。

【按语】

妇人经水数月一行，多有因秉赋之差异出现此现象而不属病态者。本节所论则指兼见其他不适症状者，多见于脾肾两虚，气血不调，天癸不足，以致月经不能按时而至，故设助仙丹治之。若无痛苦，可以不用药物治疗。

【证因辨治及方剂歌诀】

脾肾两虚型

妇人数月一行经，先天生成勿病论，
嗜欲损夭人当治，健脾益肾经自通。

助仙丹

助仙丹用陈茯苓，菟丝山药芍术匀，
杜仲甘草共合方，妙法通经气血充。

第五节　年老经水复行

【原文】

妇人有年五十外，或六、七十岁，忽然行经者，或下紫血块，或如红血淋。人或谓老妇行经[1]，是还少之象，谁知是血崩之渐乎！夫妇人至七七之外，天癸已竭，又不服济阴补阳之药，如何能精满化经，一如少妇，然经不宜行而行者，乃肝不藏，脾不统之故也，非精过泄而动命门之火，即气郁甚而发龙雷之炎[2]，二火交发，而血乃奔矣[3]，有似行经而实非经也。此等之症，非大补肝脾之气与血，而血安能骤止。方用安老汤。

人参一两，黄芪一两（生用），大熟地一两（九蒸），白术五钱（土炒），当归五钱（酒洗），山萸五钱（蒸），阿胶一钱（蛤粉炒），黑芥穗一钱，甘草一钱，木耳炭一钱，香附五分（酒炒）。

水煎服。一剂减、二剂尤减，四剂全减，十剂愈。此方补益肝脾之气，气足自能生血而摄血。尤妙大补肾水，水足而肝气自舒，肝舒而脾自得养，肝藏之而脾统之，又安有泄漏者，又何虑其血崩哉！

【注释】

① 老妇行经：是指妇女在七七，四十九岁以后，天癸已竭，已到绝经期，不应该再有月经来潮，如过期经水未断或断而复来者，称为“老年经水不断”。

② 非精过泄而动命门之火，即气郁甚而发龙雷之炎：不是过度地消耗精气而致使相火妄动，就是由于气郁不舒而触发肝火旺盛。

③ 二火交发，而血乃奔矣：此指相火、肝火两者交织在一起而迫血妄行。

【原文眉批】

加贯众炭一钱，研细末，以药冲服尤妙。

【译文】

取贯众炭 3 克，研为细面，再冲入煎好的药汁中服之，效果更好。

【病因病机】

原文：妇人有年五十外，或六七十岁，忽然行经者……谁知是血崩之渐乎！夫妇人至七七之后，天癸已竭，又不服济阴补阳之药，如何能精满化经？一如少妇。然经不宜行而行者，乃肝不藏，脾不统之故也，非精过泄而动命门之火，即气郁甚而发龙雷之炎，二火交发而血乃奔矣，有似行经而实非经也。

新解：此症多由于妇人年逾五十，天癸已竭，经水已断，但由于脾气素弱，或忧思伤脾，或肝气郁结，或房事不节，因而触动肝肾之火，致使肝、脾、肾三脏功能失调，气血失和，冲任受损，故发为血崩或淋漓不断。

【临床表现】

原文：妇人有年五十外，或六七十岁，忽然行经者，或下紫血块，或如红血淋。

新解：症见妇人年老七七之后，经水不断或断而复来，量多或少，经色淡，质稀，或有紫血块，伴头晕目眩，纳少乏力，倦怠思卧，面色萎黄，口淡，便溏，舌质淡，苔薄白，脉沉弱无力。

【辨证分型】 肝郁脾虚型。

【治疗法则】

原文：此等之症，非大补肝脾之气与血，而血安能骤止，方用安老汤。

新解：治宜健脾益肾、补气养血。

【方剂名称及组成】

安老汤：人参 30 克，黄芪 30 克（生用），大熟地 30 克（九蒸），白术 15 克（土炒），当归 15 克（酒洗），山萸 15 克（蒸），阿胶 3 克（蛤粉炒），黑芥穗 3 克，甘草 3 克，香附 1.5 克（酒炒），木耳炭 3 克。

水煎。服一剂减，二剂尤减，四剂全减，十剂愈。

【方剂分解】

原文：此方补益肝脾之气，气足自能生血而摄血。尤妙大补肾水，水足而肝气自舒，肝舒而脾自得养，肝藏之而脾统之，又安有泄漏者，又何虑其血崩哉！

新解：此方中有人参、黄芪、白术、甘草健脾补气摄血，熟地、当归、阿胶、山萸滋肾补血，香附、芥穗疏肝之郁，理肝之气，木耳炭能引血归经，补气摄血。诸药共合，为大补肝脾之气血兼滋肾水之方剂，而使肝能藏血，脾能统血，气能摄血，肝肾之火即消，经可止矣。

【按语】

妇人年逾五旬以外，经水已断，而又复行，应与年老行经未断相鉴别。女子七七天癸已竭，任脉已虚，太冲脉衰少，理应经绝，然年老行经者临床屡见不鲜，此秉赋之不同，体质之所异也，勿须用药治疗。而经断复行者，是由于肝气郁结，郁久化火，肾中相火偏盛，失于蛰藏，迫血妄行；脾虚失统，气血不足，不能摄血所致。可用安老汤治之，以疏肝健脾，滋补肾水，崩漏可止矣。

临床若遇年老经水复行患者，且突然出现下血如崩如漏，下腹疼痛，应进行妇科检查，谨防妇女生殖器官有恶性病变。

【证因辨治及方剂歌诀】

肝郁脾虚型

年老停经复又行，经色紫黑似血淋，
气血不调冲任损，调和肝脾血崩停。

安老汤

年老行经安老汤，参芪地术胶萸当，
芥穗香附木耳炭，肝脾得和血崩康。

第六节 经水忽来忽断时疼时止

【原文】

妇人有经水忽来忽断，时疼时止，寒热往来①者，人以为血之凝也，谁知是肝气不舒乎！夫肝属木而藏血，最恶风寒，妇人当行经之际，腠理大开，适逢风之吹，寒之袭，则肝气为之闭塞②，而经水之道路亦随之而俱闭，由是腠理经络，各皆不宣③，而寒热之作，由是而起。其气行于阳分则生热，其气行于阴分则生寒④，然此犹感之轻者也⑤。倘外感之风寒更甚，则内应之热气益深，往往有热入血室⑥而变为如狂之症，一似遇鬼之状者。若但往来寒热，是风寒未甚，而热未深耳。治法宜补肝中之血，通其郁而散其风，则病随手而效，所谓治风先治血，血和风自灭，此其一也⑦。方用加味四物汤：

大熟地一两（九蒸），白芍五钱（酒炒），当归五钱（酒洗），白术五钱（土炒），川芎三钱（酒洗），粉丹皮三钱，元胡一钱（酒炒），甘草一钱，柴胡一钱

水煎服。此方用四物以滋脾胃之阴血⑧，用柴胡、白芍、丹皮以宣肝经之风郁，用甘草、白术、元胡以利腰脐而和腹

疼，入于表里之间，通乎经络之内，用之得宜，自奏功如响[⑨]也。

【注释】

① 寒热往来：又称“往来寒热”，即恶寒去则发热，发热去又恶寒，发热与恶寒交替发作。此多属少阳经证，也称为“半表半里证”。

② 肝气为之闭塞：指肝气郁结，气机不畅。

③ 腠理经络，各皆不宣：腠是指汗孔，理是指人体肌肤上的纹理，腠理具有调节人体内汗液排泄和体温的作用，以及防御外邪入侵。所以，腠理闭塞则经络不通。

④ 其气行于阳分则生热，其气行于阴分则生寒：此指邪气侵入人体阳经则阳气偏盛而生热；邪气侵入人体阴经则阴气偏盛而生寒。如《素问·阴阳应象大论》中曰：“阳盛则热，阴胜则寒。”

⑤ 然此犹感之轻者也：像这样的症状还算轻症呢！

⑥ 热入血室：病名，出自《伤寒论》。指妇女在经期或产后，感受外邪，邪热乘虚侵入子宫，与血相搏所出现的奇怪症状，似见鬼怪，变如狂证。

⑦ 此其一也：其目的是一致的。

⑧ 四物以滋脾胃之阴血：四物汤可以滋养肝肾之阴血，所以，此句中“脾胃”当为“肝肾”较为合适，且与前文“治法宜补肝中之血”不相矛盾。

⑨ 自奏功如响也：自然会收到立竿见影的效果。

【原文眉批】

加荆芥穗（炒黑）一钱尤妙。

【译文】

加黑芥穗 3 克，意在疏肝解郁，理血而散风。

【病因病机】

原文：妇人有经水忽来忽断，时疼时止……人以为血之凝也，谁知是肝气不舒乎！夫肝属木而藏血，最恶风寒，妇人当行经之际，腠理大开，适逢风之吹，寒之袭，则肝气为之闭塞，而经水之道路亦随之而俱闭。由是腠理经络，各皆不宣，而寒热之作，由是而起。其气行于阳分，则生热，其气行于阴分，则生寒，然此犹感之轻者也。倘外感之风寒更甚，则内应之热气益深，往往有热入血室，而变为如狂之症，一似遇鬼之状者。若但往来寒热，是风寒未甚，而热未深耳。

新解：此症多由于郁怒伤肝，肝气抑郁，肝失条达，则肝之疏泄功能失常，肝不藏血，血海失司，故经水忽来忽断；若经期感受风寒，则寒热往来；或素体血虚，胞脉失养，则少腹隐隐作痛，时疼时止。

【临床表现】

原文：妇人有经水忽来忽断，时疼时止，寒热往来者。

新解：症见月经周期紊乱，经色淡或有块，量多或少，少腹隐痛，时疼时止，寒热往来，伴头晕耳鸣，心悸不眠，胸闷不舒，或乳房及两胁胀痛，或腰酸疼痛，舌质淡，苔薄白，脉弦细。

【辨证分型】 气滞血虚型。

【治疗法则】

原文：治法宜补肝中之血，通其郁而散其风，则病随手而效。所谓治风先治血，血和风自灭，此其一也。方用加味四物汤。

新解：治宜调经养血、舒肝解郁。

【方剂名称及组成】

加味四物汤：大熟地 30 克（九蒸），白芍 15 克（酒炒），当归 15 克（酒洗），川芎 9 克（酒洗），白术 15 克（土炒），粉丹皮 9 克，元胡 3 克（酒炒），甘草 3 克，柴胡 3 克。

水煎服。

【方剂分解】

原文：此方用四物以滋脾胃之阴血，用柴胡、白芍、丹皮以宣肝经之风郁，用甘草、白术、元胡以利腰脐而和腹疼，入于表里之间，通乎经络之内，用之得宜，自奏功如响也。

新解：四物汤乃妇科调经之主方，又为和血之要方。方中加入柴胡、丹皮以通肝之郁，白术、甘草以和中，元胡止腹疼。综观此方，具有调经养血、疏肝解郁之功能，故用于治疗肝郁血虚型月经不调，经来忽断时疼时止为宜。

【按语】

本节中傅氏所谓："倘外感之风寒更甚，则内应之热气亦深，往往有热入血室，而变为如狂之症，一似遇鬼之状者。若但往来寒热，是风寒未甚，而热未深耳。"显而易见，"经水忽来忽断，时疼时止"一症，确与"热入血室"不同。《金匮要略》中曰："妇人中风，七八日续来寒热，发作有时，经水适断，此为热入血室，其血必结，故使如疟状，发作有时，小柴胡汤主之。"这里仲景先师形象地描述了"热入血室"的病因及其症状，是由于妇人适逢经期，因感寒而使邪陷血室，邪与血结相争，故出现月经中断，寒热往来，如疟状，发作有时，从"其血必结"一语可知，应该出现闭经现象。又曰："妇人伤寒发热，经水适来，昼日明了，暮则谵语，如见鬼状，此为热入血室……"此所谓"热入血室"，是指经水未闭者，乃邪热虽内陷，但未与血结，血分热盛，故暮则谵语，如见鬼状，而并未提及"经水忽来忽断"为"热入血室"之主证，只是对于"经水适来"与"经水适断"两种不同症状的分述而已。

本节所论系指肝郁血虚型月经不调，就方药而言，以药测证，所用加味四物汤，重用熟地滋腻大补之品，即为"热入血室"之不宜，此意在于补其阴血，重在四物调经耳；方中更用柴胡、白芍以柔肝解郁，盖肝血不足则无以藏血，故经水忽来忽断；肝气郁结，疏泄不利，故腹中时疼时止；肝失条达，气机失调，故往来寒热。可见此节并非讨论"热入血室"一症。

【证因辨治及方剂歌诀】

肝郁血虚型

经来忽断时疼止，缘由肝郁与血虚，
往来寒热腰膝软，调经养血解肝郁。

加味四物汤

加味四物用丹皮，柴草白术元胡宜，
肝气不舒恶风寒，血和风散经自齐。

第七节　经水未来腹先疼

【原文】

妇人有经前腹疼，数日而后经水行者，其经来多是紫黑块，人以为寒极而然也，谁知是热极而火不化乎！夫肝属木，其中有火，舒则通畅，郁则不扬①，经欲行而肝不应②，则抑拂其气而疼生③。然经满则不能内藏，而肝中之郁火焚烧，内逼经出，则其火亦因之而怒泄。其紫黑者，水火两战之象也；其成块者，火煎成形之状也。经失其为经者，正郁火内夺其权耳④。治法似宜大泄肝中之火，然泄肝之火，而不解肝之郁，则热之标可去，而热之本未除也，其何能益⑤?！方用宣郁通经汤：

白芍五钱（酒炒），当归五钱（酒洗），丹皮五钱，山栀子三钱（炒），白芥子二钱（炒研），柴胡一钱，香附一钱（酒炒），川郁金一钱（醋炒），黄芩一钱（酒炒），生甘草一钱。

水煎。连服四剂，下月断⑥不先腹疼而后行经矣。此方补肝之血，而解肝之郁，利肝之气而降肝之火，所以奏功之速。

【注释】

① 不扬：不能升举的意思。

② 经欲行而肝不应：此指月经的来潮要依靠肝的疏泄功能来完成，如果肝气郁结，肝失疏泄，冲任气机亦随之失调而不能使月经按时来潮。

③ 抑拂其气而疼生：由于肝气不舒，气血运行不畅，不通则痛，所以，肝气受到压制，就会产生疼痛。

④ 经失其为经者，正郁火内夺其权耳：正常月经的颜色应该是红色，其质应是不稠不稀，更无紫黑块。若月经的色与质失去原样，是由于肝经之郁火焚烧而形成的。

⑤ 其何能益：如此有什么好处呢？

⑥ 断：绝对的意思。

【病因病机】

原文：经水未来腹先疼，……人以为寒极而然也，谁知是热极而火不化乎！夫肝属木，其中有火，舒则通畅，郁则不扬，经欲行而肝不应，则抑拂其气而疼生。然经满则不能内藏，而肝中之郁火焚烧，内逼经出，则其火亦因之而怒泄。其紫黑者，水火两战之象也，其成块者，火煎成形之状也。经失其为经者，正郁火内夺其权耳。

新解：此症多由于情志不遂，肝郁气滞，郁久化火，气血运行不畅，血海气机不利所致。

【临床表现】

原文：妇人有经前腹疼，数日而后经水行者，其经来多是紫黑块。

新解：症见经前少腹胀痛，拒按，经量少或行而不畅，经色紫黯有块，但血块排出后则痛减，伴头晕口苦，胸胁胀满，舌质红，苔黄，脉弦或滑数。

【辨证分型】肝郁气滞型。

【治疗法则】

原文：治法似宜大泄肝中之火，然泄肝之火，而不解肝之郁，则热之标可去，而热之本未除也，其何能益？方用宣郁通经汤。

新解：治宜疏肝理气、养血滋肝。

【方剂名称及组成】

宣郁通经汤：白芍 15 克（酒炒），当归 15 克（酒洗），丹皮 15 克，山栀子 9 克（炒），白芥子 6 克（炒研），柴胡 3 克，香附 3 克（酒炒），川郁金 3 克（醋炒），黄芩 3 克（酒炒），生甘草 3 克。

水煎。连服四剂。

【方剂分解】

原文：此方补肝之血而解肝之郁，利肝之气而降肝之火，所以奏功之速。

新解：此方中用当归、白芍以补肝中之血，柴胡、香附、郁金、白芥子以解肝中之郁，利肝中之气，用丹皮、栀子、甘草、黄芩以泻肝中之火。故气舒郁解，血和火降，所以用于治疗经前腹痛奏效甚速。

【按语】

月经是妇女的一种正常生理现象，绝大多数妇女在行经时是毫无痛苦的，仅有少数妇女可在月经期或月经前后，有腰腹部不适或轻微疼痛的感觉，这是比较常见的一种生理现象，并非疾病。如果出现下腹部痉挛性疼痛，并且延及腰部或双下肢，历时数小时或数日，伴有剧烈头疼、呕吐、精神兴奋、或面色苍白、手足厥冷、冷汗淋漓等症状时，则称为痛经。

痛经可由于七情、六淫、内伤等所致，其发病可与素体之差异及经期生理环境等有密切关系。此病多因经期或经期前后受到致病因素的干扰，导致冲任气血运行不畅，胞宫经血流通受阻，发为痛经。

痛经的发病原因有虚实之分，虚者多责于肾，实者多责于肝，但痛经挟虚者多，全实者少。实证多发生在经前将行之际，虚证多发生在经后将净之时，其病机可有气滞、血瘀、寒凝、气虚、血虚、肾虚等。

现代医学将痛经分为原发性及继发性两种。

原发性痛经，可在月经初潮的数年内即出现，其发病原因尚未完全明了，可能由于先天性子宫前屈或后倾，先天性子宫颈狭窄等，致使月经血流不畅，或由于子宫发育不良，内分泌失调而引起。此外，神经系统疾患或精神因素，营养不良等亦有一定的影响。但有时可在结婚之后，或经生育后，原发性痛经，症状可以减轻或消失。

继发性痛经，指初潮时无痛经，而在行经 2～3 年后开始出现，多见于青年妇女，可由于盆腔内疾患所引起。其原因有：

（1）盆腔内炎症：如慢性输卵管炎，卵巢炎等。

（2）月经血流不畅：如子宫前屈或后倾，子宫颈瘢痕性狭窄，或者是由于子宫内膜大片脱落，经血排出子宫时流行不畅而发生疼痛。

（3）子宫内膜异位症：由于子宫内膜组织在子宫肌肉层或盆腔其他器官内生长，因而引起痛经。

（4）由于激素分泌不协调，亦可发生子宫痉挛性收缩而出现剧烈的行经腹痛。

本节所述之痛经，是由于肝气郁结，郁而化火所致。盖气随血行，气滞则血瘀而流行不畅，故经将潮而先腹痛，气郁化火则血被煎熬成紫黑块状；因火属实，故得热痛剧，腹痛剧按。治以开郁降火、疏肝止痛之宣郁通经汤，则经行通畅，可无痛经之虑矣。

【证因辨治及方剂歌诀】

肝郁气滞型

经前腹痛实证多，肝郁化火血亦热，
煎熬成块经色黑，疏肝解郁莫蹉跎。

宣郁通经汤

宣郁通经治肝郁，归芍丹皮炒栀子，
柴胡川芎及香附，甘草郁金白芥子。

第八节 行经后少腹疼痛

【原文】

妇人有少腹疼于行经之后者，人以为气血之虚也，谁知是肾气之涸[①]乎！夫经水者，乃天一之真水[②]也，满则溢而虚则闭，亦其常耳，何以虚能作疼哉？盖肾水一虚则水不能生木，而肝木必克脾土，木土相争则气必逆，故尔作疼。治法必须以舒肝气为主，而益之以补肾之味，则水足而肝气益安，肝气安而逆气自顺，又何疼痛之有哉！方用调肝汤：

山药五钱（炒），阿胶三钱（白面炒），当归三钱（酒洗），白芍三钱（酒炒），山萸肉三钱（蒸熟），巴戟一钱（盐水浸），甘草一钱

水煎服。此方平调肝气，既能转逆气，又善止郁疼。经后之症，以此方调理最佳，不特治经后腹疼之症[③]也。

【注释】

① 肾气之涸：涸（音 hé），水干之意，此指肾精衰竭。

② 天一之真水：据《系辞》中载："天一；地二；天三；地四；天五；地六；天七；地八；天九；地十；天数五，地数五，五位相得而各有合，

天数二十有五，地数三十，凡天地之数，五十有五，一六合水，二七合火……”天一数即指八卦中坎水，所以“天一之真水”实指肾精而言。

③ 不特治经后腹疼之症：此指调肝汤不仅是能够治疗经后腹痛，而且对经后所出现的多种症状，均有很好的疗效。

【原文眉批】

经前经后腹痛二方极妙，不可加减，若有别症亦宜此方为主，另加药味治之。原方不可减去一味。

【译文】

治疗经前腹痛的宣郁通经汤以及治疗经后腹痛的调肝汤，是两个极其有效的方剂，临床应用时不可以随意进行加减，即便是兼有其他症状，也必须以原方为主，可以对症加一些药味，但是，原方中绝不可减去一味药。

【病因病机】

原文：妇人有少腹疼于行经之后者，人以为气血之虚也，谁知是肾气之涸乎！夫经水者，乃天一之真水也，满则溢，而虚则闭，亦其常耳。何以虚能作疼哉？盖肾水一虚，则水不能生木，而肝木必克脾土，木土相争，则气必逆，故尔作疼。

新解：此症多由于肝肾亏损，精血暗耗，精亏血少，冲任失濡，血海空虚而导致痛经。

【临床表现】

原文：妇人有少腹疼于行经之后者。

新解：症见经后少腹隐痛，月经量少色淡，伴腰骶酸痛，头晕耳鸣，或失眠健忘，颧红潮热，舌红少苔，脉弦细。

【辨证分型】肝肾亏虚型。

【治疗法则】

原文：治法必须以舒肝气为主，而益之以补肾之味，则水足而肝气益安，肝气安而逆气自顺，又何疼痛之有哉！方用调肝汤。

新解：治宜益肾柔肝。

【方剂名称及组成】

调肝汤：山药15克（炒），阿胶9克（白面炒），当归9克（酒洗），白芍9克（酒炒），山萸肉9克（蒸熟），巴戟3克（盐水浸），甘草3克。

水煎服。

【方剂分解】

原文：此方平调肝气，既能转逆气，又善止郁疼。经后之症，此方调理最佳，不特治经后腹疼之症也。

新解：此方中用山药、山萸、巴戟以补肾中之精，阿胶滋阴以生肾水，当归以活血止痛，白芍以柔肝止痛，甘草以缓急止痛。此方补肾水即泄肝中之火，水足则肝气得安，肝气得安则脾气和，故肝肾得滋，精血充沛，冲任得养，经行适度，经痛自安。

【按语】

本节专述经后腹痛，经后腹痛多属虚证。由于肾阴不足，肝失所养，冲任失调，血海空虚而经血循行不畅；或素体虚弱，肝肾不足，因多产房劳，以致精血暗耗，精亏血少，冲任失濡，血海空虚而致痛经。

【证因辨治及方剂歌诀】

肝肾亏虚型

经后腹痛肾水亏，水不涵木肝气逆，
血海空虚少腹痛，益肾柔肝最相宜。

调肝汤

经后腹痛调肝汤，山药阿胶草萸当，
白芍巴戟共七味，疏肝止痛效非常。

第九节　经前腹痛吐血[①]

【原文】

妇人有经未行之前一二日，忽然腹疼而吐血，人以为火热之极也，谁知是肝气之逆乎！夫肝之性最急，宜顺而不宜逆，顺则气安，逆则气动。血随气为行止[②]，气安则血安，气动则血动，亦勿怪其然也[③]。或谓经逆在肾不在肝，何以随血妄行，竟至从口上出也，是肝不藏血之故乎？抑肾不纳气而然乎[④]？殊不知少阴之火[⑤]急如奔马，得肝火真冲而上，其势最捷，反经而为血，亦至便也[⑥]，正不必肝不藏血，始成吐血之症[⑦]。但此等吐血与各经之吐血有不同者，盖各经之吐血，由内伤而成，经逆而吐血，乃内溢而激之使然也。其症有绝异，而其气逆则一也[⑧]。治法似宜平肝以顺气，而不必益精以补肾矣。虽然，经逆而吐血，虽不大损夫血，而反复颠倒[⑨]，未免太伤肾气，必须于补肾之中，用顺气之法，始为得当[⑩]。方用顺经汤：

当归五钱（酒洗），大熟地五钱（九蒸），丹皮五钱，白芍二钱（酒炒），白茯苓三钱，沙参三钱，黑芥穗三钱

水煎服。一剂而吐血止，二剂而经顺，十剂不再发。此方于补肾调经之中，而用引血归经之品，是和血之法，实寓[⑪]顺气之法也。肝不逆而肾气自顺，肾气既顺，又何经逆之有哉！

【注释】

① 经前腹疼吐血：即指“经行吐衄”、“倒经”、“逆经”。

② 血随气为行止：“气为血之帅，气行血自行”，血液之所以能够在体内周流不息地运行，完全是依靠气的推动作用，因此，血的变化是随着气

的变化而发生变化。

③ 亦勿怪其然也：也不要觉得这是奇怪之事。

④ 抑肾不纳气而然乎：是压制肾纳气的原因吗？

⑤ 少阴之火：指命门之火。

⑥ 反经而为血，亦至便也：反而使经水变成向上逆行的血，也是很容易的。

⑦ 正不必肝不藏血，始成吐血之症：虽然不是直接由于肝不藏血而引起的，也能够形成吐血的症候。

⑧ 乃内溢而激之使然也，其症有绝异，而其气逆则一也：由于内在因素激发而致病，其症状和其他病证是绝对不相同的，但是气逆之病因是一样的。

⑨ 反复颠倒：指逆经反复出现，经久不愈。

⑩ 始为得当：才比较恰当。

⑪ 寓：寄居、隐含之意。

【原文眉批】

妇人年壮吐血，往往有之，不可作劳证治。若认为劳证，必至肝气愈逆，非劳反成劳矣。方加茜草一钱，怀牛膝八分，尤妙。

【译文】

年轻妇女患倒经的，屡见不鲜，但不能误认为是由于肺痨病而引起的，如果误治，必然会导致肝气郁结更甚，久而久之，虽不是痨病也能发展成为痨病。治疗“经行吐衄”，可在顺经汤中加入茜草 3 克，怀牛膝 2.4 克，效果更好。

【病因病机】

原文：经前腹痛吐血……人以为火热之极也，谁知是肝气之逆乎！夫肝之性最急，宜顺而不宜逆，顺则气安，逆则气动。血随气为行止，气安则血安，气动则血动，亦勿怪其然也。或谓经逆在肾，不在肝，何以随血妄行，竟至从口上出也，是肝不藏血之故乎？抑肾不纳气而然乎？殊不知少阴之火，急如奔马，得肝火直冲而上，其势最捷。反经而为血，亦至便也，正不必肝不藏血，始成吐血之症。

新解：此症多由于肝气郁结，郁久生热化火，经行之时气血汇聚血海，冲气偏盛，肝火随冲气上逆迫血上溢发为吐衄；或因郁怒伤肝，肝气上逆，血随气动而妄行以致吐血。

【临床表现】

原文：妇人有经未行之前一二日，忽然腹痛而吐血。

新解：症见经前或经期吐血、衄血，量多，色红，伴头晕目眩，口苦咽干，心烦易怒，两胁或乳房胀痛，少腹疼痛，月经量少，经期提前，舌质红，苔黄，脉弦滑或弦数。

【辨证分型】 肝经郁火型。

【治疗法则】

原文：治法似宜平肝以顺气，而不必益精以补肾矣。……必须于补肾之中，用顺气之法，始为得当，方用顺经汤。

新解：治宜清肝泻火、降逆止血。

【方剂名称及组成】

顺经汤：当归 15 克（酒洗），大熟地 15 克（九蒸），白芍 6 克（酒炒），丹皮 15 克，白茯苓 9 克，沙参 9 克，黑芥穗 9 克。

水煎。服一剂而吐血止，二剂而经顺，十剂不再发。

【方剂分解】

原文：此方于补肾调经之中，而用引血归经之品，是和血之法实寓顺气之法也。肝不逆而肾气自顺，肾气既顺，又何逆经之有哉？

新解：此方即四物汤减去川芎，再加沙参、丹皮、茯苓、芥穗而成。方虽补肾之气，而意在顺肾之气，顺肾气即平肝气，况丹皮清热凉血泻火，沙参益阴润肺，茯苓渗湿宁心，黑芥穗舒肝顺气，且入血分以引血归经。综观此方，具有舒肝顺气、降逆泻火、凉血止血之功效，故用于治疗行经吐衄有效。方中若加凉血止血之茜草，引血下行之牛膝，则疗效更为显著。

【按语】

在行经前一二天，或正值行经期，偶见于经后，出现周期性鼻衄或吐血者，称为“经行吐衄”；又因为其发病与月经周期有关，且月经量相应地减少或发生闭经，所以又称“倒经”或“逆经”。本病临床屡见不鲜。

血热气逆是发生“经行吐衄”的主要原因，临床最常见为肝经郁火、阴虚肺燥、胃火炽盛等所致。本病初期多为实证，经久不愈则可伤阴耗气，出现虚象，或虚实错杂之证候。

本节所论之“经行吐衄”，系由肝经郁火所致，以药测证，从傅氏所创顺经汤来剖析，其中所用归、芍、熟地、沙参等，均是滋阴养血之品，辅以清热凉血之辈，乃是为虚实错杂证而设。本方具有平肝顺气、补肾养血之功效，气行血行，血随气行，火不炎上，引血归经；气顺则血顺，血顺则经顺，肾水足则火降，火降则逆降，逆降则吐衄自止，正如傅氏所云：“又何经逆之有哉?”

【证因辨治及方剂歌诀】

肝经郁火型

经前吐衄名倒经，肝气上逆血妄行，
性情急躁兼腹痛，平肝降逆经自顺。

顺经汤

顺经四物去川芎，芥穗丹皮沙茯苓，
或加茜草怀牛膝，顺气降逆不倒经。

第十节　经水将来脐下先疼痛

【原文】

妇人有经水将来三五日前，而脐下作疼，状如刀刺者，或寒热交作，所下如黑豆汁，人莫不以为血热之极，谁知是下焦寒湿相争之故乎！夫寒湿乃邪气也，妇人有冲任之脉，居于下焦，冲为血海，任主胞胎，为血室，均喜正气相通，最恶邪气相犯。经水由二经①而外出，而寒湿满，二经而内乱，两相争而作疼痛②，邪愈盛而正气日衰，寒气生浊，而下如豆汁之黑者，见北方寒水之象也③。治法利其湿而温其寒，使冲任无邪气之乱，脐下自无疼痛之疚④矣。方用温脐化湿汤：

白术一两（土炒），白茯苓三钱，山药五钱（炒），扁豆三钱（炒，捣），巴戟肉五钱（盐水浸），白果十枚捣碎，建莲子三十枚（不去心）

水煎服。然必须经未来前十日服之。四剂而邪气去，经水调，兼可种子⑤。此方君白术，以利腰脐之气；用巴戟、白果以通任脉；扁豆、山药、莲子以正冲脉，所以寒湿扫除而经水自调，可受妊矣。倘疑腹疼为热疾，妄用寒凉，则冲任虚冷，血海变为冰海，血室反成冰室，无论难于生育⑥，而疼痛之止，又安有日哉⑦！

【注释】

① 二经：此指冲、任二脉。

② 两相争而作疼痛：指寒湿之邪居于下焦与冲任之血相搏，致使气血运行受阻而发生疼痛。

③ 北方寒水之象：根据八卦中万物类象，坎之天时为水，天象为寒，

方位为北方，五色为黑色。傅氏在文中仅此一语，即将“痛经”的病因、症状描述得惟妙惟肖。

④ 疚：长时间生病引起的痛苦。

⑤ 种子：（种音 zhòng）即令人生育子女，或易受精而成孕。

⑥ 无论难于生育：不用说也很难怀孕。

⑦ 又安有日哉：怎么会有停止的一天呢？

【原文眉批】

冲任之气宜通不宜降，故化湿不用苍术、薏仁。余宜类参。

【译文】

下焦寒湿之邪气，适宜用通法治疗，而不宜用降法治疗，因为通者能逐湿寒于外，而降者不如通者效捷，故可不用降法。

苍术苦辛，性温，燥湿健脾；薏仁甘淡，微寒，化湿健脾。降者化湿药也，通者利湿药也，上二药皆为化湿之药，只能降湿而不能利湿，故此不宜选用，如治疗其他类似疾病时，可参照此法。

【病因病机】

原文：经水将来脐下先疼痛……谁知是下焦寒湿相争之故乎！夫寒湿乃邪气也，妇人有冲任之脉，居于下焦，冲为血海，任主胞胎为血室，均喜正气相通，最恶邪气相犯。经水由二经而外出，而寒湿满二经而内乱，两相争而作疼痛，邪愈盛而正气日衰，寒气生浊，而下如豆汁之黑者，见北方寒水之象也。

新解：此症多由于经期淋雨，涉水感寒，或久居湿地，或经水临行时误食生冷，使寒湿之邪凝聚胞中，经血为寒湿所凝运行不畅所致。

【临床表现】

原文：妇人有经水将来三五日前，而脐下作疼，状如刀刺者，或寒热交作，所下如黑豆汁。

新解：症见经前或经期小腹冷痛，得热则痛减，经量少，色黯红或如黑豆汁，有瘀块，肢体畏寒，手足欠温，便溏，舌边紫，苔白润或腻，脉沉紧或弦或滑。

【辨证分型】寒湿凝滞型。

【治疗法则】

原文：治法利其湿而温其寒，使冲任无邪气之乱，脐下自无疼痛之疚矣，方用温脐化湿汤。

新解：治宜散寒除湿、温经止痛。

【方剂名称及组成】

温脐化湿汤：白术30克（土炒），白茯苓9克，山药15克（炒），巴戟肉15克（盐水浸），扁豆9克（炒捣），白果10枚（捣碎），建莲子30粒（不去心）。

水煎服。然必须于经未来前十日服之，四剂而邪气去，经水调，兼可种子。

【方剂分解】

原文：此方君白术，以利腰脐之气，用巴戟、白果以通任脉，扁豆、山药、莲子以卫冲脉，所以寒湿扫除，而经水自调，可受妊矣。

新解：此方中用白术除湿为君，茯苓以渗湿，巴戟、白果以通任脉之气，扁豆、山药、莲子以卫冲脉，更兼利湿。诸药合方，寒湿可除，血凝自化，经水自调，少腹自无疼痛之状。

【按语】

本节所述“经前腹痛”，乃因寒湿凝滞所致，前篇“经水未来腹先痛”，乃因肝中郁火所致。虽皆为“经前腹痛”，但一为寒因，一为热因，临床不可不辨。前已详述，兹不重赘。

【证因辨治及方剂歌诀】

寒湿凝滞型

经水将来脐下痛，下焦寒湿两相争，
寒热交作经色黑，温经化湿痛可平。

温脐化湿汤

温脐化湿白术君，山药扁豆白茯苓，
巴戟白果建莲子，调经种子效堪珍。

第十一节 经水过多

【原文】

妇人有经水过多[①]，行后复行[②]，面色萎黄，身体倦怠，而困乏愈甚者，人以为血热有余之故，谁知是血虚而不归经乎！夫血旺始[③]经多，血虚当经缩[④]，今曰血虚而反经多，是何言与[⑤]？殊不知[⑥]血归于经，虽旺而经亦不多，血不归经，虽衰而经亦不少。世之人见经水过多，谓是血之旺也，此治之所以多错耳。倘经多果是血旺，自是健壮之体，须当一行即止，精力如常，何至一行后而再行，而困乏无力耶！惟经多是血之虚，故再行而不胜其困乏[⑦]，血损精散，骨中髓空，所以不能色华于面[⑧]也。治法宜大补血而引之归经，又安[⑨]有行后复行之病哉！方用加减四物汤：

大熟地一两（九煎），白芍三钱（酒炒），当归五钱（酒洗），川芎二钱（酒洗），白术五钱（土炒），黑芥穗三钱，山萸三钱（蒸），续断一钱，甘草一钱

水煎服。四剂而血归经矣。十剂之后，加人参三钱，再服十剂，下月行经，适可而止[⑩]矣。夫四物汤乃补血之神品，加

白术、荆芥，补中有利：加山萸、续断，止中有行；加甘草以调和诸品，使之各得其宜[11]，所以血足而归经，归经而血自静矣。

【注释】

① 月经过多：经血较常量明显增多者，称为“月经过多”，又称“经水过多”。

② 行后复行：指经行之后间隔数日复又来潮的现象。

③ 始：当才字解。

④ 经缩：指经量减少。

⑤ 是何言与：与，文言助词，该句的意思是：这是什么道理呢？

⑥ 殊不知：竟然不知道或竟然没有想到。

⑦ 再行而不胜其困乏：素体血虚而又经水过多，行后而复行，以致机体失于濡养而表现出精神萎靡不振的样子。

⑧ 不能色华于面：由于血虚而面无血色。

⑨ 安：疑问词，哪里、怎么的意思。

⑩ 适可而止：达到一定程度就可以停止了。

⑪ 使之各得其宜：让它们分别发挥其有效功能。

【原文眉批】

荆芥穗炭能引血归经。方妙极，不可轻易加减。

【译文】

荆芥穗炒炭，有很好的止血效果。加减四物汤以补血为主，再加荆芥穗炭不但止血，且能引血归经，正如傅氏所谓，“血足而归经，归经而血自静矣”，所以说“方妙极”也，临床绝不可以轻易加减。

【病因病机】

原文：经水过多，……谁知是血虚而不归经乎！夫血旺始经多，血虚当经缩。今曰血虚而反经多，是何言与？殊不知血归于经，虽旺而经亦不多，血不归经，虽衰而经亦不少。……

惟经多是血之虚，故再行而不胜其困乏，血损精散，骨中髓空，所以不能色华于面也。

新解：此症多由于思虑过度，或因饥饱劳倦而伤脾，脾虚则不能统血，致使营血外溢而妄行；脾虚则健运失司，化生之源不足，故气血亦虚；脾病及肾，或劳伤冲任，故“血损精散，骨中髓空”。临床多见于功能性子宫出血而日久不愈之患者。

【临床表现】

原文：妇人有经水过多，行后复行，面色萎黄，身体倦怠而困乏愈甚者。

新解：症见月经过多，色淡质稀或正常，伴面色萎黄，倦怠思卧，肢软无力，气短懒言，心悸自汗，食欲不振，腹胀便溏，小腹空坠，舌质淡，苔薄白，脉细弱。若久病不愈可出现腰部冷痛、小腹不温等。

【辨证分型】 血虚型。

【治疗法则】

原文：治法宜大补血而引之归经，又安有行后复行之病哉！方用加减四物汤。

新解：治以补血固摄、健脾益肾。

【方剂名称及组成】

加减四物汤：大熟地 30 克（九蒸），白芍 9 克（酒炒），当归 15 克（酒洗），川芎 6 克（酒洗），白术 15 克（土炒），黑芥穗 9 克，山萸 9 克（蒸），续断 3 克，甘草 3 克。

水煎。服四剂而血归经矣；十剂之后，加人参 9 克，再服十剂，下月行经，适可而止矣。

【方剂分解】

原文：夫四物汤乃补血之神品，加白术、荆芥补中有利，加山萸、续断止中有行，加甘草以调和诸品，使之各得其宜，所以血足而归经，归经而血自静矣。

新解：此方中四物汤补血调经为主，加白术以补脾，续断、山萸以益肾，黑芥穗以引血归经，甘草以和中，故血足而归经，则血不妄行，亦无经后复行，经水过多之患矣。

【按语】

“经水过多”系指经量增多，经期延长，又称“月经过多”，本病多伴有月经周期的异常改变，尤以先期最为多见。傅氏所言“妇人有经水过多，行后复行”，即指此症而言，但须与“月经延长”和“崩漏”相鉴别。

本病多由于气虚、血虚、血热而致。从本节所述“面色萎黄、身体倦怠”之症状而知乃由气血两虚所因，“面色萎黄”乃血虚之貌，“身体倦怠”乃气虚之症；但从加减四物汤推测，该方乃专为血虚而设。本篇自始至终未提及气虚二字，仅言“十剂之后，加人参三钱”，充分说明傅氏遣方用药胸有成竹，且文笔精妙，虽不直言气虚，而实顾及气虚。盖气虚则不能摄血，脾虚则不能统血，且经水过多，行后复行，气随血耗，故虚损益甚。所加人参者，意在气足即能摄血，脾健则能统血，故“经水过多”岂有不愈之理哉？

至于所言“加减四物汤”而非寓“加减”之意者，可能是传抄之误，应为“加味”较妥。有人认为既然所言“加减”者，理应减去川芎为宜。然四物汤原方中所以用川芎者，意在“行血中之气”，重在调补。今月经过多，乃因血虚所致，故治宜补血为先，不在于行止血之法。而傅氏不受“欲其止血则去川芎”之限，方中并不减去川芎，正所谓“止中有行”之理，其意义深刻，堪称妙法。

【证因辨治及方剂歌诀】

血虚型

经水过多血虚因，脾不统血不归经，
面色萎黄经色淡，补血固摄血自宁。

加减四物汤

加减四物治血虚，白术芥穗及山萸，
续断甘草皆加味，经水过多服之宜。

第十二节 经前泄水[①]

【原文】

妇人有经未来之前，泄水三日，而后行经者，人以为血旺之故，谁知是脾气之虚乎！夫脾统血，脾虚则不能摄血矣；且脾属湿土，脾虚则土不实[②]，土不实而湿更甚[③]，所以经水将动[④]，而脾先不固；脾经所统之血，欲流注于血海，而湿气乘之，所以先泄水而后行经也。调经之法，不在先治[⑤]其水，而在先治其血；抑[⑥]不在先治其血，而在先补其气。盖气旺而血自能生[⑦]，抑[⑧]气旺而湿自能除，且气旺而经自能调矣。方用健固汤：

人参五钱，白茯苓三钱，白术一两（土炒），巴戟五钱（盐水浸），薏苡仁三钱（炒）

水煎。连服十剂，经前不泄水矣。此方补脾气以固脾血，则血摄于气之中，脾气日盛，自能运化其湿，湿即化为乌有[⑨]，自然经水调和，又何至经前泄水哉！

【注释】

① 经前泄水：即指经前泄泻，以水样大便为著。

② 脾虚则土不实：脾虚则运化水湿之功能减退。

③ 土不实而湿更甚：脾虚而运化水湿之功能减退，即可引起水湿的泛滥。

④ 经水将动：指月经将要来潮之时。

⑤ 治：此应为止，即不可一见泄泻而盲目采用固涩之法。

⑥ 抑：表示选择，义同“还是”。

⑦ 血自能生：“生”应为“固”，傅氏曰：“方用健固汤……此方补脾气以固脾血”，方名既然是健固汤，乃气旺固血之意，非“气旺而血自能生”也。

⑧ 抑：表示转折，义同“可是”。

⑨ 乌有：乌，文言疑问词，哪、何之意。“乌有”的意思是哪里会有呢？

【原文眉批】

与胖人不孕参看，自得立方之妙。

【译文】

“肥胖不孕”多是由于脾虚湿盛所引起，其与本节“经前泄水”之病因基本相似。由此可以推测，凡经前泄水的患者以形体肥胖较为多见，且多有不孕，所以，将二病的治法互相参照，自然会出现满意的疗效。

【病因病机】

原文：经前泄水，……谁知是脾气之虚乎！夫脾统血，脾虚则不能摄血矣。且脾属湿土，脾虚则土不实，土不实而湿更甚，所以经水将动，而脾先不固，脾经所统之血，欲流注于血海，而湿气乘之，所以先泄水而后行经也。

新解：此症多由于脾气虚弱，运化无力，血海被湿邪所乘，欲行经而不能，逼湿气渗入肠间，故行经前泄泻如水状。

【临床表现】

原文：妇人有经未来之前，泄水三日，而后行经者。

新解：症见经前或经期泄泻，日泻二三次，便如水样，完谷不化，月经量少，质稀色淡，伴倦怠嗜卧，四肢乏力，胸腹胀满，纳呆，下肢浮肿，舌质淡，苔白腻或白润，脉缓弱或濡。

【辨证分型】 脾虚湿盛型。

【治疗法则】

原文：调经之法不在先治其水，而在先治其血；抑不在先治其血，而在先补其气。盖气旺而血自能生，抑气旺而湿自能除，且气旺而经自能调矣。方用健固汤。

新解：治宜健脾益气、除湿止泻。

【方剂名称及组成】

健固汤：人参 15 克，白茯苓 9 克，白术 30 克（土炒），巴戟 15 克（盐水浸），薏苡仁 9 克（炒）。

水煎。连服十剂，经前不泄水矣。

【方剂分解】

原文：此方补脾气以固脾血，则血摄于气之中。脾气日盛，自能运化其湿，湿既化为乌有，自然经水调和，又何至经前泄水哉！

新解：此方中重用人参、白术以健脾益气，茯苓、苡仁以健脾除湿，巴戟以补肾火而温其脾土。诸药合用，具有健脾益气、除湿之功效，故用于脾气虚弱所致之经行泄泻有效。

【按语】

古医籍中并无“月经前后诸证”之病名，但根据所出现的不同症状，有“经行泄泻”、“经前便血”、“经行头痛”、“经行发热”、“经行浮肿”等散见于各书。

“月经前后诸证”是指患者每于经前数日或经期规律性地出现一些症状，有时可单独出现，有时可以同时出现数个症状，故又称“经前期紧张综合征”，一般以经前 2～7 天最为明显，经后即逐渐消失。本病多由于脏腑功能失调而引起，病因有肝郁、血虚、阴虚、脾虚、肾虚等。现代医学认为本病与卵巢功能失调有关。

经前泄水系指“经行泄泻”一症，它与月经周期有密切关系，故属“月经前后诸证”范畴。本病多由于脾虚湿盛而致，故用健固汤治之有效；若久病不愈，脾虚及肾，肾虚阳衰，则出现腰酸膝软、肠鸣作泄等，治以健固汤合四神丸；若脾虚日久，土虚木乘，可出现腹痛不适、痛后作泻等，治以健固汤合痛泻要方；若脾肾阳虚，真火不足，不能温煦脾阳，可出现腹中冷痛、畏寒肢冷、泻下清水、完谷不化等，治以健固汤合附子理中丸。

【证因辨治及方剂歌诀】

脾虚湿盛型

脾虚湿盛扰血海，经前泄水无血来，
身体倦怠纳食少，补气健脾湿自衰。

健固汤

健固人参用五钱，白术一两苓三钱，
薏米三钱巴戟五，经前泄水十剂安。

第十三节　经前大便下血[①]

【原文】

妇人有行经之前一日，大便先出血者，人以为血崩之症，谁知是经流于大肠乎！夫大肠与行经之路，各有分别，何以能入乎其中，不知胞胎之系[②]，上通心而下通肾，心肾不交[③]，则胞胎之血，两无所归，而心肾二经之气，不来照摄[④]，听其自便，所以血不走小肠而走大肠[⑤]也。治法若单止大肠之血，则愈止而愈多；若击动三焦之气[⑥]，则更拂乱[⑦]而不可止。盖经水之妄行，原因心肾之不交；今不使水火之既济，而徒[⑧]治其胞胎，则胞胎之气无所归，而血安有归经之日；故必大补其心与肾，使心肾之气交，而胞胎之气自不散，则大肠之血自不妄行，而经自顺矣。方用顺经两安汤：

当归五钱（酒洗），白芍五钱（酒炒），大熟地五钱（九蒸），山萸肉二钱（蒸），人参三钱，白术五钱（土炒），麦冬五钱（去心），黑芥穗二钱，巴戟肉一钱（盐水浸），升麻四分

水煎服。二剂大肠血止，而经从前阴出矣，三剂轻止，而兼可受妊矣。此方乃大补心肝肾三经之药，全不去顾胞胎，而胞胎有所归者，以心肾之气交也。盖心肾虚则其气两分；心肾足则其气两合，心与肾不离，而胞胎之气听命于二经之摄，又安有妄动之形哉！然则[⑨]心肾不交，补心肾可也，又何兼补夫肝木耶？不知肝乃肾之子心之母也，补肝则肝气往来于心肾之间，自然上引心而下入于肾，下引肾而上入于心，不啻介绍之助[⑩]也，此使心肾相交之一大法门，不特调经而然也[⑪]，学者其深思诸[⑫]。

【注释】

① 经前大便下血：每逢经前一、二日大便下血，行经时经血减少，又称为“错经”。

② 胞胎之系：即指胞脉。如《素问·评热病论》中曰：“胞脉者属心而络于胞中”，《素问·奇病论》中曰：“胞络者系于肾”，所以傅氏曰：“……胞胎之系，上通心而下通肾”。

③ 心肾不交：在正常情况下，心肾之间是相互依存而又相互制约的，有阴阳相济、上下相交的关系。心阳在上，肾阴在下，心阳必赖于肾阴的上济，亦受肾阴的制约，不致上亢，才能下交于肾；而肾阴又必赖于心阳的下降，才使阴精得化，而上济于心。心肾之间，如此上下相济以维持心和肾的正常生理活动，此即为“心肾相交”；如果心或肾任何一方发生异常，破坏了

心和肾的正常生理活动，就会出现病态反应，被称为“心肾不交”。

④ 不来照摄：不能互相照应。

⑤ 血不走小肠而走大肠：此指血不归经而溢于大肠。

⑥ 三焦之气：三焦属六腑之一，它的生理功能是主持诸气，总司人体气化，所以是诸气出入的通路，人体营养物质之化生及水液代谢都是通过三焦的气化作用来完成的。此文“经前大便下血”一证，如果扰及三焦之气，则症状更加严重。

⑦ 拂乱：轻微地被搅乱。

⑧ 徒：仅仅之意。

⑨ 然则：文言连词。那么之意，此文中具有既然如此之含意。

⑩ 不啻介绍之助：不啻（不止、不只、不但、不仅）之意。此文中指肝的功能不只是介入心肾之间，而且有促进心肾相交之作用。

⑪ 不特调经而然也：不只是治疗月经不调时才使用此种方法。

⑫ 学者其深思诸：学者从这个深奥的道理中，可以联想到其他多种疾病的治疗法则。

【原文眉批】

若大便下血过多，精神短少，人愈消瘦，必系肝气不舒，久郁伤脾，脾伤不能统血，又当分别治之。方用补血汤：嫩黄芪二两（生熟各半），归身四钱（酒洗，炒黑），杭芍炭二钱，焦白术五钱（土炒），杜仲二钱（炒断丝），荆芥炭二钱，姜炭二钱，引用贯仲炭一钱冲入服之，四剂必获愈。愈后减半再服二剂。经入大肠必当行经之际而大便下血也，初病血虽错行精神必照常，若脾不统血精神即不能照常矣。用者辨之。

【译文】

在行经之前如果大便出血而量多者，必然会出现精神倦怠，身体一天比一天消瘦，这是由于肝气郁结，若肝气郁结日久，则会引起脾虚而失去统血之功能，此必须与本节所述由于心肾不交引起的“经期便血”相区别。方剂用补血汤：嫩黄芪 60 克（生熟各半），当归身 12 克（酒洗，炒黑），杭白芍炭 6 克，生姜炭6克，贯仲炭3克为引，冲服。服四剂即可获痊愈；但痊愈之后应将各药味减为半量再服二剂，以资巩固。行经之前经血流入于大肠而大便出血，故病之初期虽然大便下血，但精神状态仍然很好；若是由于脾不统血所致大便下血，因为脾气虚弱，所以会出现精神倦怠的症状。临床必须详细分辨。

【病因病机】

原文：经前大便下血，……心肾不交，则胞胎之血，两无所归，而心肾二经之气，不来照摄，听其自便，所以血不走小肠而走大肠也。

新解：此症多由于气阴两虚，心肾不交，冲脉失养，胞宫之气无所依，血无所归，溢于大肠而致。

【临床表现】

原文：妇人有行经之前一日，大便先出血者。

新解：症见经前一二日大便下血，行经量少色淡，伴心悸失眠，头晕耳鸣，腰膝酸软，气短乏力，舌红少苔，脉细数。

【辨证分型】 气阴两虚、心肾不交型。

【治疗法则】

原文：必大补其心与肾，使心肾之气交，而胞胎之气自不散，则大肠之血自不妄行，而经自顺矣，方用顺经两安汤。

新解：治宜滋补心肾、益气养血。

【方剂名称及组成】

顺经两安汤：当归15克（酒洗），白芍15克（酒炒），大熟地15克（九蒸），山萸肉6克（蒸），人参9克，白术15克（土炒），麦冬15克（去心），黑芥穗6克，巴戟肉3克（盐水浸），升麻1.2克

水煎。服二剂大肠血止，而经从前阴出矣；三剂经止，而兼可受妊矣。

【方剂分解】

原文：此方乃大补心肝肾三经之药，全不去顾胞胎，而胞胎有所归者，以心肾之气交也。

新解：此方中用当归以补心、养血、调经，白芍、白术以补肝扶脾，肝脾之气足，则能上引心气而下入于肾，下引肾气而上归于心，熟地、山萸、巴戟皆为补肾之品，助人参大补元气之力，升麻、麦冬以交通心肾之气，黑芥穗以引血归经。如此心、肝、肾三经之气既足，则心肾之气相交，胞胎之气可摄血归经，则经血自能顺其道而行矣。

【按语】

“经行便血”又称为“错经”，据傅氏所云，乃由心肾不足引起心肾不交而致。若肾阴虚，肾水不足，不能上济于心，则心阴虚，心火偏亢；若心血久虚，心阴不足，不能下滋于肾，则肾阴亦亏，此时心肾之间失去互相依存、互相制约的关系，于是阴虚与虚火偏亢的症状可以同时出现，妇人之血海也可能会受到心肾的影响，则胞宫之气无所依，血无所归而溢于大肠，乃致“经行便血”。

“经行便血”有因气虚亦有因大肠伏热所致者，若便血日久，亦可以出现血虚之象，临床宜详辨之。傅氏顺经两安汤适用于气阴两虚、不能摄血之经行便血证，如果大肠伏热者则非所宜。

【证因辨治及方剂歌诀】

气阴两虚型

经前便血名错经，心肾不交扰胞宫，
血无所归入大肠，顺经必须补心肾。

顺经两安汤

顺经两安用当归，白芍熟地参术萸，
麦冬巴戟黑芥穗，升麻少许善提气。

第十四节 年未老经水断

【原文】

经云："女子七七而天癸绝"，有年未至七七而经水先断者，人以为血枯经闭[①]也，谁知是心、肝、脾之气郁乎！使其血枯，安能久延于人世[②]？医见其经水不行，妄谓[③]之血枯耳，其实非血之枯，乃经之闭也。且经原非血也，乃天一之水[④]，出自肾中，是至阴之精，而有至阳之气[⑤]，故其色赤红似血，而实非血，所以谓之天癸[⑥]。世人以经为血，此千古之误，牢不可破，倘果是血，何不名之曰血水，而曰经水乎！古昔圣贤创呼经水之名者，原以水出于肾，乃癸干之化[⑦]，故以名之。无如世人沿袭而不深思其旨[⑧]，皆以血视之。然则经水早断，似乎肾水衰涸。吾以为心、肝、脾气之郁者，盖以肾水之生，原不由于心、肝、脾、而肾水之化，实有关于心、肝、脾。使水位之下无土气以承之[⑨]，则水滥灭火，肾气不能化；火位之下无水气以承之[⑩]，则火炎烁金，肾气无所生；木位之下无金气以承之[⑪]，则木妄破土，肾气无以成。倘心、肝、脾有一经之郁，则其气不能入于肾中，肾之气即郁而不宣矣。况心、肝、脾俱郁，即肾气真足而无亏[⑫]，尚有茹而难吐之势[⑬]，矧[⑭]肾气本虚，又何能盈满而化经水外泄耶！经曰："亢则害"[⑮]，此之谓也。此经之所以闭塞有似乎血枯，而实非血枯耳。治法必须散心、肝、脾之郁，而大补其肾水，仍大补其心、肝、脾之气，则精溢而经水自通矣。方用益经汤：

大熟地一两（九蒸），白术一两（土炒），山药五钱（炒），当归五钱（酒洗），白芍三钱（酒炒），生枣仁三钱（捣碎），丹

皮二钱，沙参三钱，柴胡一钱，杜仲一钱（炒黑），人参二钱

水煎。连服八剂而经通矣，服三十剂而经不再闭，兼可受孕。此方心、肝、脾、肾四经同治药也。妙在补益通之，散以开之。倘徒补则郁不开而生火，徒散则气益衰而耗精。设[16]或用攻坚之剂，辛热之品，则非徒无益，而又害之矣。

【注释】

① 血枯经闭：由于阴精内耗，冲任空虚，日久血枯而无经水来潮。如《素问·腹中论篇》中曰："病名血枯，此得少年之时，有所大脱血，若醉入房中，气竭肝伤，故月事衰少不来也。"

② 安能久延于人世：怎能够长久地继续活下去呢？

③ 妄谓：毫无事实且没有根据地说。

④ 天一之水：见"行经后少腹疼"一节中"注释"。

⑤ 是至阴之精，而有至阳之气："至阴之精"是指肾所藏之精，如《素问·水热穴论篇》中曰："肾者，至阴也；至阴者，盛水也……，地气上者属于肾，而生水液也，故曰至阴。""至阳"位于上，可主人一身之阳气，即所谓"卫气"是也，如《素问·著至教论篇》中曰："三阳者，至阳也"。此文中之"至阳"即指肾中之真火也，又称"命门之火"或"肾阳"，是人体生命之本和维持生命的要素，也是机体产生阳热的发源地。

⑥ 天癸：天癸之名，源出于《内经》。"天癸"是受藏于肾的真精，具有促进生长发育、调节月经、孕育的作用。肾为先天之本，脾胃为后天之本，天癸的形成，一方面来自先天，另一方面是靠后天水谷之精气滋养而逐渐充盛，所以天癸与肾的关系甚为密切，由此可见肾为天癸之源。因为肾属水，应北方之癸水，故名曰："天癸"。"天癸"不是单纯地指妇女月经或男子的精液而言，"女子二七而天癸至，月事以时下，男子二八天癸至，精气溢泄"，只是天癸已至的象征。

⑦ 乃癸干之化："癸干"即指天干的第十位，属水。此指经水是由于肾水所化生。

⑧ 无如世人沿袭而不深思其旨：世上有许多人都沿着老路子去走，则只能看到事物的表面现象，而没有认识到它的内在实质，也不追求新的开发，更不客观地去理解其中的深刻意义。

⑨ 水位之下无土气以承之：此以五行相生、相克、相乘、相侮之理论来说明五脏之间相互依存、相互制约的关系，如肾水没有脾土来承制，水无制则泛滥而克火，则肾气不能制化。

⑩ 火位之下无水气以承之：同⑨。

⑪ 木位之下无金气以承之：同⑨。

⑫ 肾气真足而无亏：肾中的真元尚足，还没到亏损的地步。

⑬ 尚有茹而难吐之势：茹，吃的意思，此比喻还会发生只能受纳而不能排泄的情况。

⑭ 矧：（音 shěn），文言连词，况且的意思。

⑮ 亢则害：亢，是强盛的意思，按阴阳五行学说理论，亢极则乘，强则袭弱，强弱相残，故凡有偏盛，必有偏衰。如张介宾曰："造化之机，不可无生，亦不可无制，无生则发育无由，无制则亢而为害，必须生中有制，制中有生，才能运化不息，相反相成。"

⑯ 设：假如，如果的意思。

【原文眉批】

善医者，只用眼前纯和之品，而大病尽除；不善医者，立异矜奇，不惟无效，反致百病丛生。凡用药杂乱，假金石为上品者，戒之！戒之！

【译文】

高明的医生治病时多使用目前常用的药品，就能够治好大病；而医技不高又骄傲的医生，治病时辨证用药不当，不但没有疗效，反而会出现不良的反应。凡是杂乱用药，多用金石之类，并认为是特效药的错误做法，必须予以改正。

【病因病机】

原文：有年未至七七而经水先断者，人以为血枯经闭也，谁知是心肝脾之气郁乎！……且经原非血也，乃天一之水，出自肾中，……然则经水早断，似乎肾水衰涸，吾以为心肝脾气之郁者，盖以肾水之生，原不由心肝脾，而肾水之化，实有关于心肝脾。……倘心肝脾有一经之郁，则其气不能入于肾中，肾之气即郁而不宣矣，况心肝脾俱郁，……又何能盈满而化经水外泄耶！……此经之所以闭塞，有似乎血枯，而实非血枯耳。

新解：此症多由于早婚房劳多产，或屡孕屡堕，或久病失养，或劳极虚损，以致肾精亏虚，无精化血，精血匮乏，冲任失养，血海不盈，月经无源所致；或因情志失调，肝气郁结，心气不开，气机失调，血滞不行；忧思伤脾，脾虚失运，无以化生，不能化气血以充盈血海而致经闭不行。

【临床表现】

原文：经云：'女子七七而天癸绝'。有年未至七七而经水先断者。

新解：症见月经由量渐少、周期不定而至经闭，伴见腰膝酸软，头晕耳鸣，失眠健忘，心悸怔忡，或少腹胀痛，胸胁胀满，食少便溏，心烦易怒，舌质淡，苔薄白，脉沉弱或沉弦。

【辨证分型】 肝郁肾虚型。

【治疗法则】

原文：治法必须散心肝脾之郁，而大补其肾水，仍大补其心肝脾之气，则精溢而经水自通矣，方用益经汤。

新解：治宜滋肾益精解郁。

【方剂名称及组成】

益经汤：大熟地 30 克（九蒸），白术 30 克（土炒），山药 15 克（炒），当归 15 克（酒洗），白芍 9 克（酒炒），生枣仁 9 克（捣碎），丹皮 6 克，沙参 9 克，柴胡 3 克，杜仲 3 克（炒黑），人参 6 克。

水煎。连服八剂而经通矣；服三十剂而经不再闭，兼可受孕。

【方剂分解】

原文：此方心、肝、脾、肾四经同治药也，妙在补以通之，散以开之。倘徒补则郁不开而生火，徒散则气益衰而耗精。设或用攻坚之剂，辛热之品，则非徒无益，而又害之矣。

新解：此方中用当归、枣仁以补心宁心，白芍以柔肝敛阴，白术、山药健脾益肾以养冲任，熟地、杜仲滋肾以壮肾中之水，人参以补气，沙参以滋阴，丹皮以泄火，柴胡以散心、肝、脾三经之郁。诸药合方，即为大补心、肝、脾之气，散心、肝、脾之郁，滋补肾水之剂。故傅氏云："妙在补以通之，散以开之，倘徒补则郁不开而生火，徒散则气益衰而耗精。"

【按语】

闭经是妇科临床常见病、多发病。轻者有碍健康，重者可影响生育。一般月经的初潮年龄在十四岁左右，如果年逾十八岁尚未行经，或行经后而又连续停闭达三个月以上者均称为闭经。前者称"原发性闭经"，后者称"继发性闭经"。

妊娠期、哺乳期暂时出现的停经，经绝期的绝经，均属正常的生理现象，不作闭经论。

原发性闭经之发病原因，现代医学认为有以下几点：

(1) 性器官的先天性畸形或发育不全：如阴道、子宫或卵巢的缺损或发育不全，包括先天性无子宫、无卵巢或生殖器官发育不全。此外，若是子宫颈或阴道异常及无孔处女膜，可阻塞经血的排出，而形成假性闭经，此类闭经非药物所能奏效，可采取外科手术切开疗法。

(2) 内分泌功能失调：如甲状腺功能亢进、脑垂体功能不足等。

(3) 神经、精神状态的异常，亦可导致闭经。

(4) 患有慢性消耗性疾病或营养不良者：如贫血及结核

患者。

继发性闭经之发病原因，现代医学认为有以下几点：

（1）生殖器官病变：如手术后致子宫或卵巢缺损，或子宫颈、阴道因难产而手术后造成的损伤，或外用腐蚀性药剂、细菌性感染而形成的疤痕闭锁等。

（2）内分泌功能失调：如甲状腺及脑垂体功能欠缺，或由于卵巢的病变而影响其激素分泌，均可导致闭经。

（3）精神因素：如精神刺激可导致闭经。

（4）患有慢性病或药物性（如长期服用避孕药）闭经。

（5）生理性闭经（如怀孕或哺乳期）。

本节所述为继发性闭经，系指女子未到绝经期而发生的闭经。其病因有虚实两类，虚者多由肾虚脾弱、气血不足、或久病失血，因而冲任不盈，血海空虚，无经血可下；实者多由情志抑郁、气滞血瘀、寒湿凝滞、痰湿壅阻而致冲任闭阻，脉道不通，血滞而闭经。

本节所论之病因，主要是由于肾虚所致。益经汤滋阴、大补肾水，且心、肝、脾、肾四经同治，则精血充足，冲任得养，血海充盈，经水自然得通。此方不用通经之药其经自通，正如《景岳全书·妇人规》中曰："欲其不枯，无如养营，欲以通之，无如充之，但使雪消则春水自来，血盈则经脉自至"。

【证因辨治及方剂歌诀】

肝郁肾虚型

肾精不足血海空，年纪未老经水停，
心肝脾气皆郁滞，补肾益精经自通。

益经汤

益经汤中地术参，山药归芍生枣仁，
沙参丹皮柴杜仲，肾虚经闭此方中。

第五章　种　子

【概述】

妇女结婚两年以上，婚后有正常性生活，并未采取避孕措施，而不能生育者，称为“原发性不孕”；足月产、小产、流产、早产后三年未生育者，称为“继发性不孕”。但均需要排除男性疾患，若男方无生殖系疾患，即可按不孕症治疗。不孕症发生的原因很多，除属男子生殖器疾患之外，女方如果患有慢性疾病，如结核、慢性肾炎、营养不良、维生素缺乏症，均可影响受孕；由于内分泌失调，卵巢不能正常排卵，而导致月经不调时，亦难以受孕；女子身体过于肥胖，以及阴道或外阴患有先天性畸形，如阴道闭锁、发育不全、阴道痉挛、阴道分泌物酸性过高而致使精子不能生存，均难以受孕；患有子宫或卵巢疾患，如妇科慢性炎症、子宫肌瘤、卵巢囊肿等，常可导致不孕。

中医认为：肾主藏精，乃生殖之本，天癸之源。肾又主冲任，冲为血海，任主胞胎，二脉相资而相生，故能有子。若肾与冲任二脉发生生理或病理变化时，则可发生不孕。脏腑经络，津液气血等失调均可影响肾与冲任的病变。临床证型有肾气不足型、胞宫寒冷型、脾胃虚寒型、脾胃气虚型、肝郁气滞型、痰湿阻滞型、阴虚血少型、骨蒸内热型、腹中癥瘕型、气化不利型等。

盖肾气不足，则脾胃之气失升降，因而带脉气弱，冲任脉虚，胞宫气微，不能受孕；胞宫寒冷，真阳不足，命门火衰，寒湿注于胞中，以致宫寒不孕；脾胃虚寒，运化失调，带脉无力，冲任失养，亦难受孕，即或受孕，亦必易堕；脾胃气虚，化源不足，冲任失养，胞胎气虚，无力以载，故难以成孕；肝郁气滞，疏泄失常，则气滞血瘀，气血失和，冲任不能相资，带脉气塞，胞宫血海不宁，月事不调，难以受孕；脾肾阳虚，运化失调，水精不能四布，反化为饮，聚而成痰，痰湿阻滞，气机不畅，胞脉受阻，冲任不通，故不易受孕；阴虚血少，则子宫枯燥，以致精失所养，胞脉不能摄精，故不能成孕；骨蒸内热，内热多火，火郁烁胞，子宫血枯，不能凝精，亦难成孕；腹中癥瘕，积于胞中，阻碍气血，气滞血瘀，经水失调，精难纳入，故难受孕成胎；膀胱气化不利，则下焦湿盛，水湿之气渗入胞胎，胞胎水多，不能摄精，故不能受孕。

女子怀孕，必得气、血、津液所养。倘气虚则阳衰，血虚则阴弱，气血两虚，则胎易堕，难免于小产。男女之孕育，乃肾气之盛也，若房室不节，精血耗散，胞失煦濡，亦不能成孕。

治疗不孕症的原则应以补肾气、益精血、养冲任、调月经为总则。不孕之因，虽根本在肾，但有虚实之分，临床当详审，且辨证施治，各有所宜。如胞胎冷者，宜温之；脾胃寒者，宜暖之；带脉急者，宜缓之；肝气郁者，宜开之；痰气盛者，宜利之；相火旺者，宜平之；肾虚衰者，宜补之；膀胱气化不利者，宜助其肾气；血瘀癥瘕者，宜活血散瘀。

第一节　身瘦不孕

【原文】

妇人有瘦怯身躯，久不孕育，一交男子[①]即卧病终朝。人以为气虚之故，谁知是血虚之故乎！或谓血藏于肝，精涵于肾，交感乃泄肾之精，与血虚何与[2]？殊不知肝气不开，则精不能泄，肾精既泄，则肝气亦不能舒。以肾为肝之母，母既泄精，不能分润以养其子，则木燥乏水[3]，而火且暗动以烁精，则肾愈虚矣。况瘦人多火，而又泄其精，则水益少，而火益炽。水虽制火，而肾精空乏，无力以济，成火在水上之卦[4]，所以倦怠而卧也。此等之妇，偏易动火，然此火因贪欲而出于肝木之中，又是虚燥之火，绝非真火也。且不交合则已[5]，交合又偏易走泄，此阴虚火旺，不能受孕，即偶尔受孕，必致逼干男子之精，随种而随消者有之。治法必须大补肾水而平肝木，水旺则血旺，血旺则火消，便成水在火上之卦。方用养精种玉[6]汤：

大熟地一两（九蒸），当归五钱（酒洗），白芍五钱（酒炒），山萸肉五钱（蒸熟）

水煎。服三月便可身健受孕，断可[7]种子。此方之用，不特补血，而纯于填精，精满则子宫易于摄精，血足则子宫易于容物，皆有子之道也[8]。惟是贪欲者多，节欲者少，往往不验。服此者，果能节欲三月，心静神清，自无不孕之理。否则不过身体壮健而已，勿咎方之不灵也[9]。

【注释】

① 一交男子：指男女之间房事而言。

② 与血虚何与：前“与”为联词，当“和”，“跟”解；后“与”为文言助词，表示疑问或感叹。该句之意是，这和血虚有什么关系呢？

③ 木燥乏水：指肾水不足而不能涵木养肝。

④ 火在水上之卦：此卦名曰“火水未济”，即水火不能相济，形成火旺水亏之病理现象。

⑤ 且不交合则已：如果在不发生性关系的情况下还好些。

⑥ 种玉：玉，华贵美好的意思，过去将子女比作玉，此指妊子。

⑦ 断可：肯定的意思，绝对无疑。

⑧ 皆有子之道也：这都是治疗不孕的方法。

⑨ 勿咎方之不灵也：不要责怪处方没有疗效。

【原文眉批】

服药三月后不受孕，仍照原方加杜仲二钱炒断丝，续断二钱，白术五钱，土炒焦，云苓三钱，服数剂后必受孕矣。

【译文】

服用养精种玉汤，如果三个月之后仍不受孕，可以在原方的基础上再加入杜仲 6 克（炒断丝），续断 6 克，白术 15 克（土炒焦），云茯苓 9 克，服数剂之后必然能够怀孕。

【病因病机】

原文：身瘦不孕……谁知是血虚之故乎！……此阴虚火旺，不能受孕。

新解：此症多由于体质素弱，阴血不足，或脾虚不化，营血不足，或久病失血伤津，以致冲任血虚，胞脉失养而不能摄精成孕；或身瘦体弱妇人，内热多火，子宫枯燥，不能摄精而导致不孕。

【临床表现】

原文：妇人有瘦怯身躯，久不孕育，一交男子，即卧病终朝。

新解：症见婚久不孕，月经后期，量少色淡或暗褐，形体瘦弱，头晕目眩，口燥咽干，心中烦热，舌质淡红，少苔或苔薄，脉虚细或细数。

【辨证分型】 阴虚血少型。

【治疗法则】

原文：治法必须大补肾水而平肝木，水旺则血旺，血旺则火消，……方用养精种玉汤。

新解：治宜滋阴养血调经。

【方剂名称及组成】

养精种玉汤：大熟地 30 克（九蒸），当归 15 克（酒洗），白芍 15 克（酒炒），山萸肉 15 克（蒸熟）。

水煎。服三月便可身健受孕，断可种子。

【方剂分解】

原文：此方之用，不特补血，而纯于填精，精满则子宫易于摄精，血足则子宫易于容物，皆有子之道也。惟是贪欲者多，节欲者少，往往不验。服此者果能节欲三月，心静神清，自无不孕之理。否则不过身体壮健而已，勿咎方之不灵也。

新解：此方即四物汤去川芎，加山萸而成。方中熟地、山萸皆为补肾填精之品，以补肾之阴，滋肾之水；当归、白芍以养血平肝，血旺则水旺，水旺则火消。此方之妙，妙在减去行气耗精之川芎，而易以山萸，以滋养肝肾、补血填精，使精血充足，肝肾得养，冲任得滋，则可摄精成孕。

【按语】

身瘦不孕，证属精血亏损、阴虚火旺。多见于妇人素体瘦弱，肾阴不足，房事不节，复耗精血，水亏火旺，水不涵木，相火偏盛，火炽则水益亏，水亏则血亏，血亏则火复旺，乃成恶性循环之势，故胞失煦濡，难于摄精，必难以受孕。治以滋水制火、补肾填精，肾水既足，肝火得平，冲任得养，则可摄精成孕。

【证因辨治及方剂歌诀】

阴虚血少型

血虚身瘦不受孕，肾水不足肝火盛，
头晕目眩经血少，滋阴养血胎必成。

养精种玉汤

养精种玉四物宜，除却川芎加山萸，
肝肾得养精血足，血虚不孕此方施。

第二节　胸满不思食不孕

【原文】

妇人有饮食少思，胸膈满闷，终日倦怠思睡，一经房事，呻吟不已。人以为脾胃之气虚也，谁知是肾气不足乎！夫气宜升腾，不宜消降，升腾于上焦，则脾胃易于分运；降陷于下焦，则脾胃难于运化，人乏水谷之养，则精神自尔①倦怠，脾胃之气可升而不可降也明甚②；然则脾胃之气，虽充于脾胃之中，实生于两肾之内。无肾中之水气，则胃之气不能腾；无肾中之火气，则脾之气不能化。惟有肾之水火二气，而脾胃之气始能升腾而不降也。然则补脾胃之气，可不急补肾中水火之气乎？治法必以补肾气为主，但补肾而不兼补脾胃之品，则肾之水火二气不能提于至阳之上③也。方用并提汤：

大熟地一两（九蒸），巴戟一两（盐水浸），白术一两（土炒），人参五钱，黄芪五钱（生用），山萸肉三钱（蒸），枸杞二钱，柴胡五分

水煎。服三月而肾气大旺。再服一月，未有不能受孕者。此方补气之药多于补精，似乎以补脾胃为主矣，孰知④脾胃健而生精自易，是补脾胃之气与血，正所以补肾之精与水也，又益以补精之味，则阴气自足，阳气易升，自尔腾越于上焦矣。阳气不下陷，则无非大地阳春，随遇皆是生化之机⑤，安有不受孕之理与。

【注释】

① 自尔：必然、果然的意思。

② 明甚：道理很明白。

③ 至阳之上：此指上焦而言，肾虚则不能升提于上焦。

④ 孰知：谁知。

⑤ 则无非大地阳春，随遇皆是化生之机：只有阳气升腾而不下陷，就如大地阳春，随时都可能会有化生的机遇。如《素问·四气调神大论篇》中曰："春三月，此为发陈，天地俱生，万物以荣"，《素问·生气通天论》中曰："阳气者，若天与日，失其所，则折寿而不彰，故天运当以日光明，是故阳因而上，卫外者也"。

【原文眉批】

胸满不孕，人每误为脾胃虚寒，不能克食，用扶脾消导之药，肾气愈虚，何能受孕？妙在立方不峻补肾火，所以不用桂，附等药，但专补肾气，使脾胃之气不复下陷，则带脉气充，胞胎气暖，自然受孕无难矣。

【译文】

胸满而引起的不孕症，人们往往误认为是脾胃虚寒、消化不良所致，所以使用健脾消导的药品。但其病因是肾气不足，肾愈来愈虚，如何能够怀孕呢？并提汤这个方剂不是峻补肾火，所以，方中不用附子、肉桂辛热之品，但是以补肾气为主，使脾胃之气不再下陷，则带脉之气充足，胞胎之中气暖，自然不难于受孕矣。

【病因病机】

原文：胸满不思食不孕，……人以为脾胃之气虚也，谁知是肾气不足乎！……然则脾胃之气，虽充于脾胃之中，实生于两肾之内。无肾中之水气，则胃之气不能腾；无肾中之火气，则脾之气不能化。惟有肾之水火二气，而脾胃之气始能升腾而不降也。

新解：肾为先天之本，主藏精；脾为后天之本，主化血。先天滋后天，后天养先天，精血充沛则血海盈满，冲任盛通，月事如期，胎孕即成。今肾中水火不足，水不足则胃气失于蒸腾，火不足则脾气失于转输，中州运化无权，故胸满不思食；脾胃气虚则倦怠思卧；肾气不足则难胜房帏之事，故更难于受孕。

【临床表现】

原文：妇人有饮食少思，胸膈满闷，终日倦怠思睡，一经房事，呻吟不已。

新解：症见久婚不孕，月经量少，经来一二日即无，经色淡红，但经期正常或错后，形体瘦弱，胸满不思食，倦怠思卧，腰脊酸软，小腹冷坠，舌淡苔薄白，脉虚细或沉细。

【辨证分型】肾气不足型。

【治疗法则】

原文：治法必以补肾气为主，但补肾而不兼补脾胃之品。则肾之水火二气不能提于至阳之上也，方用并提汤。

新解：治宜补肾健脾、养血调经。

【方剂名称及组成】

并提汤：大熟地 30 克（九蒸），巴戟 30 克（盐水浸），白术 30 克（土炒），人参 15 克，黄芪 15 克（生用），山萸肉 9 克（蒸），枸杞 6 克，柴胡 1.5 克。

水煎。服三月而肾气大旺，再服一月未有不能受孕者。

【方剂分解】

原文：此方补气之药，多于补精，似乎以补脾胃为主矣，孰知脾胃健，而生精自易，是补脾胃之气与血，正所以补肾之精与水也。又益以补精之味，则阴气自足，阳气易升，自尔腾越于上焦矣。阳气不下陷，则无非大地阳春，随遇皆是生化之机，安有不受孕之理欤。

新解：此方中用熟地、巴戟、山萸、枸杞以补肾填精，白术、人参、黄芪以健脾益气，少佐柴胡以使肾中之气升腾于脾胃之间，则阳气不复下陷，阴气自足，生精自易，故易于受孕。

【按语】

傅氏所用并提汤治疗肾气不足不孕症之妙，在于唯以补肾气为主，兼以补脾胃之品。若只补脾胃，不补肾气，则肾之水火二气不能升腾于脾胃之间，则脾胃运化无权，不能运化水谷精微以养胞宫，故难以受孕。由此可见青主临证以立法、方意尤为出奇。

【证因辨治及方剂歌诀】

肾气不足型

胸满不孕不思食，肾气不足带脉虚，
终日倦怠多睡卧，补肾健脾可得喜。

并提汤

并提汤中地参芪，巴戟柴萸术枸杞，
胸满不食难受孕，连服三月功最奇。

第三节 下部冰冷不孕

【原文】

妇人有下身冰冷[①]，非火不暖[②]。交感之际，阴中绝无温热之气[③]，人以为天分之薄[④]也，谁知是胞胎寒之极乎！夫寒冰之地，不生草木，重阴之渊[⑤]，不长鱼龙，今胞胎既寒，何能受孕？虽男子鼓勇力战，其精甚热，直射于子宫之内，而寒冰之气相逼，亦不过茹之以暂[⑥]，而不能不吐之于久也。夫犹是人也[⑦]，此妇之胞胎，何以寒凉至此？岂非天分之薄乎！非也[⑧]。盖胞胎居于心肾之间，上系于心而下系于肾，胞胎之寒凉，乃心肾二火之衰微也。故治胞胎者，必须补心肾二火而后可。方用温胞饮：

白术一两（土炒），巴戟一两（盐水浸），人参三钱，杜仲三钱（炒黑），菟丝子三钱（酒浸炒），山药三钱（炒），芡实三钱（炒），肉桂二钱（去粗，研），附子三分（制），补骨脂二钱（盐水炒）

水煎。服一月而胞胎热，此方之妙，补心而即补肾，温肾而即温心。心肾之气旺，则心肾之火自生。心肾之火生，则胞胎之寒自散。原因胞胎之寒，以至茹而即吐，而今胞胎既热矣，尚有施而不受者乎⑨！若改汤为丸，朝夕吞服，尤能摄精，断不至有伯道无儿之叹也⑩。

【注释】

① 下身冰冷：指妇女小腹子宫部位冰冷之感觉。

② 非火不暖：如果不使用温热类药或采取其他保温措施，则小腹部位不会出现热感。

③ 交感之际，阴中绝无温热之气：就是指男女在发生性关系时，妇女的阴道内也绝对不会有温暖的感觉。

④ 天分之薄：先天之不足。

⑤ 重阴之渊：重（音 chóng）即指潮湿而寒冷的深潭。

⑥ 茹之于暂，而不能不吐之于久也：虽然暂时能够接受，也不能维持很长的时间。

⑦ 夫犹是人也：如果是健康无病之人。

⑧ 岂非天分之薄乎！非也：怎么不是先天不足呢！不是的。

⑨ 尚有施而不受者乎：哪里会有施舍而不予接受的道理呢？

⑩ 断不至有伯道无儿之叹也：肯定不会有年老而无子的苦恼。

【原文眉批】

今之种子者多喜服热药，不知此方特为胞胎寒者设，若胞胎有热，则不宜服，审之。

【译文】

现在治疗不孕症，多数喜欢使用辛热之药。不知道温胞饮就是专为子宫寒凉之不孕而设，如果子宫有热，则不适宜服用，故必须详细分析研究其发病原因，予以对症治疗。

【病因病机】

原文：下部冰冷不受孕，……谁知是胞胎寒之极乎！……今胞胎既寒，何能受孕？……盖胞胎居于心肾之间，上系于心，而下系于肾，胞胎之寒凉，乃心肾二火之衰微也。

新解：此症多由于真火不足，心肾阳虚，胞失温煦，以致宫寒不能摄精而不孕。

【临床表现】

原文：妇人有下身冰冷，非火不暖，交感之际，阴中绝无温热之气。

新解：症见婚久不孕，月经后期而量少，肢体畏寒，小腹冰冷或疼痛，面色晄白，头晕耳鸣，腰脊酸软，小便清长，大便时溏，白带清稀，舌质淡，苔薄白，脉沉细或沉迟。

【辨证分型】 胞宫寒冷、心肾阳虚型。

【治疗法则】

原文：必须补心肾二火而后可，方用温胞饮。

新解：治宜温阳补肾、养精益气。

【方剂名称及组成】

温胞饮：白术 30 克（土炒），巴戟 30 克（盐水浸），人参 9 克，杜仲 9 克（炒黑），菟丝子 9 克（酒浸炒），山药 9 克（炒），芡实 9 克（炒），肉桂 6 克（去粗，研），附子 0.9 克（制），补骨脂 6 克（盐水炒）。

水煎。服一月而胞胎热。

【方剂分解】

原文：此方之妙，补心而即补肾，温肾而即温心，心肾之气旺，则心肾之火自生，心肾之火生，则胞胎之寒自散。……若改汤为丸，朝夕吞服，尤能摄精。

新解：此方中用人参益气，白术健脾固气而利腰脐，巴戟、补骨脂温肾暖宫，杜仲、山药、芡实、菟丝子补肾益精，附子、肉桂二药相须为用，以补命门真火而益心阳。综观全方，具有温阳补肾、益精暖胞之功效，阳回则大地回春，而孕育可望。

【按语】

傅氏曰："夫寒冷之地，不生草木，重阴之渊，不长鱼龙，今胞胎既寒，何能受孕?"子宫寒冷，心肾阳虚，命门火衰，真阳不足，故非火不暖，乃用温胞饮温补心肾之火，益精温胞，精足而阳回，自可摄精受孕。此方乃治胞宫寒冷不孕之效方。

【证因辨治及方剂歌诀】

胞宫寒冷型

下部冰冷不受孕，心肾火衰阴中冷，
寒凝胞宫难摄精，温补心肾法可行。

温胞饮

胞寒不孕用温胞，白术巴戟参桂饶，
附子杜仲补骨脂，菟丝芡实及山药。

第四节　胸满少食不孕

【原文】

妇人有素性恬淡[①]，饮食少则平和，多则难受，或作呕泄，胸膈胀满，久不受孕。人以为赋禀之薄[②]也，谁知是脾胃虚寒乎！夫脾胃之虚寒，原因心肾之虚寒耳。盖胃土非心火不能生，脾土非肾火不能化。心肾之火衰，则脾胃失生化之权，即不能消水谷以化精微矣。既不能化水谷之精微，自无津液以灌溉于胞胎之中。欲胞胎有温暖之气，以养胚胎，必不可得[③]，纵然受胎而带脉无力，亦必堕落。此脾胃虚寒之咎[④]，故无玉麟之毓也[⑤]。治法可不急温补其脾胃乎？然脾之母原在肾之命门[⑥]，胃之母，原在心之包络[⑦]。欲温补脾胃，必须补二经之火。盖母旺子必不弱，母热子必不寒，此子病治母之义也[⑧]。方用温土毓麟汤：

巴戟一两（去心酒浸），覆盆子一两（酒浸蒸），白术五钱（土炒），人参三钱，怀山药五钱（炒），神曲一钱（炒）

水煎。服一月可以种子矣。此方之妙，温补脾胃而又兼补命门与心包络之火。药味不多而四经并治。命门心包之火旺，则脾与胃无寒冷之虑。子母相顾，一家和合，自然饮食多而善化，气血旺而能任[⑨]，带脉有力，不虑落胎，安有不玉麟之育哉！

【注释】

① 素性恬淡：指性格内向，静默，表情冷淡。

② 赋禀之薄：此指先天不足。

③ 必不可得：这是不可能的。

④ 咎：过失。

⑤ 故无玉麟之毓也：古代传说，有一种动物，其形象鹿，但比鹿略大，头有角，名曰“麒麟”，麒麟能给人们送子来，“毓”同育，“故无玉麟之毓也”意思是没有生育之能力。

⑥ 然脾之母，原在肾之命门：根据五行学说，脾属土，命门属相火，火生土之意也。

⑦ 胃之母，原在心之包络：义同⑥。

⑧ 此子病治母之义也：这是补火以生土的治疗方法。

⑨ 任：同妊。指能够承担或胜任妊养之责。

【原文眉批】

少食不孕与胸满不思食不孕有间，一补肾中之气，一补命门与心包络之火，药味不多，其君、臣、佐、使之妙，宜细参之。

【译文】

少食不孕与胸满不思饮食不孕，两者病因不同，治疗的方法亦不同，一以补肾气为主，一以补命门与心包络之火为主，方剂中的药味虽然不多，但君、臣、佐、使配伍恰到好处，临证时应该详细参酌。

【病因病机】

原文：胸满少食不受孕，……谁知是脾胃虚寒乎！夫脾胃之虚寒，原因心肾之虚寒耳。盖胃火非心火不能生，脾土非肾火不能化。心肾之火衰，则脾胃失生化之权，即不能消水谷以化精微矣，既不能化水谷之精微，自无津液以灌溉于胞胎之中。欲胞胎有温暖之气，以养胚胎，必不可得，纵然受胎，而带脉无力，亦必堕落。

新解：此症多由于心肾阳虚，不能温脾和胃，则脾胃虚寒，生化无权，不能消化水谷之精微以养冲任，中阳不足，胞宫失暖，带脉无力，故难以受孕，即或成胎，亦必易堕。

【临床表现】

原文：妇人有素性恬淡，饮食少则平和，多则难受，或作呕泻，胸膈胀满，久不受孕。

新解：症见结婚多年不孕，月经后期，量少色淡，质稀，纳差呕吐，泄泻，消化不良，胸腹胀满，腰部酸困，畏寒喜暖，舌淡苔薄白，脉沉迟。

【辨证分型】 脾胃虚寒型。

【治疗法则】

原文：治法可不急温补其脾胃乎！……欲温补脾胃，必须补二经之火。盖母旺子必不弱，母热子必不寒，此子病治母之义也，方用温土毓麟汤。

新解：治宜温补脾肾。

【方剂名称及组成】

温土毓麟汤：巴戟 30 克（去心，酒浸），覆盆子 30 克（酒浸蒸），白术 15 克（土炒），人参 9 克，怀山药 15 克（炒），神曲 3 克（炒）。

水煎。服一月可以种子矣。

【方剂分解】

原文：此方之妙，温补脾胃，而又兼补命门与心包络之火，药味不多，而四经并治。命门心包之火旺，则脾与胃无寒冷之虞，子母相顾，一家和合，自然饮食多而善化，气血旺而能任，带脉有力，不虞落胎，安有不玉麟之育哉？

新解：此方中用巴戟、覆盆子以补肾阳、益肾精为主，人参益心阳而调中气，山药健脾补肾兼壮任带二脉，白术健脾而利腰脐，稍佐神曲以健脾醒胃。全方药味不多但四经并治，使君相火旺，脾土得温，则饮食能化，气血自旺，带脉有力，胞宫温暖，何虑不孕或胎堕呢？

【按语】

将本节“胸满少食不孕”与前节“胸满不思食不孕”相比较，一为“少食”、一为“不思食”，两者症状似有轻重之别，且前节之病因为肾气不足，不能温煦脾胃所致，本节病因为心肾阳虚所致之脾胃虚寒，证因不同，故立法方药亦各有所别。如前后两方，均重用温肾之巴戟。但前方炮制法以盐水浸，其意直达入肾，以温肾益精；此法炮制法以酒浸者，其意在于升散，上煦脾胃，以火补土。由此可知傅氏用药师法于前贤而独具匠心。

【证因辨治及方剂歌诀】

脾胃虚寒型

胸满少食不受孕，脾胃虚寒是病因，
带脉无力腰酸困，温补脾肾有奇功。

温土毓麟汤

温土毓麟巴戟参，山药白术与覆盆，
神曲少许和脾胃，连服一月胎必成。

第五节　少腹急迫不孕

【原文】

妇人有少腹之间，自觉有紧迫症状，急而不舒，不能生育。此人人之所不识也，谁知是带脉之拘急乎！夫带脉系于腰脐之间，宜弛而不宜急。今带脉之急者，由于腰脐之气不利也。而腰脐之气不利者，由于脾胃之气不足也。脾胃气虚，则腰脐之间气闭；腰脐之间气闭，则带脉拘急，遂致牵动胞胎。精即直射于胞胎。胞胎亦暂能茹纳，而力难负载，必不能免小产①之虑。况人多不能节欲，安得保其不坠乎？此带脉之急，所以不能生子也。治法宜宽其带脉之急，而带脉之急，不能遽②宽也，宜利其腰脐之气，而腰脐之气，不能遽利也。必须大补其脾胃之气与血，而腰脐可利，带脉可宽，自不难于孕育矣。方用宽带汤：

白术一两（土炒），巴戟肉五钱（酒浸），补骨脂一钱（盐水浸），人参三钱，麦冬三钱（去心），杜仲三钱（炒黑），大熟地五钱（九蒸），肉苁蓉三钱（洗净），白芍三钱（酒炒），当归二钱（酒洗），五味子三分（炒），建莲子二十粒（不去心）

水煎服。四剂少腹无紧迫之状，服一月即受胎，此方之妙，脾胃两补，而又利腰脐之气，自然带脉宽舒，可以载物而胜任矣。或疑方中用五味、白芍之酸收，不增带脉之急，而反得带脉之宽，殊不可解③。岂知④带脉之急，由于气血之虚。盖血虚，则缩而不伸；气虚则挛而不达⑤。用芍药之酸以平肝木，则肝不克脾；用五味之酸以生肾水，则肾能益带，似相碍而实相济也，何疑之有⑥？

【注释】

① 小产：指三月以后七月之内胎儿已成形而坠者，也称为“半产”、“半生”。如《医宗金鉴·妇科心法要诀》中曰：“五、七月已成形象者名为小产；三月未成形者谓之堕胎。”

② 遽：急促之意。

③ 殊不可解：竟然不能理解。

④ 岂知：怎么知道。表示反问语气。

⑤ 挛而不达：指拘紧的状况不能舒展。

⑥ 何疑之有：没有什么可怀疑的。

【原文眉批】

凡种子治法，不出带脉，胞胎二经，数言已泄造化之秘矣。

【译文】

凡是治疗不孕症，都离不开从带脉、子宫论治。此寥寥数语已经泄露出玄机。

【病因病机】

原文：少腹急迫不孕，……谁知是带脉之拘急乎！……今带脉之急者，由于腰脐之气不利也，而腰脐之气不利者，由于脾胃之气不足也，脾胃气虚，则腰脐之气闭，腰脐之气闭，则带脉亦拘急，遂致牵动胞胎。……此带脉之急，所以不能生子也。

新解：此症多由脾胃气虚，带脉拘急，冲任失调，胞宫失养所致。

【临床表现】

原文：妇人有少腹之间，自觉有紧迫之状，急而不舒，不能生育。

新解：症见久婚不孕，月经后期而量少，色淡质稀，面色萎黄，倦怠乏力，食少便溏，少腹紧急不舒，舌淡苔薄白，脉虚弱。

【辨证分型】 脾胃气虚型。

【治疗法则】

原文：治法以宽其带脉之急，而带脉之急不能遽宽也，宜利其腰脐之气，而腰脐之气不能遽利也，必须大补其脾胃之气与血。而腰脐可利，带脉可宽，自不难于孕育矣。方用宽带汤。

新解：治宜健脾益气、补肾填精。

【方剂名称及组成】

宽带汤：白术 30 克（土炒），巴戟肉 15 克（酒浸），补骨脂 3 克（盐水炒），人参 9 克，麦冬 9 克（去心），杜仲 9 克（炒黑），大熟地 15 克（九蒸），肉苁蓉 9 克（洗净），白芍 9 克（酒炒），当归 6 克（酒洗），五味子 0.9 克（炒），建莲子 20 粒（不去心）。

水煎。服四剂少腹无紧迫之状，服一月即受胎。

【方剂分解】

原文：此方之妙，脾胃两补，而又利其腰脐之气，自然带脉宽舒，可以载物而胜任矣。或疑方中用五味、白芍之酸收，不增带脉之急，而反得带脉之宽？殊不可解。岂知带脉之急，由于气血之虚。盖血虚则缩而不伸，气虚则挛而不达。用白芍之酸，以平肝木，则肝不克脾，用五味之酸以生肾水，则肾能益带，似相碍而实相济也，何疑之有。

新解：此方中用白术、建莲子以健脾益胃，而利腰脐之气，调和冲任之脉；人参、麦冬、五味子以益气养阴；熟地、杜仲、巴戟、肉苁蓉、补骨脂可补肾益精，以上煦脾胃、下暖胞宫；用当归、白芍能补血而和肝脾，且能缓带脉之急。如此肝、脾、肾三经同治，带脉得舒，脾胃之气足，腰脐之气利，则胞胎自可胜任负载孕育之责。

【按语】

清代唐容川《血证论》中曰："带脉下系胞宫，……属于脾经"，今带脉紧者，实因脾土气虚，脾土之气虚，则不能化精微以濡养胞宫，冲任失养，故而不孕。傅氏以宽带汤治之，补益脾胃之气血，而利腰脐之气，则带脉可宽，自易受孕矣。可见傅氏之辨证精细，理法方药步步为营，丝丝入扣，为后世诸医家所称赞。

【证因辨治及方剂歌诀】

脾胃气虚型

带脉拘急不孕育，少腹紧迫因脾虚，
冲任失调经色淡，大补脾胃受孕易。

宽带汤

宽带术地补骨脂，参麦杜芍及当归，
建莲巴戟苁蓉味，少腹急迫不孕宜。

第六节　嫉妒[①]不孕

【原文】

妇人有怀抱素恶[②]不能生子者，人以为天心厌之[③]也，谁知是肝气郁结[4]乎？夫妇人之有子也，必然心脉流利而滑[5]，脾脉舒徐而和[6]，肾脉旺大而鼓指[7]，始称喜脉[8]。未有三部脉郁而能生子者也。若三部脉郁[9]，肝气必因之而更郁；肝气郁，则心肾之脉必致郁之急而莫解[10]。盖子母相依，郁必不喜，喜必不郁[11]也。其郁而不能成胎者，以肝木不舒，必下克脾土，而致塞脾土之气，塞则腰脐之气必不利，腰脐之气不利，必不能通任脉而达带脉，则带脉之气亦塞矣。带脉之气既塞，则胞胎之门必闭，精即到门，亦不得其门而入矣。其奈之何哉[12]？治法必解四经之郁，以开胞胎之门，则几矣[13]。方用开郁种玉汤：

白芍一两（酒炒），香附三钱（酒炒），当归五钱（酒洗），白术五钱（土炒），丹皮三钱（酒洗），茯苓三钱（去皮），花粉二钱

水煎服。一月则郁结之气开，郁开则无非喜气之盈腹[14]，而嫉妒之心亦可以一易[15]，自然两相合好[16]，结胎于顷刻之间[17]矣。此方之妙，解肝气之郁，宣脾气之困，而心肾之气亦因之俱舒，所以腰脐利而任带通达，不必启胞胎之门，而胞胎自启，不特治嫉妒者也[19]。

【注释】

① 嫉妒：因为别人比自己好而妒忌。妒，忌恨之意。

② 怀抱素恶：恶（音 wù）憎恨、厌恶之意。此指人一向易对别人存有嫉妒之心。

③ 天心厌之：人与环境不能相适应。

④ 肝气郁结：因情志变化而引起的胸闷不舒、两胁胀痛等症。

⑤ 心脉流利而滑：此为孕脉之象，心脉即指左手寸脉。如《素问·平人气象论》中曰："妇人手少阴脉动甚者，妊子也。"

⑥ 脾脉舒徐而和：此亦为孕脉之象，脾脉即指右手关脉。如《脉诀》中曰："寸微关滑尺带濇，往来流利并雀啄，皆孕脉也。"此所谓关滑脉象，

即指脾脉舒徐而和之孕脉。

⑦ 肾脉旺大而鼓指：此指孕脉之象。肾脉即指左手尺脉。如《四言举要》中曰：“尺脉滑利，妊娠可喜”，《脉经》中曰：“尺中肾脉，按之不绝，是妊子也”，《素问·阴阳别论篇》中曰：“阴搏阳别，谓之有子”。

⑧ 喜脉：指孕脉而言。

⑨ 脉郁：即指非正常之邪脉。如《素问·腹中论篇》曰：“帝问曰：何以知怀子之且生也？岐伯曰：身有病而无邪脉也。”

⑩ 肝气郁，则心肾之脉必致郁之极而莫解：根据五行相生相克关系，如果肝气郁结，肝木不能条达，必然会影响心火与肾水之正常功能，这就是子母相依的道理。

⑪ 郁必不喜，喜必不郁：患有肝气郁结之病人则不能够受孕；而容易受孕之人则没有肝气郁结的疾病。

⑫ 其奈之何哉：有什么办法呢?

⑬ 则几矣：这就可以了或差不多少了。

⑭ 郁开则无非喜气之盈腹：肝气郁解，肯定会有怀孕的希望。

⑮ 嫉妒之心亦可以一易：嫉妒之心也是可以改变的。

⑯ 两相合好：指夫妻关系和好。

⑰ 结胎于顷刻之间：就能够很快地怀孕。

⑱ 不特治嫉妒者也：指“开郁种玉汤”并不是专门用于治疗由于嫉妒而引起的不孕症。

【原文眉批】

方似平平无奇，然却能解妒种子，不可忽视。若怀妊而仍然嫉妬，必致血郁堕胎，即幸不堕胎，生子多不能成。方加解妬饮合煎之，可保无虑。必须变其性情始效。解妬饮：黍、稷（通称黄米）、谷各九十粒，麦（生用）、小黑豆各四十九粒（豆炒熟），高梁五十五粒。

【译文】

开郁种玉汤的组方、药味很平常，却能够治疗由于肝郁气滞引起的不孕症，故不可以轻视此方。如果怀孕之后依然肝郁不舒，必然会发生气滞血瘀之堕胎现象。即便是没有堕胎，但所生之子亦难育成。开郁种玉汤中再加入解妬饮，混合水煎，可以保胎无忧，但必须改变其性情才能够取效。解妬饮：黍、稷、谷各九十粒，麦（生用）、小黑豆各四十九粒（豆炒熟），高粱五十五粒。

【病因病机】

原文：嫉妒不孕，……谁知是肝气郁结乎！……其郁而不能成胎者，以肝木不舒，必下克脾土，而致塞脾土之气，塞则腰脐之气必不利，腰脐之气不利，必不能通任脉而达带脉，则带脉之气亦塞矣，带脉之气既塞，则胞胎之门必闭，精即到门，亦不得其门而入矣，其奈之何哉？

新解：此症多情志抑郁，肝失条达，肝气郁结，疏泄失常。盖气为血帅，血赖气行，若郁而不舒，则气滞血瘀，气血失和，冲任不能相资，胞宫血海不宁，月事不调，则难以受孕。

【临床表现】

原文：妇人有怀抱素恶，不能生子者。

新解：症见婚久不育，月经后期，量时多时少，行经腹痛，烦躁多怒，时欲叹息，胸胁或乳房胀痛，舌正常，苔薄白，脉沉弦。

【辨证分型】肝郁气滞型

【治疗法则】

原文：治法必解四经之郁，以开胞胎之门，则几矣。方用开郁种玉汤。

新解：治宜舒肝解郁、养血调经。

【方剂名称及组成】

开郁种玉汤：白芍 30 克（酒炒），香附 9 克（酒炒），当归 15 克（酒洗），白术 15 克（土炒），丹皮 9 克（酒洗），茯苓 9 克（去皮），花粉 6 克。

水煎。服一月则郁结之气开。

【方剂分解】

原文：此方之妙，解肝气之郁，宣脾气之困，而心肾之气亦因之俱舒。所以腰脐利而任带通达，不必启胞胎之门，而胞胎自启，不特治嫉妒者也。

新解：此方中重用白芍以滋润肝脾，香附以舒肝解郁，当归以养血活血，且通任冲二脉，白术健脾而利腰脐之气，茯苓以健脾渗湿，能宣脾气之困，丹皮以清泻血中郁热，花粉以润燥生津，滋而不滞。诸药合方，具有解心、肝、脾、肾四经郁结之功效，故腰脐之气自利，任带通达，即可摄精而受孕。

【按语】

本节所述系指肝郁气滞、气血失和、任带失调而致之不孕症。盖肝郁则脾土受侮，脾气之困，而心肾之气亦郁而不舒，故心、肝、脾、肾四经之气皆郁，任带之脉不通，则难以摄精受孕。

开郁种玉汤专为肝郁气滞之不孕症而设。若兼经前乳房胀痛，可加瓜蒌、橘叶、青皮；行经腹痛者，可加玄胡。

【证因辨治及方剂歌诀】

肝郁气滞型

肝郁气滞善嫉妒，任带气塞受孕愁，
行经腹痛多叹息，舒肝解郁乐悠悠。

开郁种玉汤

开郁种玉芍术归，香附丹苓花粉齐，
肝气郁结人当服，连服一月孕可喜。

第七节　肥胖不孕

【原文】

妇人有身体肥胖，痰涎[①]甚多，不能受孕者，人以为气虚之故，谁知是湿盛之故乎！夫湿从下受，乃言外邪之湿也，而肥胖之湿，实非外邪，乃脾土之内病[②]也。然脾土既病，不能分化水谷，以养四肢，宜其身躯瘦弱，何以能肥胖乎？不知湿盛者多肥胖，肥胖者多气虚，气虚者多痰涎，外似健壮，而内实虚损也。内虚则气必衰，气衰则不能行水，而湿停于肠胃之间，不能化精而化涎矣。夫脾本湿土，又因痰多，愈加其湿，脾不能受，必浸润于胞胎，日积月累，则胞胎竟变为汪洋之水窟[③]矣。且肥胖之妇，内肉必满[④]，遮隔子宫，不能受精，此必然之势也。况又加以水湿之盛，即男子甚健，阳精直达子宫，而其水势滔滔，泛滥可畏，亦遂化精成水矣，又何能成妊哉？治法必须以泄水化痰为主，然徒泄水化痰，而不急补脾胃之气，则阳气不旺，湿痰不去，人先病矣，乌望其茹而不吐乎[⑤]！方用加减补中益气汤：

人参三钱，黄芪三钱（生用），柴胡一钱，甘草一钱，当归三钱（酒洗），白术一两（土炒），升麻四分，陈皮五分，茯苓五钱，半夏三钱（制）

水煎服。八剂痰涎尽消，再十剂水湿利，子宫涸出[⑥]，易于受精而成孕矣。其在于昔，则如汪洋观海[⑦]，而至于今，则是马到成功也。快哉！此方之妙，妙在提脾气而升于上，作云作雨，则水湿反利于下行；助胃气而消于下，为津为液，则痰涎转易于上化，不必用消化之品，以损其肥，而肥自无碍；不必用浚决之味[⑧]，以开其窍，而窍自能通。阳气充足，自能摄精，湿邪散除，自可受种[⑨]，何肥胖不孕之足虑乎？

【注释】

① 痰涎：涎，指唾沫，口水。“痰涎”是指痰与口水的混合液体。

② 脾土之内病：指脾虚而运化失职则会产生内湿。

③ 水窟：水洞。

④ 内肉必满：指妇女子宫腔、阴道等生殖器官之肉肥厚。

⑤ 乌望其茹而不吐乎：哪里会期望能够只受纳而不排泄呢？

⑥ 子宫涸出：涸，（音 hé）水干之意，此指子宫内的痰湿消除。

⑦ 如望洋观海：形容距离遥远，此指没有受孕的希望。

⑧ 浚决之味：浚（音 jùn）疏通河道的意思，此指利湿之药。

⑨ 受种：即指受孕。

【原文眉批】

再十剂后方加杜仲一钱半，炒断丝，续断钱半，炒，必受孕矣。

【译文】

再服加味补中益气汤十剂后，于方中加入杜仲 4.5 克（炒断丝），续断 4.5 克（微炒），服后必然会受孕。

【病因病机】

原文：肥胖不孕，……谁知是湿盛之故乎！湿盛者多肥胖。肥胖者多气虚，气虚者，多痰涎，外似健壮，而内实虚损也。内虚则气必衰，气衰则不能行水，而湿停于肠胃之间，不能化精而化涎矣。夫脾本湿土，又因痰多，愈加其湿，脾不能受，必浸润于胞胎，日积月累，则胞胎竟变为汪洋之水窟矣。且肥胖之妇，内肉必满，遮隔子宫，不能受精，此必然之势也。况又加水湿之盛，……亦遂化精成水矣，又何能成妊哉？

新解：此症多由于脾气虚弱，水湿不运，湿聚生痰，痰湿流于下焦，滞于冲任，壅塞胞脉，以致月经不行，故难以摄精受孕。

【临床表现】

原文：妇人有身体肥胖，痰涎甚多，不能受孕者。

新解：症见多年不孕，月经不调，带下量多，色白如涕，痰涎壅盛，口黏少食，大便溏泄，面色㿠白，倦怠乏力，舌质淡，苔白腻，脉滑。

【辨证分型】 痰湿阻滞型。

【治疗法则】

原文：治法必须以泄水化痰为主。然徒泄水化痰，而不急补脾胃之气，则阳气不旺，湿痰不去，人先病矣，乌望其茹而不吐乎？方用加味补中益气汤。

新解：治宜补气和中、祛湿化痰。

【方剂名称及组成】

加味补中益气汤：人参 9 克，黄芪 9 克（生用），柴胡 3 克，甘草 3 克，当归 9 克（酒洗），白术 30 克（土炒），升麻 1.2 克，陈皮 1.5 克，茯苓 15 克，半夏 9 克（制）。

水煎。服八剂后痰涎尽消；再十剂水湿利，子宫涸出，易于受精而成孕矣。

【方剂分解】

原文：此方之妙，妙在提脾气而升于上，作云作雨，则水湿反利于下行，助胃气而消于下，为津为液，则痰涎转易于上化，不必用消化之品以损其肥，而肥自无碍，不必用浚决之味以开其窍，而窍自能通。阳气充足，自能摄精，湿邪散除，自可受种，何肥胖不孕之足虑乎？

新解：此方乃补中益气汤与二陈汤合方，方中人参、黄芪以补中益气，当归、白术以养血益气，柴胡、升麻以提升下陷之脾气于上，半夏、陈皮以燥湿化痰，茯苓、甘草以健脾渗湿，且能和中。如此则脾气充足，能运化水湿，痰湿得除，自易受孕。

【按语】

《医宗金鉴》中曰："或因体盛痰多，脂膜壅塞胞中而不孕。"肥胖不孕之因，一则由于水湿浸胞，而将精化水之故；另一方面乃因妇人肥胖，脂膜内阻胞宫所致。如傅氏在正文中所曰："且肥胖之妇，内肉必满，遮隔子宫，不能受精，此必然之势也。"

痰湿阻滞型不孕症，除单纯性肥胖体质者易患外，亦可见于输卵管积水等疾病。

【证因辨治及方剂歌诀】

痰湿阻滞型

肥胖不孕脾气虚，痰湿阻滞胞浸水，
月经不调何能孕，健脾除湿最相宜。

加味补中益气汤

补中益气汤加味，合用二陈效堪贵，
泄水化痰补脾胃，肥胖不孕此方配，
欲知补中二陈药，汤头歌诀要熟记。

第八节　骨蒸夜热不孕

【原文】

妇人有骨蒸夜热，遍体火焦[①]，口干舌燥，咳嗽吐沫，难于生子者，人以为阴虚火动也，谁知是骨髓内热乎！夫寒阴之地，固不生物，而干旱之田，岂能长养？然而骨髓与胞胎，何相关切[②]？而骨髓之热，即能使人不嗣[③]，此前贤所未言者也。山一旦创言之，不几为世俗所骇乎[④]！而要知不必骇也，此中实有其理焉。盖胞胎为五脏外之一脏[⑤]耳，以其不阴不阳，所以不列于五脏之中。所谓不阴不阳者，以胞胎上系于心胞，下系于命门。系心包者。通于心。心者阳也；系命门者，通于肾，肾者阴也。是阴之中有阳，阳之中有阴，所以通于变化，或生男，或生女，俱从此出。然必阴阳协和，不偏不枯，始能变化生人，否则否矣。况胞胎既通于肾，而骨髓亦肾之所化也。骨髓热由于肾之热，肾热而胞胎亦不能不热；且胞胎非骨髓之养，则婴儿[⑥]无以生骨；骨髓过热，则骨中空虚，惟存火烈之气，又何能成胎？治法必须清骨中之热，然骨热由于水亏，必补肾之阴，则骨热除，珠露有滴濡之喜[⑦]矣。壮水之主，以制阳光[⑧]，此之谓也。方用清骨滋肾汤：

地骨皮一两（酒洗），丹皮五钱，沙参五钱，麦冬五钱（去心），元参五钱（酒洗），五味子五分（炒研）白术三钱（土炒），石斛二钱

水煎。连服三十剂而骨热解。再服六十剂自受孕。此方之妙，补肾中之精，凉骨中之热，不清胞胎，而胞胎自无大热之患。然阴虚内热之人，原易受妊，今因骨髓过热，所以受精而变燥，以致难于育子，本非胞胎之不能受精，所以稍补其肾，以杀其火之有余。而益其水之不足，便易种子耳。

【注释】

① 遍体火焦：指全身燥热。

② 何相关切：关系非常密切。

③ 不嗣：不能延续子孙后代。

④ 不几为世俗所骇乎：不久就会使一般的人都感到惊讶。

⑤ 胞胎为五脏外之一脏：胞胎，指女子胞而言，属“奇恒之府”，它

不同于脏，亦不同于腑，是五脏之外的特殊脏器。如《素问·五脏别论》中曰："脑、髓、骨、脉、胆、女子胞，此六者，地气之所生也，皆藏于阴而象于地，故藏而不泄，名曰奇恒之府。"

⑥ 婴儿：应为胎儿之误。

⑦ 珠露有滴濡之喜：很小的一滴露水，也能起到滋润的作用。

⑧ 壮水之主，以制阳光：用滋阴壮水之法，以抑制阳亢火热之证。如马莳曰："人有五藏，肾经属水为阴，今寒者而仍热者，当取之阴经，所谓壮水之主，以制阳光者是也，……此皆求之以本经之所属也。"

【原文眉批】

治骨髓热所以不用熟地，方极善，用者万勿加减。凡峻药病去七分即止，不必拘泥三十剂、六十剂之数，三元生人不一，余类推。

【译文】

清骨滋肾汤治疗骨髓中热证，而不用性质粘腻、有碍脾胃之熟地，是极为高明的，故在使用此方子的时候，不可以随意加减药味。凡是峻猛之药，如果病已经好了七分就应该停止服药，不必拘泥三十剂或六十剂之数，因为古代之人与今人禀赋不同。其余类推。(三元人是指近代人)。

【病因病机】

原文：骨蒸夜热不孕，……谁知是骨髓内热乎！……况胞胎既通于肾，而骨髓亦肾之所化也，骨髓热由于肾之热，肾热而胞胎亦不能不热，且胞胎非骨髓之养，则婴儿无以生骨，骨髓过热，则骨中空虚，惟存火烈之气，又何能成胎?

新解：本症多由于肾中火旺而水亏，胞宫失去濡养，难以摄精成孕。

【临床表现】

原文：妇人有骨蒸夜热，遍体火焦，口干舌燥，咳嗽吐沫，难于生子者。

新解：症见婚久而不孕，经期紊乱，月经量少，色暗褐，形体瘦弱，骨蒸夜热，口干舌燥，咳嗽吐沫，舌质红，少苔，脉细数。

【辨证分型】 骨蒸内热型。

【治疗法则】

原文：治法必须清骨中之热。然骨热由于水亏，必补肾之阴，则骨热除，珠露有滴濡之喜矣。壮水之主，以制阳光，此之谓也。方用清骨滋肾汤。

新解：治宜滋肾清热。

【方剂名称及组成】

清骨滋肾汤：地骨皮 30 克（酒洗），丹皮 15 克，沙参 15 克，麦冬 15 克（去心），元参 15 克（酒洗），五味子 1.5 克（炒研），白术 9 克（土炒），石斛 6 克。

水煎。连服三十剂，而骨热解；再服六十剂，自受孕。

【方剂分解】

原文：此方之妙，补肾中之精，凉骨中之热，不清胞胎，而胞胎自无太热之患。然阴虚内热之人，原易受妊，今因骨髓过热，所以受精而变燥，以致难以育子。本非胞胎之不能受精，所以稍补其肾，以杀其火之有余，而益其水之不足，便易种子耳。

新解：此方中重用地骨皮以清骨髓中热，丹皮以泻火凉血，沙参、元参、麦冬、石斛以养阴润燥，且补肾中之精，五味子以收敛肾中之精气，加甘温之白术于一派养阴清热药之中，固气和中以利腰脐。如此则肾中精足，骨髓不热，胞胎不燥，冲任调和，便可受孕。

【按语】

肾主骨，生髓藏精，属水脏，主津液，为冲任之本。肺者，通调水道，为水之上源，肺与肾共司津液的生化与排泄。肺属金，为肾之母，今肾水不足，必上求救于母，子盗母气，肺金受累，故肺燥而咳；肾水匮乏，不能濡骨生髓，故骨髓中热；肾亏水不上济，故口干舌燥。

本节所论相当于现代医学“结核”类疾病，或中医“虚劳”证候，病非一朝一夕所生，治疗亦非三五剂药能愈。故傅氏曰：“连服三十剂，而骨热解，再服六十剂，自受孕。”

【证因辨治及方剂歌诀】

骨蒸内热型

骨蒸夜热受孕难，胞宫太热口舌干，
咳嗽吐沫遍体烧，宣服清骨滋肾煎。

清骨滋肾汤

清骨滋肾地骨皮，丹皮白术兼五味，
沙元二参麦石斛，骨蒸夜热不孕宜。

第九节　腰酸腹胀不孕

【原文】

妇人有腰酸背楚[①]，胸满腹胀，倦怠欲卧，百计求嗣，不能如愿。人以为腰肾之虚也，谁知是任督之困[②]乎！夫任脉行于前，督脉行于后，然皆从带脉之上下而行也。故任脉虚，则带脉坠于前；督脉虚，则带脉坠于后。虽胞胎受精，亦必小产。况任督之脉既虚，而疝瘕[③]之症必起。疝瘕碍胞胎而外障[④]，则胞胎缩于疝瘕之内，往往精施而不能受[⑤]，虽饵以玉燕，亦何益哉[⑥]？治法必须先去其疝瘕之病，而补其任督之脉，则提挈天地[⑦]，把握阴阳[⑧]，呼吸精气[⑨]，包裹成形，力足以胜任而无虑矣[10]。外无所障，内有所容[11]，安有不能生育之理。方用升带汤。

白术一两（土炒），人参三钱，沙参五钱，肉桂一钱（去粗，研），荸荠粉三钱，鳖甲三钱（炒），茯苓三钱，半夏一钱（制），神曲一钱（炒）

水煎。连服三十剂，而任督之气旺，再服三十剂，而疝瘕之症除。此方利腰脐之气，正升补任督之气也，任督之气升，而疝瘕自有难容之势，况方中有肉桂以散寒，荸荠以祛积，鳖甲之攻坚，茯苓之利湿，有形自化于无形，满腹皆升腾之气矣，何至受精而再坠乎哉！

【注释】

① 腰酸背楚：指腰酸困、背部痛苦不适的感觉。

② 困：贫乏。

③ 疝瘕：疝即为冲、狐、癫、厥、瘕、痨、癃七种，俗称疝气；瘕是指腹部有块，结聚浮瘕，推动乃移，假借他物而成形的病证。此指妇女癥瘕一类疾病，症见腹中有块，而伴有腰酸腹胀等。

④ 外障：指子宫周围的占位障碍物。

⑤ 精施而不能受：给其精液而不能受纳。

⑥ 饵以玉燕，亦何益哉：虽然赐以美食佳肴，但能有什么好处呢？

⑦ 提挈天地：挈（音 qiè）举起、提起之意。此指达到上下统一的目的。

⑧ 把握阴阳："阴阳"是代表着事物对立的两个方面，如天为阳、地为阴，火为阳、水为阴等。此指能够掌握阴阳变化的规律。

⑨ 呼吸精气："呼吸"是指吐纳过程，"精气"是指真气。如张景岳曰："呼接于天，故通乎气；吸接于地，故通于精。"以上⑦，⑧，⑨三句语皆出于《素问·上古天真论篇》。

⑩ 包裹成形，力足以胜任而无虑矣：此指宫内胚胎已经形成，再调补任督脉，使精气充足，满可以负担胎儿的发育生长，则不用发愁。

⑪ 外无所障，内有所容：指子宫的外围没有疝瘕之障碍，子宫之内可以使胎儿正常发育。

【原文眉批】

此方为有症瘕而设，故用沙参、荸荠粉、鳖甲以破坚理气。若无症瘕，去上三味，加杜仲一钱半、炒黑、泽泻一钱，炒，甘枸杞二钱，三味服之，腰酸腹胀自除矣。鳖甲破气，不可误服，惟有症瘕与肝郁者服之。

【译文】

升带汤是为患有症瘕而不孕者拟定的，故方用沙参、荸荠粉、鳖甲以破坚理气。如果没有症瘕，就不适宜用此三味药，必须减去，再加入杜仲 4.5 克（炒黑），泽泻 4.5 克（火炒），甘枸杞 6 克，服后腰酸腹胀的症状自然也会消除。告诫鳖甲能破气，只有症瘕与肝郁不舒者可以服用。

【病因病机】

原文：腰酸腹胀不孕，……谁知是任督之困乎！夫任脉行于前，督脉行于后，然皆从带脉之上下而行也。故任脉虚则带脉坠于前，督脉虚则带脉坠于后，虽胞胎受精，亦必小产。况任督之脉既虚，而症瘕之症必起，症瘕碍胞胎而外障，则胞胎缩于症瘕之内，往往精施而不能受，虽饵以玉燕，亦何益哉？

新解：此症多由于经期或产后余血未净，复受外感，而致宿血停滞，凝结成瘀，血瘀气滞，形成癥瘕积聚，积于胞中，阻碍气血，则经水失调，精难纳入，故难以摄精受孕成胎。

【临床表现】

原文：妇人有腰酸背楚，胸满腹胀，倦怠欲卧，百计求嗣，不能如愿。

新解：症见久婚不孕，下腹部有包块，月经后期，经行腹痛，经色暗黑或有血块，块出痛减，或有带下，腰酸腹胀，倦怠思卧，两胁或乳房胀痛，舌黯或舌边有瘀点，脉弦细或沉涩。

【辨证分型】腹中癥瘕型。

【治疗法则】

原文：治法必须先去其疝瘕之病，而补其任督之脉，……方用升带汤。

新解：治宜调理冲任、消坚散结。

【方剂名称及组成】

升带汤：白术 30 克（土炒），人参 9 克，沙参 15 克，肉桂 3 克（去粗，研），荸荠粉 9 克，鳖甲 9 克（炒），茯苓 9 克，半夏 3 克（制），神曲 3 克（炒）。

水煎。连服三十剂，而任督之气旺；再服三十剂，而疝瘕之症除。

【方剂分解】

原文：此方利腰脐之气，正升补任督之气也。任督之气升而疝瘕自有难容之势，况方中有肉桂以散寒，荸荠以祛积，鳖甲之攻坚，茯苓之利湿，有形自化于无形，满腹皆升腾之气矣，何至受精而再坠乎哉？

新解：此方中重用白术以利腰脐之气，人参益气升带，则任督之气升，而疝瘕难存，况方中有荸荠以除积，鳖甲以攻坚，半夏以祛痰湿，神曲以消积滞，茯苓以利湿，肉桂以散寒，沙参以养胃阴。全方配伍严谨，攻中有补，散中寓升，自然任督之气足而带脉自能升腾，有形之疝瘕化为无形，有益于受孕。

【按语】

《内经》中曰："任脉为病，……女子带下瘕聚。"今任督俱虚，带脉失调，发为疝瘕，积于胞中，则有碍胞宫摄精，故导致不孕。此症相当于现代医学的盆腔包块，如子宫肌瘤、卵巢囊肿等。如非药力所能及者，必须施行手术疗法。

【证因辨治及方剂歌诀】

腹中癥瘕型

任督脉虚癥瘕起，腰酸腹胀不孕育，
体倦乏力多思卧，升带散结最为贵。

升带汤

升带白术夏茯苓，人参桂曲并沙参，
鳖甲荸荠除癥积，任督气升能受孕。

第十节 便涩腹胀足浮肿不孕

【原文】

妇人有小水艰涩[①]，腹胀脚肿，不能受孕者，人以为小肠之热也，谁知是膀胱之气不化[②]乎！夫膀胱原与胞胎相近，膀胱病而胞胎亦病矣。盖水湿之气，必走膀胱，而膀胱不能自化，必得肾气相通，始能化水以出阴器[③]。倘膀胱无肾气之通，则膀胱之气化不行，水湿之气必且渗入胞胎之中，而成汪洋之势。汪洋之田，又何能生物也哉[④]？治法必须壮肾气，以分消胞胎之湿；益肾火，以运化膀胱之水，使先天之本壮，则膀胱之气化，胞胎之湿除，而汪洋之田，化成雨露之壤[⑤]矣。水化则膀胱利，火旺则胞胎暖，安有布种而不发生者哉[⑥]？方用化水种子汤：

巴戟天一两（盐水浸），白术一两（土炒），茯苓五钱，人参三钱，菟丝子五钱（酒炒），芡实五钱（炒），车前子二钱（酒炒），肉桂一钱（去粗，研）

水煎服。二剂膀胱之气化，四剂艰涩之症除，又十剂虚胀脚肿之病形消，再服六十剂，肾气大旺，胞胎温暖，易于受胎而生育矣。此方利膀胱之水，全在补肾中之气；暖胞胎之气，全在壮肾中之火。至于补肾之药，多是濡润之品，不以湿而益助其湿乎？然方中之药，妙于补肾之火，而非补肾之水，尤妙于补火而无燥烈之虞，利水而非荡涤⑦之猛，所以膀胱气化，胞胎不湿，而发荣长养无穷与⑧！

【注释】

① 小便艰涩：指小便不通畅。

② 膀胱之气不化：膀胱是汇聚水液的器官，通过自身的气化而将水液排出体外，以调节人体的水液平衡，否则，水道不利，则小便艰涩不通。如《素问·灵兰秘典论篇》中曰："膀胱者，州都之官，津液藏焉，气化则能出焉。"

③ 阴器：指尿道或外生殖器。

④ 汪洋之田，又何能生物也哉：比喻田地被水淹如汪洋大海，又如何能生长庄稼呢？意为胞胎被水湿所浸，好像汪洋之田，怎么能受孕呢？

⑤ 汪洋之田化成雨露之壤：被水淹的田地变成湿润的土壤。比喻胞胎无水湿之浸，即成为湿润的孕育之地。

⑥ 安有布种而不发生者哉：哪里会有播下种子而不长庄稼的道理呢？

⑦ 荡涤：冲洗、清除之意。

⑧ 而发荣长养无穷与：如果创造了这些有利的条件，则今后的发展前途是无限的。"与"同"欤"，文言助词，表示疑问或感叹。

【原文眉批】

便涩腹胀足浮肿，此症极多，不惟不能受孕，抑且渐添杂症，久而不愈，甚有成劳瘵不治者。此方补水而不助湿，补火而使归原，善极。不可加减一味，若无好肉桂，以破故纸一钱，炒代之，用核桃仁二个，连皮烧黑，去皮用仁作引。若用好肉桂，即可不用核桃引。

【译文】

小便艰涩不利、腹中胀满、两脚浮肿者，患有不孕症的非常多。凡有以上三种症状者，不但难以受孕，而且会合并很多杂症，如果经久不愈，还会发展成为劳病而更难于治疗。化水种子汤这个方剂，能补水之不足，但不会助其水湿，补其火而能使火归原。其配伍太高明了，故不可以随意加减其中的一味药。如果没有质量好的肉桂，可以用破故纸 3 克（炒）代之，再加核桃仁二个，连皮烧黑，使用时，去掉皮而只用仁作为药引，若使用上好肉桂，即可不使用核桃作药引。

【病因病机】

原文：便涩腹胀足浮肿不孕，……谁知是膀胱之气不化乎！……倘膀胱无肾气之通，则膀胱之气化不行，水湿之气，必且渗入胞胎之中，而成汪洋之势，汪洋之田，又何能生物也哉？

新解：此症多由于肾中阳虚，不能温膀胱以化气行水，以致胞胎积水，故难以摄精而受孕。

【临床表现】

原文：妇人有小水艰涩，腹胀脚肿，不能受孕者。

新解：症见久婚不孕，月经后期或闭经，月经量少色淡，质稀，四肢欠温，腰膝酸软，小腹胀满隐痛，下肢浮肿，小便点滴不畅，甚至尿闭不通，舌质淡苔薄白，脉沉迟无力。

【辨证分型】 气化不利型。

【治疗法则】

原文：治法必须壮肾气以分消胞胎之湿，益肾火以运化膀胱之水，使先天之本壮，则膀胱之气化，胞胎之湿除，而汪洋之田，化成雨露之壤矣。水化则膀胱利，火旺则胞胎暖，安有布种而不发生者哉？方用化水种子汤。

新解：治宜补肾健脾、化气行水。

【方剂名称及组成】

化水种子汤：巴戟 30 克（盐水浸），白术 30 克（土炒），茯苓15克，人参9克，菟丝子15克（酒炒），芡实15克（炒），车前子6克（酒炒），肉桂3克（去粗，研）。

水煎。服二剂，膀胱之气化；四剂艰涩之症除；又十剂虚胀脚肿之病形消；再服六十剂肾气大旺，胞胎温暖，易于受胎而生育矣。

【方剂分解】

原文：此方利膀胱之水，全在补肾中之气，暖胞胎之气，全在壮肾中之火。至于补肾之药，多是濡润之品，不以湿而益助其湿乎？然方中之药妙于补肾之火，而非补肾之水，尤妙于补火而无燥烈之虞，利水而非荡涤之猛，所以膀胱气化，胞胎不湿，而发荣长养无穷与。

新解：此方中重用巴戟以壮肾中之阳，白术以健脾扶中。盖水之运行，其本在肾，其制在脾，故膀胱气化不利，首先在于温补肾阳与健脾除湿。更用人参、茯苓以补气健脾，扶土以制水，菟丝子、芡实以温脾补肾，肉桂补肾助阳，补命门中真火，可以引火归元，以助膀胱之气化，车前子能利水消肿。诸药合方，为壮肾中之阳、健脾除湿、利水消肿之剂，故用于治疗因膀胱气化不利引起的不孕症有效。

【按语】

《素问·经脉别论》中曰："饮入于胃，游溢精气，上输于脾，脾气散精，上归于肺，通调水道，下输膀胱，水精四布，五经并行。"据此可知，脾的功能是为胃行其津液，为三焦水道之机括，今脾不运湿，不能转输津液，则水湿停滞，影响肾与膀胱的气化，水道为之壅滞，于是产生小便滞涩、浮肿等脾肾阳虚症状。

化水种子汤中用白术以健脾除湿，输转脾津，使脾能散精，上归于肺，肺为水之上源以通调水道。而水之所以能化为气，全赖命门的蒸煦作用，若脾得白术之健运而无命门火的作用，则虽能输布水液却仍不能正常地运行，故用肉桂、巴戟等以温肾阳，补命门之火，釜底加薪，一则助脾气蒸腾，一则助膀胱气化，使水液得肾阳的蒸动，气化遂行。再用茯苓从肺以通调水道，下输膀胱，故水道通畅无阻；方中菟丝、芡实等以补脾肾，益其精，补而不腻，温而不燥。正如傅氏曰："此方利膀胱之水，全在补肾中之气；暖胞胎之气，全在壮肾中之火。至于补肾之药，多是濡润之品，……然方中之药妙于补肾之火，而非补肾之水，尤妙于补火而无燥烈之虞，利水而非荡涤之猛，所以膀胱气化，胞胎不湿。"

【证因辨治及方剂歌诀】

气化不利型

使涩腹胀足浮肿，气化不利水湿停，
水渗胞宫难受孕，补肾健脾喜气盈。

化水种子汤

化水种子巴戟参，白术芡实菟茯苓，
肉桂车前除寒湿，肾气大旺暖胞宫。

下卷

第六章 妊 娠

【概述】

妇人怀孕以后，肾气旺于平时，冲任脉亦盛，阴精气血皆聚会于下，以养胞宫而育胎儿。如血不足，则胎儿失养；若气旺而热，热则耗血而胎不安。故妊娠用药，常以清热养血为主；虽有兼证，但以安胎为主。安胎之法，须辨别属母病，或属子病，方可无失矣。如系母病以致胎动者，只疗母病，其胎自安；若属胎气不固或有触动而伤胎，以致母病者，但安其胎，则母病自愈。

治疗妊娠之疾患，古人有“胎前三禁”之说，即不可汗、不可下、不可利小便也。因过汗则亡阳伤气，过下则亡阴伤血，利小便则损伤津液而胃中枯燥，故用药不得犯三禁。并非绝对不可，但必须小心谨慎，适可而止。如《内经》中曰：“衰其大半而止”，方可不伤胎气，胎则自安。

妊娠疾病包括：妊娠恶阻，妊娠浮肿，妊娠少腹痛，妊娠子悬等。

第一节 妊娠恶阻[①]

【原文】

妇人怀娠之后，恶心呕吐，思酸解渴，见食增恶，困倦欲卧，人皆曰妊娠恶阻也，谁知肝血太燥乎！夫妇人受妊，本于肾气[②]之旺也，肾旺是以摄精，然肾一受精而成娠[③]，则肾水生胎，不暇[④]化润于五脏；而肝为肾之子，日食母气以舒[⑤]，一日无津液之养，则肝气迫索[⑥]，而肾水不能应，则肝益急[⑦]，肝急则火动而逆也；肝气既逆，是以呕吐恶心之症生焉。呕吐纵[⑧]不至太甚，而其伤气则一也[⑨]。气既受伤，则肝血愈耗，世人用四物汤治胎前诸症者，正以其能生肝之血也。然补肝以生血，未为不佳[⑩]，但生血而不知生气，则脾胃衰微，不胜频呕，犹恐气虚则血不易生也。故于平肝补血之中，加以健脾开胃之品，以生阳气，则气能生血，尤益胎气耳，或疑气逆而补气之药，不益助其逆乎[⑪]？不知妊娠恶阻，其逆不甚，且逆是因虚而逆[⑫]，非因邪而逆[⑬]也，因邪而逆者，助其气则逆增[⑭]；因虚而逆者，补其气则逆转[⑮]。况补气于补血之中，则阴足以制阳，又何虑其增逆乎！宜用顺肝益气汤：

人参一两，当归一两（酒洗），苏子一两（炒，研），白术三钱（土炒），茯苓二钱，熟地五钱（九蒸），白芍三钱（酒炒），麦冬三钱（去心），陈皮三分，砂仁一粒（炒，研）神曲一钱（炒）

水煎。服一剂轻，二剂平，三剂痊愈。此方平肝则肝逆除，补肾则肝燥息，补气则血易生。凡胎病而少带恶阻者，俱以此方投之无不安，最有益于胎妇，其功更胜于四物焉。

【注释】

① 妊娠恶阻：指妊娠早期反复出现恶心呕吐、头晕厌食甚或食入即吐，进而影响孕妇健康的病证，称为“恶阻”。又名“妊娠恶阻”如《胎产心法》中曰：“恶阻者，谓有胎气，恶心阻其饮食也。”

② 肾气：是禀赋于先天之精气，由父母双方的精血结合而成，具有促使生长发育的作用，先天之精又赖于后天之精不断滋生。精化气、气生精，精生血，精血同源，相互资生，精血是女性生理活动的物质基础，肾气充沛，开阖有时，则阴液不断输入任脉以供妊养之需。

③ 肾一受精而成娠：此指肾气旺则容易受精而成孕，并非指受精的部位在肾。当男女性交时，有大量的精子随其精液射入女子阴道的深部，通过子宫而进入输卵管，约在输卵管的三分之一处，多数的精子将卵子包围，但是，通常仅有一个精子能与卵子结合成一体，这种现象被称为“受精”。

④ 不暇：没有空闲的时间，应接不暇。

⑤ 日食母气以舒：此指肝需要经常不断地依赖肾水的滋润才能保持肝气舒畅条达的生理状态。

⑥ 肝气迫索：迫，指迫不及待；索，索取之意。此指肝不断向肾索取阴精来供本身之所需。

⑦ 肝益急：由于肾水匮乏而不能涵木，则肝气亢盛而气逆。

⑧ 纵：连词，即使之意。

⑨ 而其伤气则一也：仍然能够伤气，其中道理是一样的。

⑩ 未为不佳：未，否定词，没有之意，此指用四物汤治疗胎前诸症以生肝血，没有什么不好的。

⑪ 不益助其逆乎：这不是使气逆更加严重吗？

⑫ 逆是因虚而逆：指肝失濡润而肝体失养以致肝气偏旺而横逆。此为虚证。

⑬ 因邪而逆：指由于肝气郁结，不能通达而致肝气偏旺而横逆。此为实证。

⑭ 因邪而逆者，助其气则逆增：由于肝气郁结引起的气逆实证，如果再使用补气药品，则气逆更加严重。

⑮ 因虚而逆者，补其气则逆转：由于肝血不足而肝失濡养引起的气逆虚证，如果使用补气药，则药证相对，气逆才有转机。

【原文眉批】

亦有肝郁气滞，胸膈膨闷，见食不恶，不能多食，虽系妊娠，而非恶阻，宜分别治之，后另有方，方极效。但苏子一两疑是一钱之误，然因初上元生人，禀体最壮，或非用一两不效，今当下元，用一钱可也，万不可用一两。

疏肝化滞汤：全当归六钱（酒洗），杭芍三钱（酒炒），白扁豆四钱（去皮），云苓二钱，香附二钱（炒焦），砂仁钱半

(炒研),条芩八分(炒焦),神曲钱半(炒焦),广皮八分,薄荷六分,甘草五分,水煎服。(另书有党参去芦三钱)

【译文】

另外,还有孕妇由于肝郁气滞而致胸膈满闷,但可以进食,而不能多食,病非恶阻,宜分别治之,后另设专方。

顺肝益气汤中所用苏子量为30克,但苏子降气,不能多用,疑为3克之误,或是古代之人身体壮实,必须用至30克也有可能,近代人最好用3克即可,千万不可以用30克。

疏肝化滞汤为肝郁气滞而设,凡因虚所致妊娠恶阻者,不能使用,处方如下。

全当归18克(酒洗),杭芍9克(酒炒),白扁豆12克(去皮),云苓6克,香附6克(炒焦),砂仁4.5克(炒研),条芩2.4克(炒焦),神曲4.5克(炒焦),广陈皮2.4克,薄荷1.8克,甘草1.5克。水煎服。

【病因病机】

原文:妊娠恶阻,……谁知肝血太燥乎!夫妇人受妊,本于肾气之旺也,肾旺足以摄精,然肾一受精而成娠,则肾水生胎,不暇化润于五脏,而肝为肾之子,日食母气以舒,一日无津液之养,则肝气迫索,而肾水不能应,则肝益急,肝急则火动而逆也,肝气既逆,是以呕吐恶心之症生焉,呕吐纵不至太甚,而其伤气则一也,气既受伤,则肝血愈耗。

新解:妊娠之后,阴血下聚以养胎元,故肝血相对不足,肝失濡养而偏亢,则肝气横逆犯胃,中土受伤,胃失和降,冲气上逆而发为恶阻。

【临床表现】

原文:妇人怀妊之后,恶心呕吐,思酸解渴,见食增恶,困倦欲卧,人皆曰妊娠恶阻也。

新解：妊娠早期，症见恶心，呕吐苦水或酸水，口渴，不思食，头晕，倦怠思卧，脘腹胀闷，嗳气叹息，舌淡苔薄白，脉弦滑。

【辨证分型】 肝胃不和型。

【治疗法则】

原文：故于平肝补血之中，加以健脾开胃之品，以生阳气，则气能生血，尤益胎气耳，或疑气逆而用补气之药，不益助其逆乎？不知妊娠恶阻，其逆不甚，且逆是因虚而逆，非因邪而逆也。因邪而逆者，助其气则逆增，因虚而逆者，补其气则逆转。况补气于补血之中，则阴足以制阳，又何虑其增逆乎？宜用顺肝益气汤。

新解：治宜健脾益气、和胃降逆。

【方剂名称及组成】

顺肝益气汤：人参 30 克，当归 30 克（酒洗），苏子 30 克（炒研），白术 9 克（土炒），茯苓 6 克，熟地 15 克（九蒸），白芍 9 克（酒炒），麦冬 9 克（去心），陈皮 0.9 克，砂仁一粒（炒研），神曲 3 克（炒）。

水煎。服一剂轻，二剂平，三剂痊愈。

【方剂分解】

原文：此方平肝则肝逆除，补肾则肝燥息，补气则血易生，凡胎病而少带恶阻者，俱以此方投之无不安，最有益于胎妇，其功更胜于四物焉。

新解：此方中用人参、当归、熟地补其气血，白芍、苏子以平肝降逆，白术、神曲、茯苓、砂仁以健脾开胃，麦冬以养胃，生津止渴。此方之妙，主要在于补气，补气则能生血，血旺则肝逆得平，更用平肝健胃之品，其效更佳，故适用于治疗因肝血不足引起的气逆犯胃之妊娠恶阻。

【按语】

妊娠早期反复出现恶心呕吐、头晕、厌食，甚或食入即吐，直接影响孕妇身体健康的病证，称为“恶阻”，又称“妊娠呕吐”，但亦有部分孕妇在怀孕的早期虽然出现食欲不佳，胃纳减少、或有轻微恶心呕吐的现象，一般并不影响孕妇的身体健康，且可经过一段时间不治而愈，此乃孕妇早期的妊娠反应，不属“恶阻”。

妊娠恶阻的病因病机主要在于“冲气上逆，胃失和降”。临床以脾胃虚弱、痰湿阻滞、肝胃不和为多见。严重的恶阻，剧烈的呕吐，应当尽早予以治疗，否则，脏气受损，胎元失养，则伤及胎气而致胎动不安。

本节中顺肝益气汤专为治疗妊娠恶阻而设，但此方偏重于治疗虚实夹杂型。临床应用时，可将人参、当归、苏子用量均减半为宜。

此外，亦有因怒气伤肝而致胸胁满闷，或饮食停积而出现呕吐酸物、嗳气厌食、胸腹胀满等证候，不可作恶阻治疗，治宜疏肝解郁，或和中消导即可。临证时，应根据病史及症状等予以鉴别，做出正确诊断。

【证因辨治及方剂歌诀】

肝胃不和型

妊娠恶阻肝气逆，胃失和降脾气虚，
恶心呕吐不思食，平肝降逆益脾气。

顺肝益气汤

顺肝益气参术苓，归芍熟地麦砂仁，
陈皮苏子炒神曲，妊娠恶阻有奇功。

第二节　妊娠浮肿

【原文】

妊妇有至五个月，肢体倦怠，饮食无味，先两足肿，渐至遍身头面俱肿，人以为湿气使然①也，谁知是脾肺气虚乎！夫妊娠虽有按月养胎之分②，其实不可拘于月数，总以健脾补肺为大纲。盖脾统血、肺主气、胎非血不荫③，非气不生，脾健则血旺而荫胎，肺清则气旺而生子，苟肺衰则气馁④，气馁则不能运气于皮肤矣；脾虚则血少，血少则不能运血于肢体矣。气与血两虚，脾与肺失职，所以饮食难消，精微不化，势必至气血下陷，不能升举，而湿邪即乘其所虚之处，积而成浮肿症。非由脾肺之气血虚而然耶。治法当补其脾之血与肺之气，不必祛湿，而湿自无不去之理。方用加减补中益气汤：

人参五钱，黄芪三钱（生用），柴胡一钱，甘草一分，当归三钱（酒洗），白术五钱（土炒），茯苓一两，升麻三分，陈皮三分

水煎。服四剂即愈，十剂不再犯。夫补中益气汤之立法也，原是升提脾肺之气，似乎益气而不补血，然而血非气不生，是补气即所以生血。观当归补血汤，用黄芪为君，则较著彰明⑤矣。况湿气乘脾肺之虚而相犯，未便⑥大补其血，恐阴太盛而招阴⑦也。只补气而助以利湿之品，则气升而水尤易散，血亦随之而生矣。然则何以重用茯苓而至一两，不几⑧以利湿为君乎？嗟！嗟！湿症而不以此药为君，将以何者为君乎！况重用茯苓于补气之中，虽曰渗湿，而仍是健脾清肺之意。且凡利水之品，多是耗气之药，而茯苓与参术合，实补多

于利，所以重用之以分湿邪，即以补气血耳。

【注释】

① 使然：所致之意。

② 按月养胎之分：胎儿的发育状况，早在北齐，徐之才就有所描述，他指出："妊娠一月始胚，二月始膏，三月始胞，四月形体成，五月能动，六月筋骨立，七月毛发生，八月脏腑具，九月谷气入胃，十月诸神备，日满即产矣。"这对于孕妇在孕期的生活起居、饮食宜忌等方面具有指导意义。

③ 荫：滋润养护之意。

④ 苟肺衰则气馁：苟，如果之意；馁，饥饿、没勇气。此指如果肺虚则气不足。

⑤ 较著彰明：也作"彰明较著"，比喻极其明显的意思。

⑥ 未便：不便于之意。

⑦ 恐阴太盛而招阴：恐怕使用滋阴之药而致使湿气更盛。

⑧ 不几：差不多之意。

【原文眉批】

白术一味，今多以苍术充之，于白术伪者更多。白术补胎、苍术打胎，用者宜审。若恐其伪，以白扁豆、山药代之较妥。二术气味不同，臭之可辨。

【译文】

白术，近来多用苍术冒充代替使用，用假劣白术者更为多见。白术是补胎之药，苍术是打胎之品，使用时必须认真审查。如果恐怕是假品白术，可以用白扁豆、山药二味药代替，比较安全妥当。白术与苍术的气味不同，用鼻子闻一下就可以辨别。

【病因病机】

原文：妊娠浮肿，……谁知是脾肺气虚乎！……盖脾统血，肺主气，胎非血不荫，非气不生，脾健则血旺而荫胎，肺清则气旺而生子，苟肺衰则气馁，气馁则不能运气于皮肤矣。脾虚则血少，血少则不能运血于肢体矣。气与血两虚，脾与肺失职，所以饮食难消，精微不化，势必至气血下陷，不能升举，而湿邪即乘其所虚之处，积而成浮肿症，非由脾肺之气血虚而然耶。

新解：此症多由于孕妇素体不足，脾肺气虚所致。盖脾主运化，肺主通调水道，今脾肺俱虚，脾气虚则不能运化水湿，肺气虚则无以布津，气机升降不利而导致水液潴留，泛溢于肌肤之间，发为浮肿。

【临床表现】

原文：妊妇有至五个月，肢体倦怠，饮食无味，先两足肿，渐至遍身头面俱肿。

新解：症见妊娠数月后，面目四肢，甚或全身浮肿，皮肤薄而光亮，按之凹陷难起，气短懒言，倦怠乏力，食欲不振，腹胀便溏，小便短少，口淡无味，舌质胖润，苔白腻，脉滑缓无力。

【辨证分型】 脾气虚弱型。

【治疗法则】

原文：治法当补其脾之血与肺之气，不必祛湿，而湿自无不去之理，方用加减补中益气汤。

新解：治宜健脾益气、利湿消肿。

【方剂名称及组成】

加减补中益气汤：人参 15 克，黄芪 9 克（生用），柴胡 3 克，甘草 0.3 克，当归 9 克（酒洗），白术 15 克（土炒），茯苓 30 克，升麻 0.9 克，陈皮 0.9 克。

水煎。服四剂即愈，十剂不再犯。

【方剂分解】

原文：夫补中益气汤之立法也，原是升提脾肺之气，似乎益气而不补血。然而血非气不生，是补气即所以生血。观当归补血汤，用黄芪为君，则较著彰明矣。况湿气乘脾肺之虚而相犯，未便大补其血，恐阴太盛而招阴也。只补气而助以利湿之品，则气升而水尤易散，血亦随之而生矣。然则何以重用茯苓而至一两，不几以利湿为君乎？嗟嗟！湿症而不以此药为君，将以何者为君乎！况重用茯苓于补气之中，虽曰渗湿，而仍是健脾清肺之意。且凡利水之品，多是耗气之药，而茯苓与参术合，实补多于利，所以重用之，以分湿邪，即以补气血耳。

新解：此方以升提脾肺之气为主，气足则血生，方中虽不用利湿之辈，而气升则水湿自能散。至于重用茯苓于补气药之中，因茯苓虽渗湿，但以调为主，意在健脾清肺；且若茯苓之用量不足，则恐参芪、升柴之益阳助火太过。由此可见傅氏立法处方严谨，用药善于加减变通，恰到好处。

【按语】

妊娠晚期（指怀孕七、八月后），常见有足踝部或累及双膝轻度浮肿，但平卧后可自消，且无其他不适，此属正常现象，不作病论。若怀孕四、五月之后，水肿持续不退，或由局部延及全身，甚至颜面四肢俱肿者，则称为“妊娠水肿”，属妊娠中毒范畴。目前西医认为，可能是由于妊娠期大脑皮质与皮质下部中枢兴奋与抑制过程发生障碍所致。临床多见于初产妇或羊水过多者，亦可见于妊娠肾病，或妊娠先兆子痫（妊娠后期出现高血压、水肿、蛋白尿等体征）等。

中医所谓“妊娠肿胀”，即指“水肿”与“气肿”两大类。水肿者，病位在脾肾，其症多虚；气肿者，病位在肝，其症多实。

由于发病的部位或程度的不同，尚有“子满”、“子气”、“皱足”、“脆足”之称。如子满者，遍身俱肿，腹胀而喘；子气者，自膝至足肿，尿便清长；如妊娠前半期发病者，称为“皱足”或“脆足”。以上症状治法各异，临床不可不辨。

傅氏所曰“加减补中益气汤”，实为补中益气汤加茯苓，此由于传抄之误，应名为“加味补中益气汤”。

【证因辨治及方剂歌诀】

脾气虚弱型

妊娠浮肿名子肿，缘由胞胎水湿浸，
脾肺气血皆虚弱，补气益脾肿自平。

加味补中益气汤

妊娠浮肿脾气衰，气虚血少湿为灾，
补中益气加茯苓，肿消体健益于胎。

第三节　妊娠少腹疼

【原文】

妊娠少腹作疼，胎动不安，如有下坠之状，人只知带脉无力也，谁知是脾肾之亏乎！夫胞胎虽系于带脉，而带脉实关于脾肾，脾肾亏损则带脉无力，胞胎即无以胜任矣。况人之脾肾亏损者，非饮食之过伤，即色欲之太甚。脾肾亏则带脉急，胞胎所以有下坠之状也。然则胞胎之系，通于心与肾，而不通于脾，补肾可也，何故补脾？然脾为后天，肾为先天，脾非先天之气不能化①，肾非后天之气不能生②，补肾而不补脾，则肾之精何以遽生也？是补后天之脾，正所以补先天之肾也；补先后二天之脾与肾，正所以固胞胎之气与血，脾肾可不均补乎[3]！方用安奠二天[4]汤：

人参一两（去芦），熟地一两（九蒸），白术一两（土炒），山药五钱（炒），炙草一钱，山萸五钱（蒸，去核），杜仲三钱（炒黑），枸杞二钱，扁豆五钱（炒，去皮）

水煎。服一剂而疼止，二剂而胎安矣。夫胎动乃脾肾双亏之症，非大用参、术、熟地补阴补阳之品，断不能挽回于顷刻。世人往往畏用参术或少用，以冀建功[5]，所以寡效[6]。此方正妙在多用也。

【注释】

① 脾非先天之气不能化：指脾的运化功能是靠命门之火的温养而完成的。

② 肾非后天之气不能生：指肾精的充盛是依赖脾化生之水谷精微而充养的。

③ 脾肾可不均补乎：为什么说脾与肾不能同时补呢？

④ 安奠二天：安奠，安稳之意，二天指脾与肾二脏。

⑤ 以冀建功：希望收到效果。

⑥ 所以寡效：所以收效不大。

【原文眉批】

人参一两，无力者以党参代之。无上党参者，以嫩黄芪代之。

【译文】

安奠二天汤中用人参 30 克，但人参比较昂贵，经济条件有限者，可以用党参代替，如果没有上好党参，可以用嫩黄芪代替。

【病因病机】

原文：妊娠少腹作疼…谁知是脾肾之亏乎！夫胞胎虽系于带脉，而带脉实关于脾肾，脾肾亏损则带脉无力，胞胎即无以胜任矣。……胞胎所以有下坠之状也。

新解：此症多由于妊娠期间房事不节而致肾虚，肾气虚则冲任不固，故胎失所养；饮食失调而伤脾，脾虚则运化失司，而生化之源不足，故胎无所济。脾肾两虚，则带脉失约，故胞胎失养而腹痛乃作。

【临床表现】

原文：妊娠少腹作疼，胎动不安，如有下堕之状。

新解：症见妊娠期间少腹痛，痛势绵绵，且有下堕之感，腰部酸痛，面色萎黄，倦怠乏力，纳少便溏，头晕耳鸣，舌质淡苔薄白，脉滑无力。

【辨证分型】 脾肾两虚型

【治疗法则】

原文：补先后二天之脾与肾，正所以固胞胎之气与血，……方用安奠二天汤。

新解：治宜健脾益肾安胎。

【方剂名称及组成】

安奠二天汤：人参 30 克（去芦），熟地 30 克（九蒸），白术 30 克（土炒），山药 15 克（炒），山萸 15 克（蒸，去核），炙草 3 克，杜仲 9 克（炒黑），枸杞 6 克，扁豆 15 克（炒，去皮）。

水煎服。一剂而疼止，二剂而胎安矣。

【方剂分解】

原文：夫胎动乃脾肾双亏之症，非大用参术熟地补阴补阳之品，断不能挽回于顷刻。世人往往畏用参术，或少用以冀建功，所以寡效。此方正妙在多用也。

新解：此方中用人参、白术、山药、扁豆、炙草以补脾之气；熟地、山萸、杜仲、枸杞以益肾之精，固冲以安胎。此方药重而力专，脾肾兼固，阴阳互补，诚为一张补虚安胎之良方。

【按语】

本节所述系指“滑胎”，凡连续三次以上自然发生堕胎、小产者，称为“滑胎”，即现代医学之习惯性流产。

滑胎之因，多由于气血不足、脾肾两虚、阴虚血热、癥瘕积聚等引起。本节所论为脾肾两虚所致。肾为先天之本，若先天禀赋不足，肾气未充，肾精未实，或因房事过度以致肾气亏虚，肾精暗耗，无以安胎系胞；脾为后天之本，若忧思劳倦，内伤脾土，脾虚而固摄无权，化源不足，则无以养胎系胞。脾肾皆虚，冲任失固，胎失系载，因而屡孕屡堕，发为滑胎。

此外，本节所论之主症为“妊娠少腹痛”，其临床表现以小腹痛为主，主要是因为胞脉阻滞，气血运行不畅所致，属中医“胞阻”范畴。如《医宗金鉴·妇科心法要诀》中曰：“孕妇腹痛名为胞阻。”倘腹痛久而不止，其痛伤及胞络，内动胎元，亦可导致胎动不安，甚至发生堕胎，小产。若孕妇素体虚弱，气血不足，气虚则运行无力，血少则血行艰涩，所以胞脉阻滞，胞胎失养不营而疼痛乃作。但亦有因阴寒内盛而致气血运行不畅，或肝气郁结，气郁而血行不畅，胞脉受阻，发为小腹疼痛。

临床所遇妊娠少腹痛者，必须结合其病史、体征等，详加辨析，做出正确诊断，不能只凭现象，造成误诊，贻误病情。如现代医学中的“异位妊娠”（主要指宫外孕）、妊娠合并急性阑尾炎或卵巢囊肿蒂扭转等症，必须借助有关检查，以资鉴别。

本节所主方剂安奠二天汤的组成药物均系补益脾肾之味，只适合于一般滑胎者应用，非妊娠腹痛重症所宜。故因妊娠急性出血，伴腹痛剧烈、晕厥或休克者，应采取中西医结合方法进行治疗，以防止意外情况的发生。

【证因辨治及方剂歌诀】

脾肾两虚型

妊娠少腹堕而痛，脾肾两虚胎欲动，
冲任失调胎失养，须补二天保安宁。

安奠二天汤

安奠二天熟地参，白术山药萸杜仲，
扁豆枸杞炙甘草，专治妊娠少腹痛。

第四节 妊娠口干咽痛

【原文】

妊妇至三四个月，自觉口干舌燥，咽喉微痛，无津以润，以至胎动不安，甚则血流如经水，人以为火动之极也，谁知是水亏之甚乎！夫胎也者，本精与血之相结而成，逐月养胎，古人每分经络[①]，其实均不离肾水之养，故肾水足而胎安，肾水亏而胎动。虽然肾水亏又何能动胎，必肾经之火动，而胎始不安耳。然而火之有余，仍是水之不足，所以火炎而胎必动，补水则胎自安，亦既济之义也。惟是肾水不能遽生，必须滋补肺金，金润则能生水，而火有逢源之乐矣。水既有本，则源泉混混[②]矣，而火又何难制乎！再少加以清热之品，则胎自无不安矣。方用润燥安胎汤：

熟地一两（九蒸），生地三钱（酒炒），山萸肉五钱（蒸），麦冬五钱（去心），五味一钱（炒），阿膠二钱（蛤粉炒），黄芩二钱（酒炒），益母二钱

水煎。服二剂而燥息，再二剂而胎安。连服十剂，而胎不再动矣。此方专填肾中之精，而兼补肺，然补肺仍是补肾之

意，故肾经不干燥，则火不能灼[③]，胎焉[④]有不安之理乎？

【注释】

① 逐月养胎，古人每分经络：如北宋徐之才在《逐月养胎法》中曰："妊娠一月，足厥阴脉养；妊娠二月，足少阳脉养；妊娠三月，手少阴脉养；妊娠四月，手少阳脉养；妊娠五月，足太阴脉养；妊娠六月，足阳明脉养；妊娠七月，手太阴脉养；妊娠八月，手阳明脉养；妊娠九月，足少阴脉养；妊娠十月，五脏俱备，六腑齐通。"

② 混混：古同"滚"。形容水滚滚流动的样子。

③ 火不能灼：指火焰不再继续燃烧。

④ 焉：文言疑问词。哪里、怎么之意。

【原文眉批】

方极妙。用之立应。万不可因咽痛而加豆根，射干等药；亦不可因过润而加云苓。

【译文】

润燥安胎汤这个方子非常好，使用时能够立即见效。临证时千万不可以因为咽喉疼痛而加入过于寒凉之山豆根、射干，也不能以为此方剂过于滋润而随意加入利水渗湿之茯苓。

【病因病机】

原文：妊娠口干咽痛……谁知是水亏之甚乎！……肾水足而胎安，肾水亏而胎动，……然而火之有余，仍是水之不足，所以火炎而胎必动。

新解：此症多由于肾阴虚损，以致虚热内生，热伤冲任，冲任失固，扰动胎元则胎动不安；血为热迫而妄行，不能养胎，发为胎漏；肾水不足，则无以制火，火性炎上，以致咽喉微痛；肾水不能上济，无津以润，故口干舌燥。

【临床表现】

原文：妊娠至三四个月，自觉口干舌燥，咽喉微痛，无津以润，以至胎动不安，甚则血流如经水。

新解：症见口干舌燥，咽喉微痛，手足心热，舌质红少苔，脉细滑而数，或小腹坠胀疼痛，或阴道出血，其色鲜红。

【辨证分型】 肾阴不足型。

【治疗法则】

原文：补水则胎自安，亦既济之义也。惟是肾水不能遽生，必须滋补肺金，金润则能生水，而水有逢源之乐矣。水既有本，则源泉混混矣，而火又何难制乎。再少加以清热之品，则胎自无不安矣。方用"润燥安胎汤"。

新解：治宜滋阴清热、润燥安胎。

【方剂名称及组成】

润燥安胎汤：熟地 30 克（九蒸），生地 9 克（酒炒），山萸肉 15 克（蒸），麦冬 15 克（去心），五味子 3 克（炒），阿胶 6 克（蛤粉炒），黄芩 6 克（酒炒），益母草 6 克。

水煎服。二剂而燥息，再二剂而胎安，连服十剂而胎不再动矣。

【方剂分解】

原文：此方专填肾中之精，而兼补肺，然补肺仍是补肾之意，故肾经不干燥，则火不能灼，胎焉有不安之理乎！

新解：此方用熟地、山萸、阿胶专补肾中之精，用麦冬、五味子以补肺与肾，且能生津，再加黄芩、生地、益母草以清血中之热，故肾水足，火不复燃烧，则诸证可除，胎自安矣。

【按语】

本节所述系指胎漏及胎动不安，现代医学称为"先兆性流产"。怀孕以后，阴道不时少量下血或时下时止或淋漓不断，但无腰酸腹痛及小腹下坠等感觉者，称为胎漏，亦名漏胎、胞漏、漏胞；若先感胎动下坠，腰酸腹痛或坠胀不适，继而或有少量阴道下血者为胎动不安。

临床可根据阴道下血及腰腹疼痛的轻重程度并结合孕妇的体质等，作为判断是否维持妊娠的依据。

由于病因病机的不同，本病可分为肾虚、血热、气血两虚、外伤等证型，但需与激经（垢胎）、尿血、葡萄胎（怪胎）、异位妊娠等相鉴别。

【证因辨治及方剂歌诀】

肾阴不足型

妊娠口干咽喉痛，肾水不足虚火升，
胎动不安或下血，滋阴润燥津液生。

润燥安胎汤

妊娠咽痛肾水亏，二地山萸胶五味，
麦冬黄芩益母草，润燥安胎此方推。

第五节　妊娠吐泻腹疼

【原文】

妊妇上吐下泻，胎动欲坠。腹疼难忍，急不可缓，此脾胃虚极而然也。夫脾胃之气虚，则胞胎无力，必有崩坠之虑。况又上吐下泻，则脾与胃之气，因吐泻而愈虚，欲胞胎之无恙也得乎[①]！然胞胎疼痛，而究不至下坠者何也？全赖肾气之固也。胞胎系于肾而连于心，肾气固则交于心。其气通于胞胎，此胞胎之所以欲坠而不得也。且肾气能固，则阴火必来生脾[②]；心气能通，则心火必来援胃[③]，脾胃虽虚而未绝，则胞胎虽动而不坠，可不急救其脾胃乎！然脾胃当将绝而未绝之时，只救脾胃而难遽生，更宜补其心肾之火，使之生土，则两相接续，胎自固而安矣。方用援土固胎汤：

人参一两，白术二两（土炒），山药一两（炒），肉桂二钱（去粗，研），制附子五分，续断三钱，杜仲三钱（炒黑），山萸一两（蒸，去核），枸杞三钱，菟丝子三钱（酒炒），砂仁三粒（炒，研），炙草一钱

水煎。服一剂而泄止，二剂而诸病尽愈矣。此方救脾胃之土十之八，救心肾之火十之二也。救火轻于救土者，岂以土欲绝而火未甚衰乎？非也。盖土崩非重剂不能援，火衰虽小剂而可助，热药多用，必有太燥之虑，不比温甘之品也。况胎动系土衰而非火弱，何用太热？妊娠忌桂附，是恐伤胎，岂可多用？小热之品，计之以钱，大热之品，计之以分④者，不过用以引火，而非用以壮火⑤也，其深思哉！

【注释】

① 欲胞胎之无恙也得乎：要想胞胎无损可能吗？

② 肾气能固，则阴火必来生脾：如果肾之生理功能正常，则肾之阴火（指命门之火）必然能够温煦脾土。

③ 心气能通，则心火必来援胃：若心气调，则心之火必然能够援助胃土。

④ 小热之品，计之以钱，大热之品，计之以分：指药性微温的药品可以多用些，故计量单位用钱，而药性大温的药品可以少用些，故计量单位用分。

⑤ 不过用以引火，而非用以壮火：指少量热性药品是为了以引火归原，并不是为了壮火助阳。

【原文眉批】

白术多伪，肉桂更无佳者。用者若有真药固妙，如无真药，白术以白扁豆代之，肉桂以破故纸代之。

【译文】

白术多数是伪劣药品，肉桂更是少有质量好的，使用时如果有真药当然更好，如果没有真药，白术可以用白扁豆代替，

肉桂可以用破故纸代替。

【病因病机】

原文：妊娠吐泻腹疼……此脾胃虚极而然也。夫脾胃之气虚，则胞胎无力，必有崩坠之虞！况又上吐下泻，则脾与胃之气，因吐泻而愈虚，欲胞胎之无恙也得乎？然胞胎疼痛，而究不至下坠者何也？全赖肾气之固也！胞胎系于肾而连于心，肾气固则交于心，其气通于胞胎，此胞胎之所以欲坠而不得也。

新解：此症多由于脾肾阳虚，中阳不振，运化无权，损及胎元，以致胎动不安甚或堕胎。

【临床表现】

原文：妊妇上吐下泻，胎动欲坠，腹疼难忍，急不可缓。

新解：症见孕妇吐泻频频不止，腹部剧痛，喜按，面色苍白，手足清冷，口不渴，喜热饮，小便清，舌质淡苔白，脉细缓。

【辨证分型】 脾肾阳虚型。

【治疗法则】

原文：然脾胃当将绝而未绝之时，只救脾胃而难遽生，更宜补其心肾之火，使之生土，则两相接续，胎自固而安矣。方用援土固胎汤。

新解：治宜健脾暖宫、益气温阳安胎。

【方剂名称及组成】

援土固胎汤：人参 30 克，白术 60 克（土炒），山药 30 克（炒），肉桂 6 克（去粗，研），制附子 1.5 克，续断 9 克，杜仲 9 克（炒黑），山萸 30 克（蒸，去核），枸杞 9 克，菟丝子 9 克（酒炒），砂仁 3 粒（炒研），炙草 3 克。

水煎服。一剂而泄止，二剂而诸病尽愈矣。

【方剂分解】

原文：此方救脾胃之土十之八，救心肾之火十之二也。救火轻于救土者，岂以土欲绝而火未甚衰乎！非也。盖土崩非重剂不能援，火衰虽小剂而可助，热药多用，必有太燥之虞，不比温甘之品也。况胎动系土衰而非火弱，何用太热？妊娠忌桂附，是恐伤胎，岂可多用。小热之品，计之以钱；大热之品，计之以分，不过用以引火，而非用以壮火也，其深思哉。

新解：此方中重用白术为君，加人参、山药、炙草、砂仁以共扶脾土，用菟丝子、枸杞、山萸、杜仲、续断皆可补肾安胎，再少佐附子、肉桂以助肾阳，微补肾中之火，补肾火即补心火，且能引火入土，以成全补火生土之计。此方不仅对妊娠吐泻腹痛有效，凡属脾肾阳虚之腹痛吐泻者，皆可加减应用。

【按语】

妊娠吐泻腹痛，临床亦可见于因食滞引起者，属内科疾病，可选用加减平胃散治之。

本节所述系指脾肾虚寒所致之妊娠腹痛吐泻，必具备阳虚症状，且影响胎元，而致胎动不安或欲堕胎，相当于现代医学之“先兆流产”。

援土固胎汤中所用附桂，乃妊娠禁用之品，但病情所需且用量甚微，不足以虑，“有故无殒，亦无殒也”。傅氏在原文中亦曾重点明示：“妊娠忌桂附，是恐伤胎，岂可多用？小热之品，计之以钱，大热之品，计之以分，不过用以引火，而非用以壮火也，其深思哉。”由此可见，傅氏用药之妙，独出心裁。且《女科》全书处方用药长于益气养精之品，对于大苦大寒、大辛大热之药从不妄用，故知此方中所用附桂，并非胆大妄为、蛮干之举。但临证时必须谨之慎之，始为妥善。

【证因辨治及方剂歌诀】

脾肾阳虚型

妊娠吐泻兼腹痛，脾肾虚寒阳不振，
胎元不固且易坠，健脾补肾暖胞宫。

援土固胎汤

援土固胎白术君，山药萸参桂砂仁，
附子续断杜仲炭，菟丝枸杞炙草并。

第六节　妊娠子悬[①]胁疼

【原文】

妊娠有怀抱抚郁[②]，以致胎动不安，两胁闷而疼痛，如弓上弦[③]，人止[④]知是子悬之病也，谁知是肝气不通乎！夫养胎半系于肾水[⑤]，然非肝血相助，则肾水实有独力难支之势。故保胎必滋肾水，而肝血断不可不顾，使[⑥]肝气不郁，则肝之气不闭，而肝之血必旺，自然灌溉胞胎，合肾水而并协养胎之力。今肝气因忧郁而闭塞，则胎无血荫，肾难独任[⑦]，而胎安得不上升以觅食[⑧]，此乃郁气使然也。莫认为子之欲自悬，而妄用泄子之品，则得矣[⑨]。治法宜开肝气之郁结，补肝血之燥干，则子悬自定矣。方用解郁汤：

人参一钱，白术五钱（土炒），白茯苓三钱，当归一两（酒洗），白芍一两（酒炒），枳壳五分（炒），砂仁三粒（炒，研），山栀子三钱（炒），薄荷二钱

水煎。服一剂而闷痛除，二剂而子悬定，至三剂而全安。去栀子，再多服数剂不复发。此乃平肝解郁之圣药，郁开则木不克土，肝平则火不妄动。方中又有健脾开胃之品，自然水精

四布[10]，而肝与肾有润泽之机，则胞胎自无干燥之患，又何虑上悬之不愈哉！

【注释】

① 子悬：妊娠期妇女约在五六个月以后，出现胸腹胀满，甚或喘息疼痛、烦躁不安者，称为“胎气上逆”，又称“胎上逼心”或“子悬”。如《医宗金鉴·妇科心法要诀》中曰：“孕妇胸膈胀满，名曰子悬。更加喘甚者，名曰胎上逼心。”由此可见，“子悬”与“胎上逼心”有病情轻重程度之不同，可供临床参考。

② 怀抱忧郁：心里经常存有忧愁郁闷之感觉。

③ 如弓上弦：形容疼急的样子。

④ 止：同“只”字。

⑤ 养胎半系于肾水：指滋养胞胎一方面依赖肾水的生理功能。

⑥ 使：应作“假使”或“如果”解。

⑦ 胎无血荫，肾难独任：胎儿如果没有血液的滋养和庇护，单纯只依靠肾是很难生长发育的，必须肝血及肾精共同维护才能完成。

⑧ 胎安得不上升以觅食：由于胎儿没有肝血的庇护、肾精的滋润，则随肝郁之气上升至胸腹间寻求营养而自救。

⑨ 妄用泄子之品，则得矣：如乱用攻下降逆之类药品，可以吗？“则得矣”是反问句，义同“能行吗”或“能收到疗效吗”。

⑩ 水精四布：语出于《素问·经脉别论篇》：“饮入于胃，游溢精气，上输于脾，脾气散精，上归于肺，通调水道，下输膀胱，水精四布，五经并行”。此指脾胃运化之水谷精微，其水液能注入经脉，输布全身，营养机体各部组织器官。

【原文眉批】

方加薏仁三、四钱尤妙。

【译文】

解郁汤中再加入薏仁 9～12 克，效果更好。

【病因病机】

原文：妊娠子悬胁痛……谁知是肝气不通乎！……今肝气

因忧郁而闭塞，则胎无血荫，肾难独任，而胎安得不上升以觅食。此乃郁气使然也。

新解：孕妇素性抑郁或因恚怒伤肝，则肝失条达，疏泄失职，气机不畅，复因胎儿渐长，血气失和以致胎气上逆壅阻于胸胁而发病。

【临床表现】

原文：妊娠有怀抱忧郁，以致胎动不安，两胁闷而疼痛，如弓上弦，……是子悬之病也。

新解：症见胸满胁痛，嗳气少食，或呕吐吞酸，呼吸迫促，心烦易怒，坐卧不宁，胎动不安，苔白微黄，脉弦滑。

【辨证分型】 肝郁气滞型。

【治疗法则】

原文：治法宜开肝气之郁结，补肝血之燥干，则子悬自定矣。方用解郁汤。

新解：治宜疏肝解郁、理气安胎。

【方剂名称及组成】

解郁汤：人参 3 克，白术 15 克（土炒），白茯苓 9 克，当归 30 克（酒洗），白芍 30 克（酒炒），枳壳 1.5 克（炒），砂仁 3 粒（炒研），山栀子 9 克（炒），薄荷 6 克。

水煎服。一剂而闷痛除，二剂而子悬定，至三剂而全安。去栀子，再多服数剂不复发。

【方剂分解】

原文：此乃平肝解郁之圣药，郁开则木不克土，肝平则火不妄动。方中又有健脾开胃之品，自然水精四布，而肝与肾有润泽之机，则胞胎自无干燥之患，又何虑上悬之不愈哉！

新解：此方中重用当归、白芍以养血柔肝，其中当归重在养血和血，白芍重在柔肝缓急。薄荷以疏肝，发散郁气；砂仁、白术理气扶脾，且有安胎之功效；配人参、茯苓以益气健脾调中；枳壳理气宽胸，更能行滞；栀子以清肝泄热。此乃平肝解郁之方，具有健脾益气、养血润燥、疏肝解郁等功能，凡因肝郁脾虚而病胎气上逆者用之为宜。

【按语】

妊娠期出现胸腹胀满甚或喘急疼痛、烦躁不安者，称为“胎气上逆”，或曰“胎上逼心”、“子悬”。如明代赵养葵曰：“胎从心腹凑上者，名曰子悬”，清代《张氏医通》亦曰：“子悬……必妊娠素多郁闷，痰气雍塞，致胎不安，乘其郁火升迫心下”。本病临床可有虚、实、寒、热之分，轻重之别，症状轻者可不药而愈。此外，须与胎水肿满而引起的胸腹满闷而胀相鉴别。

【证因辨治及方剂歌诀】

肝郁气滞型

妊娠子悬胁肋痛，胎气上逆苦呻吟，
肝气郁结胎中燥，疏肝解郁保安宁。

解郁汤

解郁汤中参术苓，当归白芍炒砂仁，
枳壳薄荷山栀子，妊娠子悬有奇功。

第七节　妊娠跌损

【原文】

妊妇有失足跌损，致伤胎元[①]，腹中疼痛，势如将坠者，人只知是外伤之为病也，谁知有内伤之故乎！凡人内无他症，胎元坚固，即或跌扑闪挫，依然无恙。惟内之气血素亏，故略有闪挫，胎便不安。若止作闪挫外伤治，断难奏功，且恐有因治而反坠者，可不慎与[②]！必须大补气血，而少加以行瘀之品，则瘀散胎安矣。但大补气血之中，又宜补血之品多于补气之药，则无不得之[③]。方用救损安胎汤：

当归一两（酒洗），白芍三钱（酒炒），生地一两（酒炒），白术五钱（土炒），炙草一钱，人参一钱，苏木三钱（捣碎），乳香一钱（去油），没药一钱（去油）

水煎。服一剂而疼痛止，二剂而势不下坠[④]矣，不必三剂也。此方之妙，妙在既能去瘀而不伤胎，又能补气补血，而不凝滞，固无通利之害，亦痊跌闪之伤，有益无损，大健奇功，即此方与[⑤]。然不特治怀孕之闪挫也，即无娠闪挫，亦可用之。

【注释】

① 胎元：即指胚胎，尚未发育完善的胎儿。

② 可不慎与：不可不小心谨慎。

③ 无不得之：没有办不到的。

④ 势不下坠：指胎不会有下坠的势头。

⑤ 即此方与：与，文言助词，表示疑问或感叹，此句即以感叹的语气，用以肯定救损安胎汤的主治功效。

【原文眉批】

即用寻常白术，土炒焦最妙，以其能理气行血也。于白术味过甘，不能理气行血，用者知之。

【译文】

用白术时，用土炒焦最好，这样则具有理气行血的功效。因为普通白术气味过于甘甜，并且不能够理气行血，临床应用时必须对此有所了解。

【病因病机】

原文：妊妇跌损……谁知有内伤之故乎！凡人内无他症，胎元坚固，即或跌仆闪挫，依然无恙，惟内之气血素亏，故略有闪挫，胎便不安。

新解：此症多由于孕妇素体虚弱，气血不足，由于起居失慎，跌仆闪挫，或因举重提挈强力所伤，以致气血失和，气乱则不载胎，血乱则胎失所养，终至血海不充，妊养失职则胎元失固；或因伤而直损冲任，内扰胎元，以致胎元不固，导致胎漏或胎动不安。

【临床表现】

原文：妊妇有失足跌损，致伤胎元，腹中疼痛，势如将坠者……

新解：症见妊娠期由于外伤后或无明显诱因而发生阴道不时流血，色鲜红，小腹疼痛，有下坠之感，或腰腹疼痛不适，伴面色㿠白，心悸气短，肢软神疲，舌淡或稍黯，脉细滑无力。

【辨证分型】 外伤或虚损挟瘀型。

【治疗法则】

原文：必须大补气血，而少加以行瘀之品，则瘀散胎安矣。但大补气血之中，又宜补血之品多于补气之药，则无不得之，方用救损安胎汤。

新解：治宜补血益气、行瘀安胎。

【方剂名称及组成】

救损安胎汤：当归 30 克（酒洗），白芍 9 克（酒炒），生地 30 克（酒炒），白术 15 克（土炒），炙草 3 克，人参 3 克，苏木 9 克（捣碎），乳香 3 克（去油），没药 3 克（去油）。

水煎服。一剂而疼痛止，二剂而势不下坠矣，不必三剂也。

【方剂分解】

原文：此方之妙，妙在既能去瘀，而不伤胎，又能补气补血，而不凝滞，固无通利之害，亦痊跌闪之伤，有益无损，大建奇功，即此方与。然不特治怀孕之闪挫也，即无娠闪挫亦可用之。

新解：此方即四物去行气活血之川芎，只因阴道下血量多，当以补血为主；四君去淡渗之茯苓，略补其气；佐以乳香、没药、苏木以活血行瘀止痛。此方中活血化瘀之药多于补气养血，此乃正治。因跌扑损伤必有瘀滞，寓破于补之中，无通利之害，而不致伤胎，亦痊跌闪之伤，有益无损也。

【按语】

傅氏在此节中的立论观点十分可贵，着重提出孕妇素体虚弱、气血不足而复受外伤所引起的胎漏或胎动不安，治以大补气血的同时应少佐行瘀之品，则瘀散胎安，此法确有可取之处。

【证因辨治及方剂歌诀】

外伤、虚损挟瘀型

妊娠跌损胎不安，损伤冲任扰胎元，

气血素亏难胜任，补气益血化瘀联。

救损安胎汤

救损安胎归地芍，乳没人参炙甘草，

苏木捣碎加焦术，补血行瘀效甚高。

第八节　妊娠小便下血病名胎漏[①]

【原文】

妊妇有胎不动，腹不疼，而小便中时常有血流出者，人以为血虚胎漏也。谁知气虚不能摄血乎！夫血只能荫胎，而胎中之荫血，必赖气以卫之，气虚下陷，则荫胎之血亦随气而陷矣。然则气虚下陷，而血未尝[②]虚，似不应与气同陷也。不知气乃血之卫，血赖气以固，气虚则血无凭[③]依，无凭依必燥急，燥急必生邪热；血寒则静，血热则动，动则外出而莫能遏[④]，又安得不下流乎！倘气不虚而血热，则必大崩，而不止些微之漏[⑤]矣。治法宜补其气之不足，而泄其火之有余，则血不必止而自无不止矣。方用助气补漏汤：

人参一两，白芍五钱（酒炒），黄芩三钱（酒炒黑），生地三钱（酒炒黑），益母草一钱，续断二钱，甘草一钱

水煎。服一剂而血止，二剂再不漏矣。此方用人参以补阳气，用黄芩以泄阴火[⑥]。火泄则血不热而无欲动之机[⑦]，气旺则血有依而无可漏之窍[⑧]，气血俱旺而和协，自然归经而各安其所矣，又安有漏泄之患哉！

【注释】

① 胎漏：怀孕以后，阴道不时少量下血或时下时止或淋漏不断，但无腰酸腹痛及小腹下坠等症状者，称为“胎漏”，或“漏胎”、“胞漏”、“漏胞”。

② 未尝：未曾、没有之意。

③ 凭：倚靠之意。

④ 莫能遏：不能制止。

⑤ 不止些微之漏：不只是少量的出血。

⑥ 阴火：指阴虚血燥、邪火内盛之象。

⑦ 无欲动之机：没有妄动的机会，此指血不妄行。

⑧ 无可漏之窍：没有泄露的通道，此指血可以循经而行。

【原文眉批】

补血不用当归、妙，以当归之香燥也。

【译文】

助气补漏汤中，不用补血之当归，此法很好。因为此方重在补气而摄血，所以不用甘温之当归，以防生燥热，有碍于凉血泻火。

【病因病机】

原文： 妊娠小便下血病名胎漏，……谁知气虚不能摄血乎！……气虚则血无凭依，……血热则动，动则外出而莫能遏，又安得不下流乎！

新解： 此症多由于气虚下陷，气不摄血，而养胎之血亦随气陷之；又因血燥生热，血热则动，动则妄行，故血从阴道而出。

【临床表现】

原文： 妊妇有胎不动，腹不疼，而小便中，时常有血流出者，人以为血虚胎漏也。

新解： 症见妊后四、五个月时，阴道不时下血，色淡如黄水，面色㿠白，精神倦怠，气短自汗，语言低微，头重而眩，怕冷，口淡，不思饮食，舌质淡红，苔薄白，脉滑无力。若血热甚者，可见下血鲜红或深红，伴面赤心烦，口干喜饮，尿黄便结，苔黄，脉滑而数。

【辨证分型】 气虚血热型。

【治疗法则】

原文： 治法宜补其气之不足，而泄其火之有余，则血不必止，而自无不止矣。方用助气补漏汤。

新解： 治宜补气、清热、固胎。

【方剂名称及组成】

助气补漏汤：人参 30 克，白芍 15 克（酒炒），黄芩 9 克（酒炒黑），生地 9 克（酒炒黑），益母草 3 克，续断 6 克，甘草 3 克。

水煎服。一剂而血止，二剂再不漏矣。

【方剂分解】

原文： 此方用人参以补阳气，用黄芩以泄阴火。火泄则血不热，而无欲动之机；气旺则血有依，而无可漏之窍。气血俱旺而和协，自然归经，而各安其所矣，又安有漏泄之患哉？

新解：此方中用人参以补气，白芍以养血敛阴，甘草以调和诸药，且可缓血中之燥热，用生地，黄芩以泄阴火，益母草入血分，辅以清热之品，以泄血中之邪热，加续断可止血安胎，以收止漏之功。本方以补气清热为主，气旺自可摄血，血中无热而不妄行，气血调和，各有所属，自无漏下之患矣。

【按语】

本节所言“小便下血”，其说有误。妊娠尿血乃是小便中混有血液或伴有血块夹杂而下，应与阴道下血相鉴别。如《医学入门》中曰：“尿血自尿门下血，胎漏自人门下血”，已明示两者出血部位之不同，其症候迥然有别。

此外，妊娠初期（指3月孕前），月经仍按周期来潮，但无其他症状，亦无损于胎儿者，一般无须治疗，且常随胎儿渐大而其经自停，此名曰“激经”，亦名“垢胎”，“妊娠经来”等，乃血盛有余之象，一般妊至四、五月后而血自止。至于本节所述“胎漏”，则为阴道有不规则出血，量亦不多，但淋漓不能自止，病属气虚血热，气虚则摄血无权，血热则妄行不轨，故血下淋漓不止，临证时须仔细鉴别。

【证因辨治及方剂歌诀】

气虚血热型

妊娠胎漏下出血，阴火血热因气陷，
气不摄血不归经，补气固胎清热安。

助气补漏汤

助气补漏用人参，生地白芍酒黄芩，
益母续断生甘草，气虚胎漏力能任。

第九节 妊娠子鸣[1]

【原文】

妊妇怀胎至七八个月，忽然儿啼腹中，腰间隐隐作痛，人以为胎热之过也，谁知是气虚之故乎！夫儿之在胞胎也，全凭母气以化成，母呼儿亦呼，母吸儿亦吸，未尝有一刻之间断，至七、八个月，则母气必虚矣，儿不能随母之气以为呼吸，必有迫不及待之势，母子原相依为命，子失母子气，则拂子之意[2]，而啼于腹中，似可异而究不必异[3]，病名子鸣，气虚甚也。治宜大补其气，使母之气与子气和合，则子之意安而啼亦息矣。方用扶气止啼汤：

人参一两，黄芪一两（生用），麦冬一两（去心），当归五钱（酒洗），橘红五分，甘草一钱，花粉一钱

水煎。服一剂而啼即止，二剂不再啼。此方用人参、黄芪、麦冬以补肺气，使肺气旺，则胞胎之气亦旺，胞胎之气旺，则胞中之子气有不随母之气以为呼吸者，未之有也[4]。

【注释】

① 子鸣：指胎儿在母腹中啼哭有声，亦称“子啼”。

② 拂子之意：拂（音 fú），违背之意。古同“弼”（音 bì），辅助之意。此即指不能帮助给予胎儿的生理所需。

③ 似可异而究不必异：好像是很稀奇，但没有什么可稀奇的。

④ 未之有也：不是没有的。

【原文眉批】

黄芪用嫩黄芪，不可用箭芪，箭芪系北口外苜蓿根。

【译文】

扶气止啼汤中之黄芪，只能用嫩黄芪，不可以用箭芪，因

为箭芪是张家口坝上生长的一种豆科多年生草本植物“苜蓿”，由人工栽培，作为优质饲料，不可以供药用。

【病因病机】

原文：妊娠子鸣，……人以为胎热之过也，谁知是气虚之故乎！

新解：此症多由于母体平素气虚，怀孕后胎儿得不到母气的供养，因而腹中似有胎儿啼鸣之声。

【临床表现】

原文：妊妇怀胎至七八个月，忽然儿啼腹中，腰间隐隐作痛。

新解：此症临床尚属罕见，不便于述及。

【辨证分型】 气虚型

【治疗法则】

原文：治宜大补其气，使母之气与子之气和合，则子之意安而啼亦息矣。方用扶气止啼汤。

新解：治宜补气。

【方剂名称及组成】

扶气止啼汤：人参 30 克，黄芪 30 克（生用），麦冬 30 克（去心），当归 15 克（酒洗），橘红 1.5 克，甘草 3 克，花粉 3 克。

水煎服。一剂而啼即止，二剂不再啼。

【方剂分解】

原文：此方用人参、黄芪、麦冬以补肺气，使肺气旺，则胞胎之气亦旺，胞胎之气旺，则胞中之子气有不随母之气以为呼吸者，未之有也。

新解：此方中用人参、黄芪、甘草补气，当归甘温养血，麦冬、花粉润燥，加橘红以使肺气通达，故可安胎而止啼。

【按语】

“妊娠子鸣”临床很少见。前人也有论述者，仅供参考。如《医学心悟》中曰：“妊娠腹内自鸣，系小儿在腹内哭声也，谓之‘子鸣’，又谓之‘腹内钟鸣’”，又如《妇科玉尺》中曰：“妊娠腹中儿啼，盖脐带上疙瘩儿含口中，因登高举臂，脱出儿口，以故作有哭声，只令妊妇曲腰就地如拾物，则疙瘩仍入儿口，哭自止。或再服药，宜补遗方（黄连浓煎汁，母常呷之，即止）。其妊妇有腹内钟鸣声者，亦同法”。

傅氏所录“妊娠子鸣”一节，或许是亲临此证，或许耳有所闻。今保留其说，有待于临床验证。

【证因辨治及方剂歌诀】

气虚型

妊娠子鸣因气虚，腹中啼哭真稀奇，
补气养血通肺气，扶气止啼最相宜。

扶气止啼汤

扶气止啼用人参，黄芪当归及麦冬，
橘红花粉与甘草，补气养血肺气通。

第十节　妊娠腰腹疼渴汗燥狂[①]

【原文】

妇人怀妊有口渴汗出，大饮冷水，而烦躁，发狂，腰腹疼痛，以致胎欲坠者，人莫不谓火盛之极也，抑知[②]是何经之火盛乎？此乃胃火炎炽，熬煎胞胎之水，以致胞胎之水涸，胎失所养，故动而不安耳。夫胃为水谷之海[③]，多气多血之经[④]，所以养五脏六腑者[⑤]，盖万物皆生于土，土气厚而物始生，土气薄而物必死[⑥]。然土气之所以能厚者，全赖火气之来生也；胃之能化水谷者，亦赖火气之能化也。今胃中有火，宜乎生土[⑦]，何以火盛而反致害乎？不知无火难以生土[⑧]，而火多又能烁水[⑨]。虽土中有火土不死，然亦必有水方不燥，使胃火太旺，必致烁干肾水，土中无水，则自润不足，又何以分润胞胎！土烁之极[⑩]，火势炎蒸，犯心越神[⑪]，儿胎受逼，安得不坠乎！经所谓："二阳之病，发心脾"[⑫]者，正此义也。治法必须泄火滋水，使水气得旺，则火气自平，火平则汗、狂、燥、渴自定矣。方用息焚[⑬]安胎汤：

生地一两（酒炒），青蒿五钱，白术五钱（土炒），茯苓三钱，人参三钱，知母二钱，花粉二钱

水煎。服一剂而狂少平，二剂而狂大定，三剂而火尽解，胎亦安矣。此方药料颇重，恐人虑不胜，而不敢全用，又不得不再为嘱之。怀胎而火胜若此，非大剂何以能蠲[⑭]，火不息则狂不止，而胎能安耶！况药料虽多，均是滋水之味，益而无损，勿过虑也。

【注释】

① 子狂：此证名为傅青主首次提出。其症状为腰疼、腹疼、口渴、汗出、烦躁发狂等，它与“子烦”、“子痫”有所不同，其发病原因为胃火炽盛，其表现类似于孕期精神病。

② 抑知：可是的意思。

③ 胃为水谷之海：胃上接于食道，下通小肠，其主要功能是受纳，腐熟水谷，饮食入口，经过食道，容纳于胃，故称胃为“水谷之海”。如《素问·五脏别论篇》中曰：“胃者，水谷之海，六腑之大源也，五味入口，藏于胃，以养五藏气。”

④ 多气多血之经：人身气血的多少是有一定之数的，胃即是多气多血之经。如《素问·血气形志篇》中曰：“阳明常多气多血……此天之常数”，又如《灵枢·玉版》中曰：“谷之所注者，胃也。胃者，水谷气血之海也，

海之所行云气者，天下也。胃之所出气血者，经隧也”。

⑤ 养五脏六腑：此指胃的功能，其受纳水谷，经过初步的消化，下传于小肠，其水谷精微通过脾的运化，以供养全身以及五脏六腑。如《灵枢·五味》中曰：“胃者，五脏六腑之海也，水谷皆入于胃，五脏六腑，皆禀气于胃”。

⑥ 土气厚而物始生，土气薄而物必死：“土”即指脾、胃而言，“气”即指脾、胃的生理功能而言。脾胃乃“后天之本”，此指脾胃之功能旺盛则无病；反之，若脾胃之功能衰退则化生无源，水谷之精微不能营养全身，所以出现病态反应。

⑦ 宜乎生土：乎同于，此句意思是适宜于生土或具备火生土的条件。

⑧ 无火难以生土：根据五行相生关系，火能生土。无火以生土，则土气必弱。

⑨ 火多又能烁水：根据五行相侮关系，火能侮水，也称反克。

⑩ 土烁之极：根据五行相乘关系，土能乘水。所以，土中无水，自润不足，火势炎蒸。

⑪ 犯心越神：如《灵枢·九针论》中曰：“五藏，心藏神”。又如《素问·灵兰秘典论篇》中曰：“心者，君主之官也，神明出焉”，“神明”是一种用肉眼看不到的伟大力量，包括人的智慧、意识、精神状态和思维活动，这些功能活动均由心来主管，如果邪气触犯心时，就会出现功能障碍，致使神明紊乱、情志异常等表现。

⑫ 二阳之病发心脾：如《素问·阴阳别论篇》中曰：“二阳之病发心脾”。所谓“二阳”，即指阳明二经，为胃经与大肠经。此意是说，胃肠有病，即可影响心脾。

⑬ 息焚：灭火的意思。

⑭ 蠲：（音 juán）祛除的意思。

【原文眉批】

原方不可加减。

妊娠燥狂，每误有别症，不曰痰甚，即云时疾传经，而置妊娠于不问，误服多药，数月不愈。甚有打去胎而以顾大人性命为名者，更属糊涂之极。

【译文】

息焚安胎汤之原方不能随意加减。

妊娠燥狂，往往被误诊为其他证候，不是认为是痰涎壅盛，就是说由于时行外感传经而致；更有将妊娠抛在一旁而不顾，使孕妇误服多种药品，致使数月不能痊愈；甚至还有将胎儿打去以顾全孕妇之性命的做法，实属错误之举，糊涂到了极点。

【病因病机】

原文：妊娠腰腹疼渴汗燥狂，……此乃胃火炎炽，熬煎胞胎之水，以致胞胎之水涸，胎失所养，故动而不安耳。

新解：此症多由于胃火热盛，子宫血热，以致胞胎干涸，胎失所养，动而不安，有欲坠之势。

【临床表现】

原文：妇人怀妊有口渴汗出，大饮冷水，而烦躁发狂，腰腹疼痛，以致胎欲坠者。

新解：症见孕妇胎动不安，腰腹疼痛，或胎漏下血，面红唇赤，口干渴，思冷饮，汗出烦躁，甚则发狂，舌质红，苔黄而燥，脉细滑数。

【辨证分型】 胃火炽热型。

【治疗法则】

原文：治法必须泄火滋水，使水气得旺，则火气自衰，火衰而胎狂燥渴自定矣，方用息焚安胎汤。

新解：治宜清热养阴、润燥安胎法。

【方剂名称及组成】

息焚安胎汤：生地 30 克（酒炒），青蒿 15 克，白术 15 克（土炒），茯苓 9 克，人参 9 克，知母 6 克，花粉 6 克。

水煎服。一剂而狂少平，二剂而狂大定，三剂而火尽解，胎亦安矣。

【方剂分解】

原文：此方药料颇重，恐人虑不胜而不敢全用，又不得不再为嘱之，怀胎而火胜若此，非大剂何以能蠲，火不息则狂不止，而胎能安耶？况药料虽多，均是滋水之味，益而无损，勿过虑也。

新解：此方中用生地、青蒿以清热凉血，直滋肾水而养阴；白术以利腰脐而固冲任，且可安胎；人参益气生津以养胎；茯苓配伍花粉、知母以养阴润燥生津，且可宁心。诸药合方，共为泄火滋水之剂，水旺则火衰，则妊狂燥渴之证可除矣。

【按语】

本节所述系指“妊娠心烦”而言，又称“子烦”。如《妇科玉尺》中曰：“平素有火之人，内外之火相感而作烦躁闷乱不安者，名曰子烦。”本节中所见症状“口渴汗出，大饮冷水，而烦躁发狂”，其病似属阳明，若再现身大热、脉洪大者，则是白虎汤证。然今妊而未热，则病非阳明经病可知。又“腰腹疼痛，以致胎欲堕者”，此乃水亏火旺之征象，其症由于肾水不足，火热烁胎，胎失滋养所致；肾水不济心火，心火内动则烦而汗出。

根据症状分析，此证相当于“先兆子痫”，医者不可不慎，临证不可不测。

【证因辨治及方剂歌诀】

胃火炽热型

妊娠躁狂腰腹疼，口渴汗出胎不宁，
胃火炎炽胎水涸，泄火滋水狂自定。

息焚安胎汤

妊娠狂躁胃火盛，息焚安胎汤最灵，
参苓术地天花粉，知母青蒿合加烹。

第十一节　妊娠中恶[1]

【原文】

妇人怀子在身，痰多吐涎，偶遇鬼神祟恶，忽然腹中疼痛，胎向上顶。人疑为子悬之病也，谁知是中恶而胎不安乎！大凡不正之气[2]，最易伤胎，故有孕之妇，断不宜入庙烧香，与避静阴寒之地，如古洞幽岩[3]，皆不可登。盖邪祟多在神宇潜踪，幽隐岩洞[4]亦其往来游戏之所，触之最易相犯，不可不深戒也。况孕妇又多痰涎[5]，眼目易眩，目一眩，如有妄见[6]，此招祟之因痰而起也。人云："怪病每起于痰"其信然与[7]！治法似宜以治痰为主，然治痰必至耗气，气虚而痰难消化，胎必动摇。必须补气以生血，补血以活痰，再加以清痰之品，则气血不亏，痰亦化矣。方用消恶安胎汤：

当归一两（酒洗），白芍一两（酒洗），白术五钱（土炒），茯苓五钱，人参三钱，甘草一钱，陈皮五分，花粉三钱，苏叶一钱，沉香一钱（研末）

此方大补气血。辅正邪自除之义也。

【注释】

① 中恶：古人迷信，谓中邪恶鬼祟之意。

② 不正之气：指疫疠邪气，如《证治准绳》中曰："中恶之证，因冒不正之气"。

③ 古洞幽岩：指隐约不显的高山古洞。

④ 神宇潜踪，幽阴岩洞：指隐藏在深处的神庙，隐约不显而又阴森的高山古洞。

⑤ 妇人又多痰涎：指妇人素患痰饮，怀孕之后，由于胎体逐渐增大，影响气机升降失常，痰饮积聚而发病。

⑥ 如有妄见：即指幻视。

⑦ 其信然与：如此说法是能够使人相信的。

【原文眉批】

辅正逐邪，方极平正。如此可知用金石之药以化痰者，皆矜奇立异，欲速取效，不知暗耗人之真气，戒之，戒之！

【译文】

消恶安胎汤方剂组成极为平常却可以扶正祛邪。由此可知，如果骄傲自满，想快速取效，不慎重用药，而用金石之类奇异之品化痰，反而会暗耗人的真气。故必须提高警惕，彻底改变这种不当的用药方法。

【病因病机】

原文：妊娠中恶，……因痰而起也。人云：怪病每起于痰，其信然与。

新解：孕妇素体脾虚气弱，运化无权，中宫清浊升降失常，复因胎体渐大阻碍气机，使之升降悖逆，胎气因而上逼，发为子悬。

【临床表现】

原文：妇人怀子在身，痰多吐涎，偶遇鬼神祟恶，忽然腹中疼痛，胎向上顶。

新解：症见孕妇胸腹胀痛，呼吸不畅，痰涎壅盛，倦怠乏力，纳少便溏，苔薄白或黄腻，脉滑细缓。

【辨证分型】 脾虚痰盛型。

【治疗法则】

原文：治法似宜以治痰为主，然治痰必至耗气，气虚而痰难消化，胎必动摇。必须补气以生血，补血以活痰，再加以清痰之品，则气血不亏，痰亦易化矣。方用消恶安胎汤。

新解：治宜健脾益气、化痰安胎。

【方剂名称及组成】

消恶安胎汤：当归 30 克（酒洗），白芍 30 克（酒炒），白术 15 克（土炒），茯苓 15 克，人参 9 克，甘草 3 克，陈皮 1.5 克，花粉 9 克，苏叶 3 克，沉香 3 克（研末）。

水煎服。

【方剂分解】

原文：此方大补气血，辅正邪自除之义也。

新解：此方即异功散加味而成。异功散具有补气健脾消痰之功能，加当归、白芍以补血养胎，沉香调气平逆，以阻胎上逼心，天花粉清热生津，以除烦躁不安而理气宽中、安胎止呕。此方补气以助消痰之力，补血以奏豁痰之功，因半夏碍胎，故去而不用。

【按语】

本节所述“妊娠中恶”，实指“胎气上逆”而言。傅氏所在时代，由于科学不发达，不能以科学的方法去分析病因。同时，由于在旧社会受封建迷信及儒教的束缚，故借用鬼神作祟来叙述病症，这是极端迷信的，应当加以批判。

【证因辨治及方剂歌诀】

脾虚痰盛型

妊娠中恶即子悬，脾虚气弱或停痰，
妄见鬼神胎上逆，健脾补气化痰安。

消恶安胎汤

消恶安胎参术苓，花粉苏叶草茄沉，
当归白芍与陈皮，妊娠子悬服之宁。

第十二节　妊娠多怒堕胎

【原文】

妇人有怀妊之后，未至成形，或已成形，其胎必堕，人皆曰气血衰微，不能固胎也，谁知是性急怒多，肝火大动而不静乎！夫肝本藏血，肝怒则不藏，不藏则血难固。盖肝虽属木，而木中实寄龙雷之火，所谓相火是也。相火宜静不宜动；静则安，动则炽。况木中之火，又易动而难静者也。人生在世，无日非动静之时，既无日非动火之时[①]，尤加大怒，则火益动矣。火动而不可止遏，则火势飞扬，不能生气养胎，而反食气伤精[②]矣。精伤则胎无所养，势必不坠而不已，经所谓："少火生气，壮火食气"[③]，正此义也。治法宜平其肝中之火，利其腰脐之气，使气生夫血，而血清其火，则庶几矣。方用利气泄火汤：

人参三钱，白术一两（土炒），甘草一钱，熟地五钱（九蒸），当归三钱（酒洗），白芍五钱（酒炒），芡实三钱（炒），黄芩二钱（酒炒）

水煎。服六十剂而胎不坠矣。此方名虽利气而实补气也。然补气而不加以泄火之品，则气旺而火不能平，必反害其气也。故加黄芩于补气之中以泄火；又有熟地、归、芍以滋肝而壮水之主，则血不燥而气得和，怒气息而火自平，不必利气而气无不利，即无往而不利矣。

【注释】

① 人生在世，无日非动静之时，即无日非动火之时：人生活在世上，没有一天不在活动着，也就是没有一天不在生发肝火。

② 食气伤精：食，吃的意思，同“蚀”，此指耗气伤精。

③ 少火生气，壮火食气：语出自《素问·阴阳应象大论篇》中，“壮火之气衰，少火之气壮，壮火食气，气食少火，壮火散气，少火生气”。“少火之气”是指正常的阳气，“壮火之气”是指过于亢盛的阳气。此指正常的阳气，能增强元气；过于亢盛的阳气，能耗散元气。

【原文眉批】

性急怒多而不用舒肝药者，以其有胎娠故也。经云：“胎病则母病，胎安则母病自愈”所以妊娠一门总以补气，养血，安胎为主，则万病自除矣。

【译文】

对于性情急躁而善怒的妊娠患者，不能使用舒肝解郁之药品，因为舒肝药多为理气伤气之药，恐怕有碍于胎儿。正如《黄帝内经素问》中所说的：“胎病则母病，胎安则母病自愈”，所以在治疗妊娠患者时，总的治疗法则是以补气、养血、安胎为主，如此，则各种症状都能够消除。

【病因病机】

原文：妊娠多怒堕胎……谁知是性急怒多，肝火大动而不静乎！……火动而不可止遏，则火势飞扬，不能生气养胎，而反食气伤精矣；精伤则胎无所养，势必不坠而不已。

新解：此症多由于孕妇素性忧郁，气机失调，肝失条达，触动肝火而累及相火，则热烁胞胎而伤精，胎无所养，故胎欲坠。

【临床表现】

原文：妇人有怀妊之后，未至成形，或已成形，其胎必堕。

新解：症见妊娠初期，胎动欲堕，腹痛，或胸满胁痛，嗳气频频，或呕酸少食，或阴道少量出血，苔微黄，脉滑而无力。

【辨证分型】 肝郁化火型。

【治疗法则】

原文： 治法宜平其肝中之火，利其腰脐之气，使气生夫血而血清其火，则庶几矣，方用利气泄火汤。

新解： 治宜平肝泄火、益气安胎。

【方剂名称及组成】

利气泄火汤：人参 9 克，白术 30 克（土炒），甘草 3 克，熟地 15 克（九蒸），当归 9 克（酒洗），白芍 15 克（酒炒），芡实 9 克（炒），黄芩 6 克（酒炒）。

水煎服，六十剂而胎不坠矣。

【方剂分解】

原文： 此方名虽利气，而实补气也。然补气而不加以泄火之品，则气旺而火不能平，必反害其气也。故加黄芩于补气之中以泄火，又有熟地归芍以滋肝，而壮水之主，则血不燥而气得和，怒气息而火自平，不必利气，而气无不利，即无往而不利矣。

新解： 此方中用人参以益气系胎，熟地以壮肾水而濡肝木，当归、白芍以滋养肝血，白术健脾以利腰脐之气，芡实以补任而固胎，黄芩以泄肝中郁火，甘草以泄火，调和诸药。其方虽名曰“利气泄火”，实则“补气滋血”。此方之妙在于不解郁而壮水以制火，不利其气而健脾益气，气血得和，怒气息而火自平，则胎始得安矣。

【按语】

妊娠之后，胞胎离胞殒坠，称为“堕胎”、“小产”。一般在孕三月内胎儿尚未成形而堕者称“堕胎”，以腹痛、阴道流血为主要临床表现。其病因病机为气血虚弱、肾虚、血热、外伤等。本节所述为肝郁化火所致。傅氏不用疏肝清热之剂，而创以补气滋血，寓意深矣。

【证因辨治及方剂歌诀】

肝郁化火型

妊娠多怒胎欲坠，肝郁化火伤精气，
傅山利气泄火汤，妙在壮水与补气。

利气泄火汤

利气泄火参术草，熟地归芍加之好，
芡实黄芩共加味，气血调和将胎保。

第七章　小　产

【概述】

《医宗金鉴·妇科心法要诀》中曰："五、七月已成形象者，名为小产"。凡妊娠在28周以内中断者，称之为"流产"。妊娠12周内，胚胎自然殒堕者，称为"堕胎"，现代医学称"早期流产"。妊娠12～28周内，胎儿已成形而自然殒堕者，称为"小产"，现代医学称"晚期流产"。凡妊娠28～38周娩出，体重不足2500克，身长不及45厘米的胎儿，为未成熟儿，亦称早产儿。屡孕屡堕，一般连续流产三次以上，称为"滑胎"，即现代医学所称之"习惯性流产"。

堕胎小产与胎漏胎动不安的发病机理基本相同，其原因很多，如跌仆闪挫，房事不节，大便燥结，剧烈腹痛，大怒忧郁或热病温疟等。但总属孕妇气血两亏，胎元不固所致；气虚则提摄不固，血虚则灌溉不周，多致流产。

现代医学将流产的原因分为母体和子体两个方面：

1. 母体方面

(1) 孕妇大脑皮质及皮质下中枢正常相互关系受到破坏所致流产。

(2) 孕妇患急性传染病，如肺炎、伤寒、流行性感冒等，使细菌毒素经血液循环进入儿体，或细菌本身自母体直接进入胎儿体内所致。此外，母体高热或有严重感染时，亦能刺激子宫收缩，引起流产。

(3) 蜕膜发育异常：由于子宫内膜炎，或其他疾病如结核、肿瘤等，阻碍受精卵的种植，致使胚胎发育异常，而发生流产。

(4) 内分泌失调：由于母体的黄体激素或甲状腺素的缺乏，影响蜕膜的发育，致使胎儿缺乏营养所引起流产，甚至可以导致胎儿死亡。

(5) 物理性伤害：如跌仆、撞伤、登高举重，或由于过度的疲劳等均可以造成流产的发生。

(6) 性生活的影响：如怀孕后不节房事，亦可以造成流产。

(7) 生殖器官异常：如子宫发育不良、子宫肌瘤等疾患，亦可以造成流产。

(8) 营养不良：如维生素 E 缺乏症。

(9) 中毒：如铅中毒、药物中毒等。

2. 子体方面

(1) 胚胎发育异常：多半在妊娠早期可发生流产，但亦有约 10%的胚胎可以延续妊娠而发生早产，部分原因系由于卵子或精子有缺陷所致。

(2) 羊膜疾患：如羊水过多、过少或羊膜粘连。

(3) 胎盘疾患：如胎盘有栓塞现象、胎盘发育不全等，影响胎盘的血液循环而造成流产。

(4) 脐带疾患：如脐带打结、扭转等致使子体血液循环受阻。

(5) 多胎妊娠：胎儿早产多数发生在妊娠早期。

堕胎和小产一般都续发于胎动下血之后，其证治法则是：气血虚弱者，症见面色皖白，心悸气短，头晕乏力等，治宜补气益血为主；肾虚者，症见腰膝酸软、足胫发凉之肾阳虚象，或颧红潮热、盗汗、手足心热之肾阴虚象，治宜调补阴阳、壮腰健肾之法；脾虚者，症见纳少便溏，腹胀乏力等，治宜健脾益气之法。

如果胎已随，则应按照产后处理。常见有因堕胎后经脉损伤或气虚不能摄血，而阴道出血不止，或血晕昏迷，或剧烈腹痛者。多数在胞胎全部离胞堕下后，则阴道出血可在短期内逐渐停止，腹痛亦随之消失。如果胞胎虽已堕产但排出不全，殒胎或瘀血内阻胞中，可见阴道持续大量流血不止，小腹坠痛难忍，面色苍白，头晕眼花，心烦气短，大汗淋漓，或神识昏迷，唇舌淡白，脉微欲绝等亡阳脱阴之危重证候，此时，必须采取抢救措施以扶正固脱，必要时以中西医结合治疗，否则后果堪虑。

第一节　行房小产

【原文】

妊妇因行房颠狂[①]，遂致小产，血崩不止。人以为火动之极也，谁知是气脱之故乎！大凡妇人之怀妊也，赖肾水以荫胎。水源不足，则火易沸腾，加以久战不已，则火必大动，再至兴酣颠狂，精必大泄，精大泄，则肾水益涸，而龙雷相火益炽，水火两病，胎不能固而堕矣。胎堕而火犹未息[②]。故血随火而崩下，有不可止遏之势。人谓火动之极，亦未为大误也[③]。但血崩本于气虚，火盛本于水亏，肾水既亏，则气之生源涸矣。气源既涸，而气有不脱者乎？此火动是标，而气脱是本也。经云："治病必求于本，本固而标自立矣[④]。"若只以止血为主，而不急固其气，则气散不能速回，而血何由止？不大补其精，则水涸不能遽长，而火且益炽。不揣其本而齐其末[⑤]，山未见有能济者也。方用固气填精汤：

人参一两，黄芪一两（生用），白术五钱（土炒），大熟地一两（九蒸），当归五钱（酒洗），三七三钱（研末，冲），芥穗二钱（炒黑）

水煎。服一剂而血止，二剂而身安，四剂则痊愈。此方之妙，妙在不去清火，而惟补气填精，其奏功独神者，以诸药温润，能除大热也。盖热是虚，故补气自能摄血，补精自能止血，意在本也。

【注释】

① 行房颠狂：指房事过度。

② 火犹未息：指火还没有熄灭。

③ 亦未为大误也：也没有太大的过失。

④ 本固而标自立：此指气固则能摄血，血不妄行，火不炽盛，下血可止。

⑤ 不揣其本而齐其末：治病不去求本而只治其标。

【原文眉批】

小产血崩多由行房而致。若年逾四十参芪宜倍用，熟地宜减半用，以其气虚火衰也，否则每令气脱不救。凡有妊娠者，须忍欲谨避房事，万勿自蹈危途，慎之！

【译文】

小产多数是由于行房不慎所致。如果患者的年龄已经超过四十岁，则固气填精汤中的人参、黄芪二味药的分量可以加倍用，而熟地则宜减为半量，因为在该年龄段气虚火衰，否则会引起气脱而不能挽救。凡是已经怀孕的，必须节欲避免房事，千万要小心谨慎！

【病因病机】

原文：行房小产，……谁知是气脱之故乎！大凡妇人之怀妊也，赖肾水以荫胎。水源不足，则火易沸腾，加以久战不已，则火必大动，再至兴酣颠狂，精必大泄；精大泄则肾水益涸，而龙雷相火益炽，水火两病，胎不能固而堕矣。……火盛本于水亏，肾水既亏，则气之生源涸矣，气源既涸，而气有不脱者乎？此火动是标，而气脱是本也。

新解：此症多由于孕妇不节房事，以致肾气亏虚，冲任失固，气不摄血而血崩不止；胞失肾系，胎元不固，而发生小产。

【临床表现】

原文：妊妇因行房颠狂，遂致小产。

新解：症见腹痛，腰酸痛，头晕耳鸣，精神倦怠，舌淡苔白，脉沉滑或缓弱。

【辨证分型】 肾精不足型。

【治疗法则】

原文：经云：‘治病必求其本’，本固而标自立矣，若只以止血为主，而不急固其气，则气散不能速回，而血何由止，不大补其精，则水涸不能遽长，而火且益炽，不揣其本，而齐其末，……方用固气填精汤。

新解：治宜益气摄血、补肾填精。

【方剂名称及组成】

固气填精汤：人参 30 克，黄芪 30 克（生用），白术 15 克（土炒），大熟地 30 克（九蒸），当归 15 克（酒洗），三七 9 克（研末冲），芥穗 6 克（炒黑）。

水煎服。一剂而血止，二剂而身安，四剂则痊愈。

【方剂分解】

原文：此方之妙，妙在不去清火，而惟补气补精，其奏功独神者，以诸药温润，能除大热也。盖热是虚，故补气自能摄血，补精自能止血，意在本也！

新解：此方中用人参、黄芪以补气，白术以健脾固气，熟地、当归以滋润填精，佐以三七、黑芥穗以止血塞流。其组方特点是不用苦寒折火之品，而惟补气益精，此乃甘温除热之法。

【按语】

妇女怀孕期间，若不节制房事则必耗伤肾精，肾精亏虚，则相火益炽，冲任失固，胎失系载因而小产。

小产而血崩不止，气随血耗，血无所依；气不摄血，精气两伤，故相火愈炽。如傅氏所曰："此火动是标，而气脱是本也。"

固气填精汤大补其气以生血，益其精以滋水而止血，甘温之性以除大热，但此相火实为虚热，非甘温益气不能除之。倘若见血止血，见热清火，而不补气填精，不但气散不能速回，而血亦不止，其火益炽，更伤气血，正如傅氏在正文中所曰"不揣其本而齐其末"即此意也，亦是《内经》中"治病必求其本"之真实印证。

【证因辨治及方剂歌诀】

肾精不足型

行房不慎小产临，肾精不足损冲任，
胎元不固随血下，治宜固气与填精。

固气填精汤

固气填精参术芪，当归三七黑芥穗，
再加熟地共七味，行房小产功独奇。

第二节　跌闪小产

【原文】

妊妇有跌扑闪挫，遂致小产，血流紫块，昏晕欲绝者，人皆曰瘀血作祟也，谁知是血室损伤乎！夫血室与胞胎相连，如唇齿之相依。胞胎有伤，则血室亦损，唇亡齿寒，理有必然也。然胞胎伤损而流血者，其伤浅；血室伤损而流血者，其伤深。伤之浅者，疼在腹；伤之深者，晕在心。同一跌扑损伤，而未小产与已小产，治各不同。未小产而胎不安者，宜顾其胎，而不可轻去其血；已小产而血大崩，宜散其瘀，而不可重伤其气。盖胎已堕，血既脱而血室空虚，惟气存耳。倘或再伤其气，安保无气脱之忧乎！经云："血为营，卫为气"。使卫有不固，则营无依而安矣①。故必补气以生血，新血生而瘀血自散矣。方用理气散瘀汤：

人参一两，黄芪一两（生用），当归五钱（酒洗），茯苓三钱，红花一钱，丹皮三钱，姜炭五钱

水煎。服一剂而流血止，二剂而昏晕除，三剂而全安矣。此方用人参，黄芪以补气，气旺则血可摄也。用当归，丹皮以生血，血生则瘀难留也。用红花，黑姜以活血，血活则晕可除也。用茯苓以利水，水利则血易归经也。

【注释】

① 血为营，气为卫，使卫有不固，则营无依而安矣：如《灵枢·营卫生会篇》中曰："其清者为营，浊者为卫，营在脉中，卫在脉外"，《素问·阴阳应象大论篇》中又曰："阴在内，阳之守也；阳在外，阴之使也"。阴阳是互相为用的，阴血为营，阳气为卫；阴血在内，阳气在外；阴在内为阳之镇守，阳在外为阴之役使，假使卫气不固，则营血就会失去镇守而无所依，怎么会生新血呢？

【原文眉批】

胎未堕宜加杜仲（炒炭）一钱，续断（炒黑）一钱；若胎已堕服原方。血崩不止加贯众炭三钱；若血闭心晕加元胡炭一钱。

【译文】

胎未堕者，宜用理气散瘀汤加杜仲（炒炭）3克，续断（炒黑）3克；若胎已堕者可照服原方，不用加减药味；血崩不止者

可加入贯众炭9克；若血闭心而昏晕者可加入元胡炭3克。

【病因病机】

原文：跌闪小产，……谁知是血室损伤乎！夫血室与胞胎相连，如唇齿之相依。胞胎有伤，则血室亦损，唇亡齿寒，理有必然也。然胞胎损伤而流血者，其伤浅，血室伤损而流血者，其伤深。伤之浅者，疼在腹，伤之深者，晕在心。

新解：此症多由于孕后不慎起居或跌仆闪挫，或因强力所伤以致损伤胞胎或血室，而致小产。

【临床表现】

原文：妊妇有跌扑闪挫，遂致小产，血流紫块，昏晕欲绝者。

新解：症见小产后阴道流血量多，色紫有块，小腹疼痛或昏晕欲绝，舌脉正常或脉见沉细无力。

【辨证分型】气虚血瘀型。

【治疗法则】

原文：同一跌扑损伤，而未小产与已小产，治各不同；未小产而胎不安者，宜顾其胎，而不可轻去其血，已小产而血大崩，宜散其瘀，而不可重伤其气。盖胎已堕，血既脱而血室空虚，惟气存耳，倘或再伤其气，安保无气脱之忧乎。故必补气以生血，新血生而瘀血自散矣。方用理气散瘀汤。

新解：治宜理气活血。

【方剂名称及组成】

理气散瘀汤：人参30克，黄芪30克（生用），当归15克（酒洗），茯苓9克，红花3克，丹皮9克，姜炭15克。

水煎服。一剂而流血止，二剂而昏晕除，三剂而全安矣。

【方剂分解】

原文：此方用人参、黄芪以补气，气旺则血可摄也，用当归、丹皮以生血，血生则瘀难留也，用红花、黑姜以活血，血活则晕可除也，用茯苓以利水，水利则血易归经也。

新解：此方中用人参、黄芪以补气摄血，用当归、丹皮以生血去瘀，红花、姜炭以活血止血，用茯苓以宁心，且能助其瘀血之排出。诸药合方，具有补气养血、活血去瘀之功效，故用于胎已堕后之血崩昏晕为宜，且不重伤气血而诸症可愈矣。

【按语】

傅氏在本篇中着重指出“未小产与已小产，治各不同，未小产而胎不安者，宜顾其胎，而不可轻去其血，已小产而血大崩，宜散其瘀，而不可重伤其气”的施治原则，对于临床具有指导意义。如果跌闪小产，症见血流紫块、昏晕欲绝者，医以为外伤皆瘀血所致，而妄投活血去瘀之剂，则重伤气血，必致气脱之危。临床不可不慎！

【证因辨治及方剂歌诀】

气虚血瘀型

跌扑闪挫血室伤，孕妇小产定难防，
气虚血瘀多昏晕，理气散瘀最妥当。

理气散瘀汤

理气散瘀用人参，当归黄芪丹茯苓，
红花姜炭可活血，跌闪小产此方中。

第三节　大便干结小产

【原文】

妊妇有口渴烦躁，舌上生疮，两唇肿裂，大便干结，数日不得通，以致腹疼小产者，人皆曰大肠之火热也，谁知是血热烁胎乎！夫血所以养胎也，温和则胎受其益，太热则胎受其损。如其热久烁之，则儿在胞胎之中，若有探汤之苦[①]，难以存活，则必外越下奔，以避炎气之逼迫，欲其胎之不坠也得乎[②]！然则血荫乎胎，则血必虚耗[③]。血者阴也，虚则阳亢，亢则害矣。且血乃阴水所化，血日荫胎，取给刻不容缓，而火炽，阴水不能速生以化血，所以阴虚火动。阴中无非火气，血中亦无非火气矣[④]，两火相合，焚逼儿胎，此胎之所以下坠也。治法宜清胞中之火，补肾中之精，则可几矣。或疑儿已下坠，何故再顾其胞？血不荫胎，何必大补其水？殊不知火动之极，以致胎坠，则胞中纯是一团火气，此火乃虚火也。实火可泄，而虚火宜于补中清之，则虚火易散，而真火[⑤]可生。倘一味清凉以降火[⑥]，全不顾胞胎之虚实，势必至寒气逼人，胃中生气萧索[⑦]矣。胃乃二阳[⑧]，资养五脏者也。胃阳不生，何以化精微以生阴水乎！有不变为劳瘵者几希矣。方用加减四物汤：

熟地五钱（九蒸），白芍三钱（生用），当归一两（酒洗），川芎一钱，山栀子一钱（炒），山萸二钱（蒸，去核），山药三钱（炒），丹皮三钱（炒）

水煎。服四、五剂而愈矣。丹皮性极凉血，产后用之，最防阴凝之害，慎之。

【注释】

① 若有探汤之苦：好像潜入热水中一样痛苦。

② 欲其胎之不坠也得乎：希望胎儿不坠是不可能的。

③ 血荫乎胎，则必虚耗：胎儿在母腹中需要血的滋养，因此会消耗母体大量的血液，而引起血虚不足之象。

④ 阴中无非火气，血中亦无非火气：此指阴中不外乎有火气，血中亦不外乎有火气，此二火相合，故可以焚逼胎儿。

⑤ 真火：指正常的阳气，或肾中真火。

⑥ 倘一味清凉以降火：假如单纯用寒凉之品以达到降火的目的。

⑦ 胃中生气萧索：指胃中寒冷不暖状态。

⑧ 二阳：见“妊娠腰腹疼渴汗燥狂即子狂”节中之【注释】。

【原文眉批】

此方加条芩二钱，尤妙。

【译文】

加减四物汤中加入黄芩 6 克，更好。

【病因病机】

原文：大便干结小产，……谁知是血热烁胎乎！夫血所以养胎也，温和则胎受其益，太热则胎受其损，如其热以烁之，则儿在胞胎之中，……以避炎气之逼迫，欲其胎之不坠也得乎！

新解：孕妇素体阳气偏旺，或孕后过食辛辣煎炙助热生火食物，或过服辛温助阳暖宫药物，或因七情内郁而化火，或因阴虚生内热，以致热伤冲任，冲任失固，血为热迫而妄行，焚逼胎儿而致堕胎小产。

【临床表现】

原文：妊妇有口渴烦躁，舌上生疮，两唇肿裂，大便干结，数日不得通，以致腹疼小产者。

新解：症见面赤烦躁，口干喜饮，尿黄便结，小腹疼痛而致堕胎小产，舌质红苔黄，脉数。或手足心烦热，口干咽燥，舌红少苔，脉细数。

【辨证分型】 阴虚血热型。

【治疗法则】

原文：治法宜清胞中之火，补肾中之精，则可已矣。……殊不知火动之极，以致胎坠，则胞中纯是一团火气，此火乃虚火也，实火可泄，而虚火宜于补中清之……方用加减四物汤。

新解：治宜清热养血、滋肾益阴。

【方剂名称及组成】

加减四物汤：熟地15克（九蒸），白芍9克（生用），当归30克（酒洗），川芎3克，山栀子3克（炒），山萸6克（蒸去核），山药9克（炒），丹皮9克。

水煎服。四、五剂而痊愈矣。

【方剂分解】

原文：无。

新解：此方即四物汤合六味地黄汤去茯苓、泽泻而成。方中熟地、山萸、山药以滋肾补精，当归以养血，白芍和营止腹痛，少佐丹皮、栀子以清血中之热。综观此方，具有清胞中之火、补肾中之精的功效，亦即傅氏所曰“补中清之”之意也。

【按语】

由于孕妇素体邪热内伏，或阴虚生内热，阴血不足，虚火内扰，水亏而火旺，故出现口渴烦躁、舌上生疮、大便干结、数日不通等症状。傅氏治以清胞中之火，补肾中之精气，属正治之法。如果妄用清凉甘寒之品以降火，而不顾堕胎后胞胎之虚实，则无火以生土，不能化精微以生阴水，则阴虚益甚，犹如雪上加霜，恐变生劳瘵之疾矣。

【证因辨治及方剂歌诀】

阴虚血热型

大便干结致小产，血热岂能护胎元，
口渴烦躁唇干裂，滋肾补精清热安。

加减四物汤

加减四物用当归，白芍川芎大熟地，
山药山萸丹栀子，便结小产功最奇。

注：原方“加减四物汤”实为“加味四物汤”之误。

第四节　畏寒腹疼小产

【原文】

妊妇有畏寒腹痛，因而堕胎者，人只知下部太寒也，谁知是气虚不能摄胎乎！夫人生于火[①]，亦养于火[②]，非气不充[③]，气旺则火旺，气衰则火衰。人之所以坐胎[④]者，受父母先天之真火也。先天之真火，即先天之真气以成之。故胎成于气，亦摄于气，气旺则胎牢，气衰则胎堕，胎日加长，而气日加衰，安得不堕哉！况又遇寒气外侵，则内之火气更微，火气微则长养无资[⑤]，此胎之不能不堕也。使当其腹疼之时，即用人参、干姜之类，补气祛寒，则可以疼止而胎安。无如人拘于妊娠之药，禁而不敢用[⑥]，因致堕胎，而仅存几微之气[⑦]，不急救气，尚有何法。方用黄芪补气汤：

黄芪二两（生用），肉桂五分（去粗皮，破），当归一两（酒洗）

水煎。服五剂愈矣。倘认定是寒，大用辛热，全不补气与血，恐过于燥热，反致亡阳而变危矣。

【注释】

① 人生于火：《素问·阴阳应象大论篇》中曰："火为阳，阳为气"，此指火即为阳气。又曰："气生形"，即指人是在阳气的生化过程中形成的。

② 养于火：《素问·阴阳应象大论篇》中曰"形归气"，是指人的形体缘于气的生化作用。

③ 非气不充：如果没有气的生发，人体内的火是不能充盛的，所以"气旺则火旺，气衰则火衰"。

④ 坐胎：指已经受孕怀胎。

⑤ 长养无资：没有生长发育的条件。

⑥ 无如人拘于妊娠之药，禁而不敢用：没有人不受妊娠禁忌药框框的限制，禁而不敢使用。

⑦ 而仅存几微之气：仅仅存有少量之气息，形容气虚欲脱之现象。

【原文眉批】

肉桂须用好的，如无佳者，用炮姜代之，或一钱、二钱皆可，不可只用五分。

【译文】

黄芪补气汤中之肉桂，必须用质量好的，如果没有佳品，也可以用炮姜代替使用，但药量应加大至 3 克或 6 克，不能够只用 1.5 克。

【病因病机】

原文：妊妇有畏寒腹疼，因而堕胎者，人只知下部太寒也，谁知是气虚不能摄胎乎！……气旺则火旺，气衰则火衰，……气旺则胎牢，气衰则胎堕，胎日加长，而气日加衰，安得不堕哉！况又遇寒气外侵，则内之火气更微，火气微则长养无资，此胎之不能不堕也。

新解：此症多由于孕妇素体气虚，或由于劳倦过度，饮食不节以致脾虚胃弱化源匮乏。胎居母腹，赖母之气系载，胎儿随日渐长，而气则随日渐衰，气衰则火微，火微则寒盛，寒气所逼，胎无所附，故而难免于堕胎也。

【临床表现】

原文：略。

新解：症见孕妇堕胎小产，畏寒怕冷，四肢不温，精神倦怠，气短，语言低微，口淡，不思饮食，腹中冷痛，面色萎黄，舌淡苔薄白，脉沉弱无力。

【辨证分型】 阳气虚弱型。

【治疗法则】

原文：……因致堕胎，而仅存几微之气，不急救气，尚有何法？方用黄芪补气汤。

新解：治宜补气养血、温阳散寒。

【方剂名称及组成】

黄芪补气汤：黄芪 60 克（生用），当归 30 克（酒洗），肉桂 1.5 克（去粗皮研）。

水煎服。五剂愈矣。

【方剂分解】

原文：倘认定是寒，大用辛热，全不补气与血，恐过于燥热，反致亡阳而变危矣。

新解：此方重用黄芪补气为主，以资生血之源；用当归以养血，盖气为血之帅，血为气之母，气无血则无以化，血无气则无以生，气旺则火旺，火旺则血旺；少佐肉桂以助真火，且散寒以止疼。药仅三味，与证合拍，诚为傅氏高明之所在，可资后学者效法。

【按语】

孕妇阳气素虚，肾中真火不足，又适逢寒气外侵，则火气更微，气化无由，胎失系养，以致畏寒腹痛而小产。

黄芪补气汤即仿当归补血汤之意，只将药量略事加减而成。此方重在补气养血，稍加肉桂，以助少火而生气，以救堕胎后而耗伤之气血。此证临床表现虽属寒证，实则乃由气血不足所致，故不妄用辛热之品，恐生燥热而生亡阳之变，只补其气血，故小产后畏寒腹痛自可除矣。傅氏所以用药如神，在于能够抓主要矛盾，其次要矛盾即可迎刃而解。这里主要矛盾在于气虚真火不足，次要矛盾为寒邪。今气虚得补，真火乃生，则寒气自失，诸症可愈。诚属良方妙法，用之得法，效如桴鼓。学者宜细心领会，自有所得。

【证因辨治及方剂歌诀】

阳气虚弱型

小产畏寒兼腹痛，素体气虚寒外侵，
面色不华体倦怠，补气养血祛寒并。

黄芪补气汤

黄芪补气用当归，肉桂散寒功独奇，
畏寒腹痛致小产，连服五剂即可愈。

第五节 大怒小产

【原文】

妊妇有大怒之后，忽然腹疼吐血，因而堕胎，及堕胎之后，腹疼仍未止者，人以为肝之怒火未退也，谁知是血不归经而然乎！夫肝所以藏血者也，大怒则血不能藏，宜失血而不当堕胎，何为失血而胎亦随堕乎？不知肝性最急，血门不闭[①]，其血直捣于胞胎，胞胎之系，通于心肾之间，肝血来冲，必断绝心肾之路，胎因心肾之路断，胞胎失水火之养，所以堕也。胎既堕矣，而腹疼如故者，盖因心肾未接，欲续无计，彼此痛伤，肝气欲归于心而心不受，欲归于肾而肾不纳，故血犹未静而疼无已[②]也。治法宜引肝之血仍入于肝，而腹疼自已矣。然徒引肝之血，而不平肝之气，则气逆而不易转，即血逆而不易归也。方用引气归血汤：

白芍五钱（酒炒），当归五钱（酒洗），白术三钱（土炒），甘草一钱，黑芥穗三钱，丹皮三钱，姜炭五分，香附五分（酒炒），麦冬三钱（去心），郁金一钱（醋炒）

水煎服。此方名为引气，其实仍是引血也，引血亦所以引气，气归于肝之中，血亦归于肝之内，气血两归，两腹疼自止矣。

【注释】

① 血门不闭：即肝不藏血之意。

② 血犹未静，而疼无已也：指血尚未安静且不能藏于肝中，所以腹疼不止。

【原文眉批】

产后忌用白芍，因其酸寒也。胎堕后用白芍五钱，惟上元生人可用，若下元生人万不可用。必不得已而用之，将白芍炒炭，用三钱也可。余药如法制。

【译文】

产后忌用白芍，因其药性酸寒。引气归血汤中白芍用量为15克，只有古时之人可用，而现代之人千万不可以使用，如果在不得已的情况下非用不可，要将白芍炒成炭，用9克也是可以的。其他诸药可如法炮制。

【病因病机】

原文：大怒小产，……谁知是血不归经而然乎！夫肝所以藏血者也，大怒则血不能藏，……不知肝性最急，血门不闭，其血直捣于胞胎，……所以堕也。胎既堕矣，而腹疼如故者，……肝气欲归于心，而心不受，欲归于肾，而肾不纳，故血犹未静，而疼无已矣。

新解：肝藏血，主疏泄而司血海。若孕妇素性忧郁或大怒伤肝，则气机不畅；阴血聚以荫胎，今肝血既虚而肝失所养则血不归经，故扰动胎元而病发小产腹痛。

【临床表现】

原文：妊妇有大怒之后，忽然腹疼吐血，因而堕胎，及堕胎之后腹疼仍未止者。

新解：症见腹胁胀痛，嗳气少食，呕苦吐酸，或忽然腹疼，阴道流血，甚则吐血，而终至小产。虽产后腹痛仍不能止，舌质淡苔薄白，脉弦。

【辨证分型】 肝气郁结型。

【治疗法则】

原文：治法宜引肝之血，仍入于肝，而腹疼自已矣。然徒引肝之血，而不平肝之气，则气逆而不易转，即血逆而不易归也。方用引气归血汤。

新解：治宜平肝降逆、引血归经。

【方剂名称及组成】

引气归血汤：白芍 15 克（酒炒），当归 15 克（酒洗），白术 9 克（土炒），甘草 3 克，黑芥穗 9 克，丹皮 9 克，姜炭 1.5 克，香附 1.5 克（酒炒），麦冬 9 克（去心），郁金 3 克（醋炒）。

水煎服。

【方剂分解】

原文：此方名为引气，其实仍是引血也，引血亦所以引气，气归于肝之中，血亦归于肝之内，气血两归，而腹疼自止矣。

新解：此方中用白芍以平肝降逆，配甘草以缓急止痛，用香附、郁金以顺气解郁，二者均为血中之气药，故能和血止痛，用当归、麦冬之滋润以济胞胎之燥，丹皮入血分以清血中之郁热，使血不妄行，黑芥穗以引血归经，姜炭以引诸药入血分，且有止血之功能，用白术以健脾和中，入平肝之药中，可使逆气易转，则血易归经也。此方之功效可引气血归于肝中，因而肝气上逆之腹疼吐血可止矣。

【按语】

《妇人大全良方》中曰："凡忧思惊恐，皆伤脏腑，气逆于上，血随而溢，……久而不已，多致堕胎。”由此可见，本节系由于孕妇郁怒伤肝，触动肝火，则肝不藏血，胎失系养，而致堕胎。若小产之后腹疼不止，拒按，恶露不止，或夹有瘀块者，必须结合妇科检查，以判断殒堕之胎是否已全部排尽抑或虽堕但外排不全，还应积极对症治疗，以免造成严重后果。

【证因辨治及方剂歌诀】

肝气郁结型

多怒小产腹中痛，肝不藏血气逆行，
血不归经口吐血，平肝降逆效必应。

引气归血汤

引气归血酒白芍，白术香附郁金草，
丹麦姜炭黑芥穗，气血双归腹痛消。

第八章　难　产

【概述】

妇人之生育乃正常生理现象，足月而产，似瓜熟蒂落，非为疾病也。若产妇在产程中发生分娩障碍，胎儿不能顺利娩出名曰“难产”，亦称“产难”。

发生难产的原因，不外乎血虚、气逆、坐草太早、交骨不开、胎位不正、脐带障碍、胎儿畸形等。从现代观点来看，引起难产的原因可分为三个方面，即产力、产道（包括骨盆、软产道及周围异常情况）和胎儿（包括胎位、大小、畸形）的异常，只要一方面出现明显异常，便可阻碍正常分娩而引起难产。

本章所述之难产，多以产力异常为主，至于因产道或胎儿异常所致难产者，口服中药多难以奏效，必须施行手术助产。

若临产之时，产程时间延长，分娩发生困难，但未发现骨盆狭窄，破浆过早，或横生逆产者，此为气血两虚或气逆所致。

难产是一种可能引起母体及胎儿严重后果的证候，因此必须认真救治方能起死回生，若救不得法，药不对症，则后果不堪设想。

在治疗方面，若气滞者宜行气，气血不足者宜大补气血。临床催生不可过早、过急，须待浆破后而出现难产情况时，始可应用催生之药，方无后患。

现代医学将产力分为主力及辅力两种。主力是指子宫收缩力，也称为“阵缩”；辅力是指腹肌、膈肌及骨盆底肌肉的收缩力，也称为“腹压”。分娩的第一期以子宫的收缩力量为主，到第二期腹压的辅力才开始加入。只要二者之一表现无力时，就可以发生难产。

一般认为，如果分娩第一期超过三十个小时，第二期超过两至四个小时，即称为产程过长。产程过长发生的原因，可归纳为以下几点。

一、第一期产程过长。第一期产程过长是由于子宫收缩无力所致，可分为原发性及继发性两种。

1. 原发性子宫收缩无力：系指阵缩开始就微弱而且不规则，子宫颈口扩张缓慢。

原因：常见于初产妇或超过三十岁以上的初产妇。

（1）营养不良、贫血或患有其他慢性病而致身体衰弱者，可引起子宫收缩无力。

（2）子宫发育不良或并发肌瘤、炎症，以及多次分娩的经产妇、双胎妊娠、羊水过多等。

（3）精神过度紧张，致使大脑皮质与皮质下各中枢不协调，而影响子宫的正常收缩。

2. 继发性子宫收缩无力：系指阵缩开始时较为正常，后来渐渐变弱，子宫颈口部分扩张后即停止进展。

原因：可见于初产妇或经产妇。

（1）由于产道阻力太大，如骨盆狭窄、软组织坚韧与瘢痕，或患有卵巢囊肿，或膀胱、直肠充盈而影响子宫收缩，子宫肌肉容易疲劳。

（2）由于胎儿畸形或胎位不正所致。

二、第二期产程过长。第二期产程过长多因继发性子宫无力及辅力不强所致。

原因：

（1）子宫收缩变弱，不能迫使胎头继续前进所致。

（2）孕妇患有肺部疾患时，致使膈肌运动障碍而无力，或因用力过早而产生疲倦，气力不支所致。

（3）由于产道异常、胎儿畸形或胎位不正所致。

必须注意孕妇的产前定期检查，以预防难产。如果出现胎位异常，则应及时纠正，以减少难产的发生率，亦是预防难产的重要措施之一。

第一节 血虚难产

【原文】

妊娠有腹疼数日，不能生产，人皆曰气虚力弱，不能送子出产门[①]，谁知是血虚胶滞[②]，胞中无血，儿难转身乎！夫胎之成，成于肾脏之精；而胎之养，养于五脏六腑之血，故血旺则子易生，血衰则子难产。所以临产之前，宜用补血之药；补血而血不能遽生，必更兼补气以生之，然不可纯补其气也，恐阳过于旺，则血仍不足，偏胜之害[③]，必有升而无降，亦难产之渐也。防微杜渐，其惟气血兼补乎！使气血并旺，则气能推送，而血足以济之，是汪洋之中，自不难转身也，又何有胶滞之患乎！方用送子丹：

生黄芪一两，当归一两（酒洗），麦冬一两（去心），熟地五钱（九蒸），川芎三钱

水煎。服二剂而生矣。且无横生倒产之患。此补血补气之药也，二者相较，补血之味，多于补气之品。盖补气止用黄芪一味，其余无非补血之品，血旺气得所养，气生血得所依，胞

胎润泽，自然易产；譬如舟遇水浅之处，虽大用人力，终难推行，忽逢春水泛滥，舟自跃跃欲行，再得顺风以送之，有不扬帆而迅行者乎！

【注释】

① 产门：即指阴道外口。

② 血虚胶滞：形容血少凝滞如胶，缺乏水分而黏结在一起。

③ 偏胜之害：指用药过于偏激而引起的不良反应。

【原文眉批】

方妙。若头产交骨不开，加炙龟板尾三钱。生过子妇人顶心发三钱，洗净，用新瓦一个置火上，炕发成灰，入药同煎，服下即效。

【译文】

送子丹一方很好。如果是初产妇，生小孩子因骨盆狭窄而致难产，可在原方中加入炙龟板尾 9 克，再取经产妇女头顶上头发 9 克，用清水洗净，再把一片新瓦放置在火上，将头发烤焦成灰，加入汤药中同煎，服药后立即就可以见效。

【病因病机】

原文：血虚难产，……是血虚胶滞，胞中无血，儿难转身乎！夫胎之成，成于肾脏之精，而胎之养，养于五脏六腑之血，故血旺则子易生，血衰则子难产。

新解：此症多由于孕妇素体虚弱，气血不足，或因临产用力过早而耗伤气力，或因临产时浆水早破而产道干枯所致。气虚失运，推动无力；血虚不润而令子难出，故发生难产。

【临床表现】

原文：妊妇有腹疼数日，不能生产，人皆曰气虚力弱，不能送子出产门。

新解：症见久产数日不下，阵痛微弱，宫缩时间较短而间隙延长，出血量多，面色苍白，精神委靡不振，气短乏力，自汗出，舌质淡苔薄，脉细弱无力或虚而大。

【辨证分型】 气虚血弱型。

【治疗法则】

原文：……宜用补血之药，补血而血不能遽生，必更兼补气以生之，然不可纯补其气也，恐阳过于旺，则血仍不足，偏胜之害，必有升而无降，亦难产之渐也。防微杜渐，其惟气血兼补乎，使气血益旺，则气能推送而血足以济之，是汪洋之中，自不难转身也，又何有胶滞之患乎！方用送子丹。

新解：治宜大补气血。

【方剂名称及组成】

送子丹：生黄芪 30 克，当归 30 克（酒洗），麦冬 30 克（去心），熟地 15 克（九蒸），川芎 9 克。

水煎服。二剂而生矣，且无横生倒产之患。

【方剂分解】

原文：此补血补气之药也，二者相较，补血之味多于补气之品，盖补气止用黄芪一味，其余无非补血之品。血旺，气得所养；气生，血得所依，胞胎润泽，自然易产。

新解：此方中用黄芪以补气，熟地、当归、川芎以补血，加麦冬以滋润胞胎。诸药合方，气血两旺，血无胶滞，胞胎得润则自然易产矣。

【按语】

血虚难产，系由于产妇之气虚血少，胞胎干涩，使胎儿不能转动所致，多见于孕妇营养不良、贫血，或患有其他慢性疾患，身体极度衰弱者。相当于现代医学所称之产力异常而致的难产。

傅氏送子丹用于血虚难产。若产妇症见神疲气短，宫缩无力，久产不下，头汗淋漓，脉微细时，宜用人参以大补元气，使气生而血有所依，血旺则气有所养，胞胎润泽自然易产。必要时当采取手术助产以结束分娩，以保证母亲与胎儿的健康。

【证因辨治及方剂歌诀】

气虚血弱型

血虚难产产无力，胞胎干涩血胶滞，
急服傅氏送子丹，气血充沛产自易。

送子丹

送子丹用生黄芪，麦冬熟地芎当归，
血虚难产气亦弱，急服两剂子必离。

第二节　交骨[①]不开难产

【原文】

妊妇有儿到产门，竟不能下，此危急存亡之时也，人以为胞胎先破[②]，水干不能滑利也，谁知是交骨不开之故乎！盖产门之上，原有骨两块，两相斗合，名曰交骨。未产之前，其骨自合，若天衣之无缝[③]。临产之际，其骨自开，如开门之见山，妇人儿门之肉[④]，原自斜生，皮亦横长，实可宽可窄，可大可小者也。苟非交骨连络[⑤]，则儿门必然大开，可以手入探取胞胎矣。此交骨为儿门之下关，实妇人锁钥之键[⑥]。此骨不闭，则肠可直下[⑦]；此骨不开，则儿难降生。然而交骨之能开能合者，气血主之也。血旺而气衰，则儿虽向下，而儿门不开；气旺而血衰，则儿门可开，而儿难向下，是气所以开交骨，血所以转儿身也。欲生产之顺利，非大补气血不可。然交骨之闭甚易，而交骨之开甚难。临产交骨不开者，多由于产前贪欲，泄精太甚，精泄则气血失生化之本，而大亏矣。气血亏则无以运润于儿门，而交骨黏滞不开矣。故欲交骨之开，必须于补气补血之中，而加开骨之品，两相合治，自无不开之患，不必催生，而儿自迅下，母子俱无恙矣。方用降子汤：

当归一两，人参五钱，川芎五钱，红花一钱，川牛膝三钱，柞木枝一两

水煎服。一剂儿门必响亮一声，交骨开解，而儿乃降生矣。此方用人参以补气，芎归以补血，红花以活血，牛膝以降下，柞木支以开关解骨，君臣佐使，同心协力，所以取效如神，在用开于补之中也，然单用柞木支，亦能开骨，但不补气与血，恐开而难合，未免有下部中风之患⑧，不若此方之能开能合之为神妙也。至于儿未临门之时，万不可先用柞木以开其门，然用降子汤亦正无妨，以其能补气血耳。若欲单用柞木，必须候到门而后可⑨。

【注释】

① 交骨：指耻骨联合，其在妊娠时略为松弛。此外也包括骶髂关节及骶尾关节，以上皆属女性真骨盆之重要关节，与妊娠及分娩均有密切关系。

② 胞胎先破：即破浆过早，指临产前胎膜过早破裂而使羊水过早流失。

③ 若天衣之无缝："天衣无缝"是一句成语，此可作"天生之无缝"。

④ 妇人儿门之肉：指阴道壁之肌肉层，相当于子宫颈口部位。

⑤ 苟非交骨连络：如果没有交骨的正常连接。

⑥ 锁钥之键：指门户或要道。

⑦ 肠可直下：阴道后壁中 1/3 处与直肠相接，肛提肌为支持阴道壁的主要组织。若交骨不闭，或肛提肌松弛，则阴道壁或直肠可能脱出。

⑧ 下部中风之患：此指产妇阴部感受风邪而致妇科疾患。

⑨ 必须候到门而后可：此指不能过早地使用催生剂，必须要等待胎儿临到产门时，方可使用。

【原文眉批】

方为子已临门，救急而设；若子未临门，血虚难产，宜服

前送子丹，不可遽服此方。

【译文】

降子汤是胎儿已临产门时，作为救急之用的方剂。如果胎儿尚未到产门，且是由于血虚而引起的难产，则服前方送子丹很合适，不可以匆忙地服用此方。

【病因病机】

原文：交骨不开难产……谁知是交骨不开之故乎！……此骨不开则儿难降生。然而交骨之能开能合者，气血主之也。……是气所以开交骨，血所以转儿身也。……临产交骨不开者，多由于产前贪欲泄精太甚、精泻则气血失生化之本而大亏矣。气血亏则无以运润于儿门，而交骨黏滞不开矣。

新解：交骨不开难产者，多属气血不足所引起。产道（骨盆）异常亦是常见病因之一。

【临床表现】

原文：妊妇有儿到产门，竟不能下，此危急存亡之时也。

新解：症见产妇临产之时，虽已露胎发而不下，面色苍白，短气而自汗出，舌质淡苔薄白，脉大而虚。

【辨证分型】 骨盆狭窄型。

【治疗法则】

原文：欲生产之顺利，非大补气血不可，然交骨之闭甚易，而交骨之开甚难。……故欲交骨之开，必须于补气补血之中，而加开骨之品，两相合治，自无不开之患，不必催生，而儿自迅下，母子俱无恙矣。方用降子汤。

新解：治宜大补气血、佐以开骨。

【方剂名称及组成】

降子汤：当归 30 克，人参 15 克，川芎 15 克，红花 3 克，川牛膝 9 克，柞木枝 30 克。

水煎服。一剂儿门必响亮一声，交骨开解，而儿乃降生矣。

【方剂分解】

原文：此方用人参以补气，芎、归以补血，红花以活血，牛膝以降下，柞木枝以开关解骨。君臣佐使，同心协力，所以取效如神。在用开于补之中也。然单用柞木枝，亦能开骨，但不补气与血，恐开而难合，未免有下部中风之患。不若此方之能开能合之为神妙也。至于儿未临门之时，万不可先用柞木以开其门，然用降子汤，亦正无妨，以其能补气血耳，若欲单用柞木，必须候到门而后可。

新解：此方中用人参以补气，当归、川芎以补血，红花以活血，牛膝具有下行之力，柞木枝专能开骨。诸药合方，以共奏补气养血开骨之功效。本方开骨不伤气血，不用催生之药，而儿自能迅速降生。

【按语】

交骨不开难产，可因骨盆异常所致。骨盆狭窄时，可影响分娩时的子宫收缩，使产程过长，造成产道阻力大及产力异常而难产，且易发生胎位异常、子宫破裂、脐带脱出、尿瘘形成等。

交骨不开难产，多由于怀孕期间房事不节，而导致肾气不足，气虚血亏而致。因为肾主骨，气能开骨，血能转胎，若气血两虚，肾气不足，则交骨不开而难产。

【证因辨治及方剂歌诀】

骨盆狭窄型

妊妇临产骨不开，气血不足肾气衰，
可服傅氏降子汤，大补气血莫惊骇。

降子汤

降子汤中当归芎，红花牛膝及人参，
开骨须用柞木枝，骨闭难产此方中。

第三节　脚手先下难产①

【原文】

妊妇生产之际，有脚先下而儿不得下者，有手先下而儿不得下者。人以为横生倒产，至危之症也。谁知是气血两虚之故乎！夫儿在胞胎之中，儿身正坐，男面向后，女面向前，及至生时，头必旋转而向下生，此天地造化之奇，非人力所能勉强者。虽然，先天与后天，原并行而不悖②，天机之动③，必得人力以济之。所谓人力者，非产母用力之谓也，谓产母之气与血耳。产母之气血足，则胎必顺；产母之气血亏，则胎必逆。顺则易生，逆则难产。气血既亏，母身必弱，子在胞中亦必弱。胎弱无力，欲转头向下而不能，此胎之所以有脚手先下者也。当是之时，急用针刺儿之手足，则儿必痛而缩入，急用转天汤以救顺之：

人参二两，当归二两（酒洗），川芎一两，川牛膝三钱，升麻四分，制附子一分

水煎。服一剂而儿转身矣，再二剂自然顺生。此方之妙，用人参以补气之亏、用芎、归以补血之亏，人人皆知其义。若用升麻、又用牛膝、附子，恐人未识其妙也。盖儿已身斜，非用提挈，则头不易转，然转其身，非用下行，则身不易降。升麻，牛膝并用，而又用附子者，欲其无经不达，使气血迅速以催生也。

【注释】

① 脚手先下难产：又称“横生”、“倒产”。脚先下者指臀位产，手先下者指横位产，皆属胎位不正难产。

② 不悖：指双方均不逆行，互不冲突之意。

③ 天机之动：天机，旧指不可理解的、神秘的天意；此指自然界的神秘变化。

【原文眉批】

若服三剂后，以针刺儿手足仍不转身，以针刺产妇合骨穴，儿即下。万不可用手探取，以致子母俱危，戒之！

【译文】

如果服用转天汤三剂之后，又针刺儿之手足其仍然不能转身，还可以针刺产妇之合谷穴，儿即能生下来。千万不可以用手去直接探取，以防止母子发生危险而危及生命，必须加倍注意。

【病因病机】

原文：脚手先下难产……谁知是气血两虚之故乎！……产母之气血足，则胎必顺，产母之气血亏，则胎必逆，顺则易生，逆则难产。气血既亏，母身必弱，子在胞中亦必弱，胎弱无力，欲转头向下而不能，此胎之所以有脚手先下者也。

新解：产母气血素亏，胎弱无力，儿在胞中不能转动，以致胎位不正，于临产之时，先露手或足而难产。

【临床表现】

原文：妊妇生产之际，有脚先下而儿不得下者，有手先下而儿不得下者，人以为横生倒产，至危之症也。

新解：略。可参考以上气虚血弱型。

【辨证分型】 胎位不正型难产。

【治疗法则】

原文：急用针刺儿之手足，则儿必痛而缩入，急用转天汤以救顺（此为原书衍文）之。

新解：治宜气血双补。

【方剂名称及组成】

转天汤：人参 60 克，当归 60 克（酒洗），川芎 30 克，川牛膝 9 克，升麻 1.2 克，附子 0.3 克（制）。

水煎服。一剂而儿转身矣，再二剂自然顺生。

【方剂分解】

原文：此方之妙，用人参以补气之亏，用芎、归以补血之亏，人人皆知其义。若用升麻，又用牛膝、附子，恐人未识其妙也。盖儿已身斜，非用提挈，则头不易转，然转其身非用下行，则身不易降。升麻、牛膝并用，而又用附子者，欲其无经不达，使气血迅速以催生也。

新解：此方中用人参以大补元气，当归、川芎以大补血亏，用升麻、川牛膝取其一升一降之义，有利于儿在胞中转逆为顺，附子以通十二经，走而不守，以助气血之力而达催生之功。

【按语】

脚手先下难产，系指横产位或足产位难产，其原因可为骨盆狭窄、羊水过多、子宫收缩无力等。此外，前置胎盘与胎儿畸形也可能发生胎位不正，还有一部分是经产妇之腹壁松弛所致。

在处理胎位不正难产时，必要时当采取手术助产结束分娩，从而避免危及产妇或胎儿的生命。

【证因辨治及方剂歌诀】

胎位不正型

横生难产气血虚，子在胞中转无力，
脚手先下莫过急，气血双补可解危。

转天汤

转天汤中用归芎，附子升麻牛膝参，
横生难产气血亏，连服二剂能顺生。

第四节　气逆难产

【原文】

妇人有生产数日而胎不下者，服催生之药，皆不见效，人以为交骨之难开也，谁知是气逆不行而然乎！夫交骨不开，固是难产，然儿头到产门而不能下者，方是交骨不开之故，自当用开骨之剂，若儿头尚未到产门，乃气逆不行，儿身难转，非交骨不开之故也。若开其交骨，则儿门大开，儿头未转而向下，必致变症非常①，是儿门万万不可轻开也。大凡生产之时，切忌坐草②太早，若儿未转头，原难遽生，乃早于坐草，产妇见儿许久不下，未免心怀恐惧，恐则神祛，怯则气下而不能升，气既不升，则上焦闭塞，而气乃逆矣；上气既逆，而上焦必胀满，而气益难行，气沮滞③于上下之间，不利气而徒催生，则气愈逆而胎愈闭矣。治法但利其气，儿自转身而下矣。方用舒气散。

人参一两，当归一两（酒洗），川芎五钱，白芍五钱（酒炒），紫苏梗三钱，牛膝二钱，陈皮一钱，柴胡八分，葱白七寸

水煎服。一剂而逆气转，儿即下矣。此方利气而实补气。盖气逆由于气虚，气虚易于恐惧，补其气而恐惧自定，恐惧定而气逆者，将莫知其何以定也④，何必开交骨之多事乎哉⑤！

【注释】

① 变症非常：指病转变异常。

② 坐草：过去乡间的妇女临产时，在土炕上撒一层新鲜的黄土，黄土上面再铺数层草纸，俗称“草铺”，“坐草”之名即由此而来。

③ 沮滞：沮（音 jǔ），阻止之意。此指气受阻而停滞。

④ 恐惧定而气逆者，将莫知其何以定也：由于气逆而引起的恐惧，补

其气即可，怎么会不晓得用什么方法治疗呢？

⑤ 多事乎哉：多事即为多此一举之意，乎哉为感叹语，表示加重语气。

【原文眉批】

凡临产三日前，必先腹疼一小次，名曰试痛。此时万勿坐草临盆，但将包儿诸物预备现成，不可早叫稳婆来。过三日后，腹若大痛，方叫稳婆来，不可令产妇见面，暂让别室静待，不可高言。盖稳婆名曰收生，使其两手接收，不欲儿坠地受伤，非稳婆别有妙法也。若稳婆来时，即令产妇见面，彼必胡言乱语，用力太早，必致难产，百变丛生，戒之！慎之！

【译文】

凡是在临产的三天之前，必然要出现一次轻微的腹痛，叫做“试痛”。这时千万不要以为要临产而过早坐草临盆，也不用过早地将接生员请来，但必须将包小孩子的物品准备齐全。必须等三天之后，如果腹大痛，再将接生员请来，但不可以与产妇见面，只暂时在其他房间安静地等待，不可以高声说话。过去将接生员称为稳婆或收生婆，只不过是她用一双手接生，不让小孩落地受伤，不是说接生员别有高明之法。如果接生员来时，让产妇与其见面，她对产妇必然要胡言乱语，使其用力太早，而会造成难产，或者会出现其他意外情况。必须提高警惕，谨慎小心！

【病因病机】

原文：气逆难产，……谁知是气逆不行而然乎！……若儿头尚未到产门，乃气逆不行，……产妇见儿许久不下，未免心怀恐惧，恐则神怯，怯则气下而不能升，气既不升，则上焦闭塞而气乃逆矣。上气既逆，而上焦必胀满而气益难行，气沮滞于上下之间，不利气而徒催生，则气愈逆，而胎愈闭矣。

新解：此症多由于产妇平素气血两虚，临产之时，产生恐惧心理，精神过度紧张不安，故气逆而上，不能推动胎儿向下而致难产。

【临床表现】

原文：妇人有生产数日，而胎不下者，服催生之药，皆不见效。

新解：症见产妇临产数日不见胎下，因而精神过度紧张，心中恐惧不安，上腹胀满，舌质淡，苔薄黄或白，脉虚大或沉弱无力。

【辨证分型】 气逆型。

【治疗法则】

原文：治法但利其气，儿自转身而下矣。方用舒气散。

新解：治宜益气养血、佐以舒气。

【方剂名称及组成】

舒气散：人参30克，当归30克（酒洗），川芎15克，白芍15克（酒炒），紫苏梗9克，牛膝6克，陈皮3克，柴胡2.4克，葱白7寸。

水煎服。一剂而逆气转，儿即下矣。

【方剂分解】

原文：此方利气而实补气，盖气逆由于气虚，气虚易于恐惧，补其气而恐惧自定，恐惧定而气逆者，将莫知其何以定也？何必开交骨之多事乎哉。

新解：此方中用人参以益气，当归、川芎、白芍以养血，气血足，则心气亦足，心气既足，而精神自定，神怯定，恐惧安，则气不逆上而转顺，方中更用苏梗、陈皮、柴胡以引气，牛膝以助胎儿下行之力，用葱白辛温以通阳，有助于补气利气，助诸药以发挥作用。

【按语】

傅氏在正文中曰："大凡生产之时，切忌坐草太早。若儿未转头，原难骤生，乃早于坐草，产妇见儿许久不下，未免心怀恐惧，恐则神怯，怯则气下而不能升，气既不升，则上焦闭塞而气乃逆矣。上气既逆，而上焦必胀满而气益难行，气沮滞于上下之间，不利气而徒催生，则气愈逆，而胎愈闭矣。”凡临产之妇，不可临盆过早。若过早用力，心急而不生，必然会引起产妇的心理恐惧而发生难产。根据现代医学理论分析，分娩动作开始时，子宫呈有规律的收缩，由弱至强，由稀松至紧凑。因为子宫颈口和阴道的扩张皆是在大脑皮质与皮质下中枢神经之间正常交互作用中而进行的，是一种复杂的反射活动。产妇的情绪不稳定和恐惧心理，可使大脑皮质状态改变，可致使分娩疼痛。所以在临产时，应该亲切地向产妇进行安慰和解释，使她能够认识到分娩是一种正常的生理现象，这样就不可能会发生难产或分娩疼痛的现象。

【证因辨治及方剂歌诀】

气逆型

气逆难产因气虚，胎儿不下气上逆，
临盆过早心恐惧，利气降逆最相宜。

舒气散

气逆难产舒气散，归芎人参白芍掺，
陈皮牛膝紫苏梗，柴胡葱白一服安。

第五节　子死产门[①]难产

【原文】

妇人有生产三四日，儿已到产门，交骨不开，儿不得下，子死而母未亡者，服开骨之药不验，当有死亡之危，今幸而不死者，正因其子死而胞胎下坠，子母离开[2]，母气已收，未至同子气俱绝也，治但救其母，而不必顾其子矣。然死子在产门，塞其下口[3]，有致母死之患，宜用推送子法，补血以生水，补气以生血，使气血两旺，死子可出，而存母命也。倘徒用降子之剂以坠之，则死子未必下，而母气先脱矣。非救援之善者也[4]。山亲见此等之症，常用救母丹活人颇多[5]，故志[6]之：

人参一两，当归二两（酒洗），川芎一两，益母草一两，赤石脂一钱，芥穗三钱（炒黑）

水煎服。一剂而死子下矣。此方用芎、归以补血，人参以补气，气旺血旺，则上能升而下能降，气能推而血能送。况益母又善下死胎，石脂能下瘀血，自然一涌而出，无少阻滞矣[7]。

【注释】

① 子死产门：此指胎儿在分娩过程中死亡，亦称为“死产”；如果在妊娠的任何时期而胎死在子宫内者，称为“死胎”。但两者常合并而论，均称为“胎死不下”、“死胎不下”，但傅氏后文中的“子死腹中难产”即指后者。

② 子母离开：此指胎儿已死，子母之气不相接续之意。

③ 塞其下口：此指胎儿停滞在产道中。

④ 非救援之善者：这不是救治的好方法。

⑤ 活人颇多：又经被治好的病例很多。

⑥ 志：记载、记录之意。

⑦ 无少阻滞矣：没有一点儿阻碍。

【原文眉批】

方妙，不可加减。

【译文】

救母丹的疗效非常好，不必要加减药味。

【病因病机】

原文：子死产门难产……妇人有生产三四日，儿已到产门，交骨不开，儿不得下，子死而母未亡者。

新解：临产之时，由于产妇气虚无推动之力，或血虚滞涩不润，胎儿到产门而死亡，遂致难产。

【临床表现】

原文：略。

新解：症见子死产门而不下，产妇面色苍白，神疲懒言，舌质淡，脉弱无力或唇色青黯，小腹疼痛或下紫黑血块等。

【辨证分型】气血两虚型。

【治疗法则】

原文：治但救其母，而不必顾其子矣，然死子在产门，塞其下口，有致母死之患。宜用推送之法，补血以生水，补气以生血，使气血两旺，死子可出，而存母命也。倘徒用降子之剂以坠之，则死子未必下，而母气先脱矣，非救援之善者也。山，亲见此等之症，常用救母丹，活人颇多，故志之。

新解：治宜气血双补、兼以化瘀。

【方剂名称及组成】

救母丹：人参 30 克，当归 60 克（酒洗），川芎 30 克，益母草 30 克，赤石脂 3 克，芥穗 9 克（炒黑）。

水煎服。一剂而死子下矣。

【方剂分解】

原文：此方用芎，归以补血，人参以补气，气旺血旺，则上能升，而下能降，气能推而血能送，况益母又善下死胎，石脂能下瘀血，自然一涌而出，无少阻滞矣。

新解：此方中用人参以补气，补无形之气以生有形之血；用当归、川芎以补血，补其血以生水，使气血两旺，则气能推动，血能润下；再用赤石脂、黑芥穗以引血直达于下，取其顺水推舟之意；再用益母草下其瘀血。诸药合力而行，死子自然一涌而出。

【按语】

子死产门以服药助产，在当时的历史条件下，亦被认为是妙法，但难免有误而危及母体。随着科学的发达，现代医学多采用可靠的手术方法予以解决难产。此节所述，仅供临床参考，不足以效法。

【证因辨治及方剂歌诀】

气血两虚型

子死产门交骨闭，气血两虚母亦危，
急服活人救母丹，速下死胎莫迟疑。

救母丹

救母丹治临产危，子死产门用之宜，
参归川芎益母草，再加芥穗赤石脂。

第六节 子死腹中[①]难产

【原文】

妇人有生产六七日，胞衣已破[②]，而子不见下，人以为难产之故也，谁知是子已死于腹中乎！夫儿死于儿门之边易辨，而死于腹中难识。盖儿已到产门之边，未死者头必能伸能缩，已死者必然不动，即以手推之，亦必不动如故。若系未死，用手少拔其儿之发，儿必退入。故曰易辨。若儿死在腹中，何从而知之？然实有可辨而知之者。凡子死腹中，而母可救者，产母之面，必无煤黑之气，是子死而母无死气也；子死腹中而母难救，产母之面，必有烟薰之气，是子死而母亦无生机[3]也。以此辨死生，断断不爽[4]也。既知儿死腹中，不能用药以降之，危道[5]也；若用霸道[6]以泄之，亦危道也。盖生产至六七日，其母之气必甚困乏，乌能[7]胜霸道之治，如用霸道以强逐其死子，恐死子下而母亦立亡矣。必须仍补其母，使母之气血旺，而死子自下也。方用疗儿散：

人参一两，当归二两（酒洗），川牛膝五钱，乳香二钱（去油），鬼臼三钱（研，水飞）

水煎服。一剂死子下而母生矣。凡儿之降生，必先转其头；原因其母气血之虚，以致儿不能转头以向下，世人用催生之药，以耗儿之气血，则儿之气不能通达，反致闭闷而死于腹中，此实庸医[8]杀之也。所以难产之疾，断断不可用催生之药，只宜补气补血，以壮其母，而全活婴儿之命正无穷也[9]。此方救儿死之母，仍大补气血，所以救其本也，谁知救本即所以催生哉！

【注释】

① 子死腹中：见“子死产门难产”一节【注释】。

② 胞衣已破：即胎衣已破，俗称“破羊水”。

③ 生机：即生存的机会。

④ 断断不爽：绝对不会发生任何差错。

⑤ 危道：指冒险的治疗方法。

⑥ 霸道：指强硬的治疗方法，如使用猛攻之剂。

⑦ 乌能：怎么能够呢？

⑧ 庸医：指技术不高明的医生。

⑨ 全活婴儿之命正无穷也：“婴儿”实指胎儿，因为初生的孩子才称为婴儿，未生的小孩子指胎儿，此句意思，如保存胎儿的生命也是有可能的。

【原文眉批】

下死胎不用厚朴，妙。曾有产妇面黑舌青，用补气、养血、活血之药而子母复得皆全者，亦万中之一幸也。

【译文】

疗儿散可以下死胎，但方中不用厚朴，非常好。曾经有一名产妇面黑舌青，子母俱危，使用补气、养血、活血之类药品，小孩得以顺利降生，而母也安全无恙，这是万中之一幸也。但此并非死胎，疑似一般难产。

【病因病机】

原文：凡儿之降生，必先转其头，原因其母气血之虚，以致儿不能转头以向下，世人用催生之药，以耗儿之气血，则儿之气不能通达，反致闭闷而死于腹中。

新解：此症多由于产妇素体气血不足，胎元失养而致胎死母腹中，但其母气虚失运，血虚不润，死胎难以产出，发为胎死不下；或因胞浆早破，胞胎干涸，胎儿不能转动，数日不下而胎死母腹，以致不能自产者。

【临床表现】

原文：妇人有生产六七日，胞衣已破，而子不见下，人以为难产之故也，谁知是子已死于腹中乎！……凡子死腹中，而母可救者，产母之面，必无煤黑之气，是子死而母无死气也，子死腹中，而母难救，产母之面必有烟熏之气，是子死而母亦无生机也。以此辨死生，断断不爽也，即知儿死腹中……

新解：症见胎死久而不下，产妇小腹冷痛，口中有秽气呼出，面色苍白无华，精神倦怠，气短懒言，舌淡而青，苔白，脉虚大而涩且无力。

【辨证分型】 气血虚弱型。

【治疗法则】

原文：盖生产至六七日，其母之气必甚困乏，乌能胜霸道之治，如用霸道以强逐其死子，恐死子下而母亦立亡矣。必须仍补其母，使母之气血旺，而死子自下也。方用疗儿散。

新解：治宜补气养血、活血化瘀。

【方剂名称及组成】

疗儿散：人参 30 克，当归 60 克（酒洗），川牛膝 15 克，鬼臼 9 克（研，水飞），乳香 6 克（去油）。

水煎服。一剂死子下，而母生矣。

【方剂分解】

原文：此方救儿死之母，仍大补气血，所以救其本也，谁知救本即所以催生哉。

新解：此方中用人参、当归以大补气血，乳香以活血化瘀，鬼臼、川牛膝以引死胎下行。本方将活血化瘀之品入大补气血之药中，以壮其母，救其本也；不用猛攻之剂以逐死胎，恐死子下而母立危矣。如此顾护产母气血，采取攻补兼施的治疗法则，是比较安全的。

【按语】

胎死子宫内不能自行产出者，称为“胎死不下”，亦名“子死腹中”、“死胎不下”。胎死可发生在妊娠各期，亦可发生于临产之时。若胎死已久，时逾 2 月者，在下胎之时则可能发生大出血，从而危及产妇生命，故应事先予以足够的重视，做好充分的准备，以保障母体健康和生命安全。

现代医学认为，发生胎死的原因，可为子宫发生变异，或脐带阻塞，胎儿失去营养的供给，或因羊水早下使胎儿干涸，或因异位妊娠、胎儿畸形、子痫、内分泌失调，或母体患急性传染病引起高热、腹痛等，均可导致胎死腹中。

下死胎可选用平胃散加枳实、芒硝，有很好的效果。但在下胎死的过程中，必须注意产妇阴道出血情况，必要时则须中西医结合进行治疗，以免产妇发生意外。

【证因辨治及方剂歌诀】

气血虚弱型

子死腹中难生产，气血虚微胎不转，
子母存亡须详辨，大补气血母自安。

疗儿散

疗儿散中参当归，乳香鬼臼川牛膝，
子死腹中产母危，水煎一剂胎即离。

第九章　正　产

【概述】（请参考第十章）

第一节　正产[1]胞衣不下[2]

【原文】

产妇有儿已下地，而胞衣留滞于腹中，二三日不下，心烦意躁，时欲昏晕，人以为胞衣之蒂未断[3]也，谁知是血少干枯，粘连于腹中乎！世人见胞衣不下，未免心怀疑惧，恐其冲之于心[4]，而有死亡之兆。然而胞衣究何能上冲于心也。但胞衣不下，瘀血未免难行，恐有血晕之虑耳。治法仍宜大补其气血，使生血以送胞衣，则胞衣自然润滑，润滑则易下，生气以助生血，则血生自然迅速，尤易催堕也。方用送胞汤：

当归二两（酒洗），川芎五钱，益母草一两，乳香一两（不去油），没药一两（不去油）芥穗三钱（炒黑），麝香五厘（研，另冲）

水煎服。立下。此方以芎、归补其气血，以荆芥引血归经，用益母，乳香等药，逐瘀而下胞衣，新血既生，则旧血难存，气旺上升，而瘀浊自降[5]，尚有留滞之苦哉！夫胞衣是包儿之一物，非依于子，即依于母，子生而不随子俱下，以子之不可依也，故留滞于腹，若有回顺其母之心，母胞虽已生子，而其蒂间之气，原未遽绝，所以留连欲脱而未脱，往往有存腹六七日不下，而竟不腐烂者，正以其尚有生气也。可见胞衣留腹，不能杀人，补之而自降耳。或谓胞衣既有生气，补气补血，则胞衣亦宜坚牢，何以补之而反降也？不知子未下，补则益于子；子已下，补则益于母。益子而胞衣之气连，益母而胞衣之气脱。此胞胎之气关，通则两合，闭则两开⑥矣。故大补气血而胞衣反降也。

【注释】

① 正产：指足月产、顺产、正常产，俗称“大产”。

② 胞衣不下：胎盘稽留。指胎儿娩出之后，经过半小时以上胞衣仍滞留腹内，不能自然娩出者。

③ 胞衣之蒂未断：指胎盘与母体子宫尚未分离。临床可分为四种情况，即胎盘剥离而滞留，胎盘嵌顿，胎盘粘连，胎盘植入。

④ 冲之于心：即产后恶血向上冲心。

⑤ 气旺上升，而瘀浊自降：气指清阳，瘀浊指浊阴。清阳之气不升，则浊阴之气不降，所以，清阳之气旺而上升，则瘀浊之气自然下降。如《素问·阴阳应象大论篇》中曰：“清阳为天，浊阴为地……，清阳出上窍，浊阴出下窍。”

⑥ 胞胎之气关，通则两合，闭则两开：此指胞胎与母体之间，如果气仍相连而通达，则胞衣与胞宫之间尚未分离；若两者之间气不相通而闭合，则胞衣与胞宫即能分离，故称为“胞胎之气关”。

【病因病机】

原文：胞衣不下，……谁知是血少干枯，粘连于腹中乎！……但胞衣不下，瘀血未免难行，恐有血晕之虑耳。

新解：此症多由于产妇体虚，血虚而运行迟缓，瘀血停滞，致使胞衣不下。

【临床表现】

原文：产妇有儿已下地，而胞衣留滞于腹中，二三日不下，心烦意躁，时欲昏晕。

新解：症见小腹微痛，面色苍白，头晕心悸，心烦意躁，甚至昏晕不省人事。

【辨证分型】 血虚瘀滞型

【治疗法则】

原文：治法仍宜大补其气血，使生血以送胞衣，则胞衣自然润滑，润滑则易下生气以助生血，则血生自然迅速，尤易催堕也。方用送胞汤。

新解：治宜补血行瘀。

【方剂名称及组成】

送胞汤：当归 60 克（酒洗），川芎 15 克，益母草 30 克，乳香 30 克（不去油），没药 30 克（不去油），芥穗 9 克（炒黑），麝香 0.15 克（研，另冲）。

水煎服，立下。

【方剂分解】

原文：此方以芎，归补其气血，以荆芥引血归经，用益母、乳香等药，逐瘀而下胞衣。新血既生，则旧血难存，气旺上升，而瘀浊自降，尚有留滞之苦哉？

新解：此方中用当归、川芎以大补其血，用黑芥穗以引血，益母草、乳没以逐瘀而下胞衣，且有止疼之功效，麝香（若无麝香可用香白芷代替）开窍以通经络，定其昏晕。此方为生新血逐瘀血之方剂，可使瘀浊下降，胞衣得润而自然滑下。

【原文】

有妇人子下地五六日，而胞衣留于腹中，百计治之，竟不能下，而又绝无昏晕烦躁之状，人以为瘀血之粘连也，谁知是气虚不能推送乎！夫瘀血在腹，断无不作祟之理，有则必然发晕，今安然无恙，是血已净[①]矣。血净宜清气升而浊气降。今胞衣不下，是清气下降而难升，遂至浊气上浮而难降。然浊气上升，又必有烦躁之病，今亦安然者，是清浊之气两不能升也。然则补其气不无浊气之上升乎！不知清升而浊降者，一定之理。未有清升而浊亦升者也。苟能于补气之中，仍分其清浊之气，则升清正所以降浊也。方用补中益气汤：

人参三钱，生黄芪一两，柴胡三分，炙草一分，当归五钱，白术五分（土炒），升麻三分，陈皮二分，莱菔子五分（炒，研）

水煎服。一剂而胞衣自下矣。夫补中益气汤乃提气之药也，并非推送之剂，何以能降胞衣如此之速也？然而浊气之不降者，由于清气之不升也；提其气则清升而浊降，浊气降则腹中所存之物[2]，即无不随浊气而尽降，正不必再用推送之法也。况又加莱菔子数分，能理浊气，不至两相杆格[3]，所以奏功之奇也。

【注释】

① 血已净：指恶露已经排净。

② 腹中所存之物：即指腹中滞留之胞衣而言。

③ 两相杆格：杆，同捍（音 hàn），相互抵触、不能适应之意。

【原文眉批】

方极效。

【译文】

指“送胞汤”与“补中益气汤”二个方剂，对于治疗胞衣不下的疗效很好。

【病因病机】

原文：胞衣不下，……而又绝无昏晕烦躁之状，人以为瘀血之粘连也，谁知是气虚不能推送乎！夫瘀血在腹，断无不作祟之理，有则必然发晕，今安然无恙，是血已净矣，血净宜清气升，而浊气降，今胞衣不下，是清气下降而难升，遂至浊气上浮而难降，然浊气上升，又必有烦躁之病，今亦安然者，是清浊之气两不能升也。

新解：此症多由于产妇体质素弱，元气偏虚，或怀孕期间患病而损伤正气，或由于产程过长，耗气太多，虽然胎儿已经娩出，但终因气虚无力推送胞衣而病发胞衣不下。

【临床表现】

原文：有妇人子下地五六日，而胞衣留于腹中，百计治之，竟不能下，而又绝无昏晕烦躁之状。

新解：症见胎儿虽已娩出，但胞衣不能自行娩出，阴道流血量多，色淡，少腹微胀，按之有块而不痛，面色㿠白，头晕心悸，神疲气短，畏寒喜热，舌质淡苔薄白，脉虚弱。

【辨证分型】 气虚型。

【治疗法则】

原文：然则补其气不无浊气之上升乎？不知清升而浊降者，一定之理，未有清升而浊亦升者也。苟能于补气之中，仍分其清浊之气，则升清正所以降浊也。方用补中益气汤。

新解：治宜补气、升清、降浊。

【方剂名称及组成】

补中益气汤：人参 9 克，生黄芪 30 克，柴胡 0.9 克，炙草 0.3 克，当归 15 克，白术 1.5 克（土炒），升麻 0.9 克，陈皮 0.6 克，莱菔子 1.5 克（炒研）。

水煎服。一剂而胞衣自下矣。

【方剂分解】

原文：夫补中益气汤，乃提气之药也，并非推送之剂，何以能降胞衣如此之速也？然而浊气之不降者，由于清气之不升也，提其气则清升而浊降，浊气降则腹中所存之物，即无不随浊气而尽降，正不必再用推送之法也。况又加莱菔子数分，能理浊气，不至两相杆格，所以奏功之奇也。

新解：此方中重用黄芪以补气，少佐升麻、柴胡以升提下陷之清气，人参、白术、炙草以益气补中，当归以养血，少量莱菔子升其清阳，降其浊气，以助胞胎下降。故本方适用于气虚之胞衣不下。但方中白术之用量疑为五钱（15克）之误，非五分（1.5克）也。否则有失补中益气之意，因为脾为后天之本，乃生气之源，土能生万物，补气必须健脾，脾健则气充矣。

【按语】

胎儿娩出后，如果经过半小时以上，胞衣仍滞留腹中不能自行娩出者，称“胞衣不下”，亦称“胎衣不下”、“胞衣不出”、“息胞”等。

胞衣，系指今之胎盘。从胎儿娩出至胎盘娩出，一般平均为十五分钟至三十分钟，胎盘娩出期最长不得超过两小时，否则，即属病理现象。

“胞衣不下”即现代医学之“胎盘稽留”或“胎盘滞留”。胎盘滞留是产后出血的主要原因之一，此时正值新产之际，由于阴道伴有不同程度的出血，故可因血虚气脱而发生晕厥。如果处理不及时，可直接危害产妇的健康和生命。

胎盘滞留可分为胎盘剥离而滞留、胎盘嵌顿、胎盘粘连、胎盘植入等四种。

胎盘滞留发生的原因：

（1）不正常的子宫收缩：胎儿娩出之后，子宫收缩不均匀或无力，或在分娩的第三期处理不当，过早或过急地揉摩子宫部位，或牵拉脐带，致使部分胎盘剥离，影响子宫的正常收缩。

（2）因患有子宫内膜炎症，或蜕膜组织发育不良，形成膜样胎盘、副叶胎盘或胎盘宫角附着等，致使胎盘粘连。

（3）由于产妇腹肌过度松弛，腹压不足，或因膀胱过度的充盈，压迫子宫下段或阴道上部，阻碍了胎盘正常排出。此种现象是胎盘已剥离而滞留。

（4）由于子宫内膜创伤性或炎性损伤或瘢痕形成之后，蜕膜发育不良或完全缺如，此时蜕膜抗绒毛侵蚀力减弱，则胞盘绒毛过度侵蚀植入子宫肌层，甚至可达子宫浆膜层，形成植入性胎盘。部分植入者常引起阴道大量出血，而全部植入者反无阴道出血，除非强制剥离胎盘。

（5）不适当地使用子宫收缩剂：如在胎盘未剥离前或已剥离尚未娩出时，使用过量的宫缩剂，个别的产妇子宫会出现葫芦状收缩，形成绞窄环，造成胎盘嵌顿。

胞衣不下其变证多端，若未及时处理或处理不当，可使产妇因失血，过度或感染而发生危殆。故治当审慎，目前以西医治疗为主，安全可靠，不须服药胞衣自下。

【证因辨治及方剂歌诀】

血虚瘀滞及气虚型

胞衣不下有二因，气虚下陷血虚分，
血少干枯胞滞留，昏晕缘是瘀不行，
心烦意躁浊难降，补血送胞最安稳，
气虚下陷浊气升，胞衣不下少精神，
补中益气方最妙，升清降浊胞难容。

送胞汤

送胞归芎黑芥穗，益母乳没麝香配，
胞衣不下因血枯，补血化瘀立可坠。

补中益气汤

补中益气芪术陈，升柴参草当归身，
胞衣不下用加味，加入莱菔有奇功。

注：本方实为补中益气汤加莱菔子，故应名加味补中益气汤，或补中益气加莱菔子汤。

第二节　正产气虚血晕

【原文】

妇人甫产①儿后，忽然眼目昏花，呕恶欲吐，中心无主②，或神魂外越，恍若天上行云③，人以为恶血冲心之患也，谁知是气虚欲脱而然乎！盖新产之妇，血必尽倾④，血室⑤空虚，止存几微之气，倘其人阳气素虚，不能生血，心中之血，前已荫胎，胎堕⑥而心中之血亦随胎而俱堕，心无血养，所赖者几微之气以固之耳。今气又虚而欲脱，而君心⑦无护，所剩残血欲奔回救主，而血非正血，不能归经，内庭变乱，而成血晕之症矣。治法必须大补气血，断不可单治血晕也。或疑血晕是热血上冲，而更补其血，不愈助其上冲之势乎⑧？不知新血不生，旧血不散⑨；补血以生新血，正活血以逐旧血也。然血有形之物，难以速生；气乃无形之物，易于迅发。补气以生血，尤易于补血以生血耳。方用补气解晕汤：

人参一两，生黄芪一两，当归一两（不酒洗），黑芥穗三钱，姜炭一钱

水煎服。一剂而晕止，二剂而心定，三剂而血生，四剂而血旺，再不晕矣。此乃解晕之圣药。用参、芪以补气，使气壮而生血也；用当归以补血，使血旺而养气也。气血两旺，而心自定矣。用荆芥炭引血归经，用姜炭以行瘀引阳，瘀血去而正血归，不必解晕而晕自解矣。一方之中，药止五味，而其奏功之奇而大如此，其神矣乎⑩！

【注释】

① 甫产：甫（音 fǔ），刚才的意思。此指刚生下小孩子。俗话称刚坐

月子。

② 中心无主：心中无主或心中不定，恍恍惚惚。

③ 神魂外越，恍若天上行云：如《素问·宣明五气篇》中曰："五脏所藏：心藏神……，肝藏魂……，是五脏所藏。"又因为心能生血，肝能藏血，血晕而直接影响心、肝发生病变，所以心不能藏神，肝不能藏魂，神魂不归其主，故精神恍惚，若天上的浮云一般，游行而无定。

④ 血必尽倾：指产妇在生产过程中大量失血，而并非尽绝的意思。

⑤ 血室：此指子宫内。

⑥ 胎堕：此指胞儿已经娩出，并非堕胎之意。

⑦ 君心：如《素问·灵兰秘典论篇》中曰："心者，君主之官，神明出焉。"君主是封建王朝最高统治者，古人将人体生理、病理现象与社会政治制度联系起来，将五脏六腑功能按照剥削阶级的等级划分贵贱、高低；"君主"之意，是指心是人体一切脏腑器官功能活动的主宰，是最高的统治者，对各脏腑起统帅作用。

⑧ 不愈助其上冲之势乎：不是更加有助于残血上冲的优势吗?

⑨ 旧血不散：指产后恶露停滞不行。

⑩ 其神矣乎：指疗效迅速、其效如神的意思。

【原文眉批】

原文极效，不可加减。

【译文】

补气解晕汤的疗效很好，没有加减药味的必要。

【病因病机】

原文：正产气虚血晕，……人以为恶血冲心之患也，谁知是气虚欲脱而然乎！盖新产之妇，血必尽倾，血室空虚，止存几微之气，倘其人阳气素虚，不能生血，心中之血，前已荫胎，胎堕，而心中之血亦随胎而俱堕，心无血养，所赖者，几微之气以固之耳，今气又虚而欲脱，而君心无护，所剩残血，欲奔回救主，而血非正血，不能归经，内庭变乱，而成血晕之症矣。

新解：此症多由于产妇素体血虚气弱，复因产程过长与产后失血过多，以致营阴下夺，孤阳上冒，气随血脱，心神无所养，发为产后血晕。

【临床表现】

原文：妇人甫产儿后，忽然眼目昏花，呕恶欲吐，中心无主，或神魂外越，恍若天上行云。

新解：症见产后阴道出血量多，突然出现头晕目眩，面色苍白，心悸不安，愦闷不适，渐至昏不知人，甚而四肢厥冷，冷汗淋漓，手撒眼闭口开，舌淡无苔，六脉微细欲绝或浮大而虚。

【辨证分型】 血虚气脱型

【治疗法则】

原文：治法必须大补气血，断不可单治血晕也，……不知新血不生，旧血不散，补血以生新血，正活血以逐旧血也。然血有形之物，难以速生，气乃无形之物，易于迅发，补气以生血，尤易于补血以生血耳。方用补气解晕汤。

新解：治宜补气益血、固脱救急。

【方剂名称及组成】

补气解晕汤：人参 30 克，生黄芪 30 克，当归 30 克（不酒洗），黑芥穗 9 克，姜炭 3 克。

水煎服。一剂而晕止，二剂而心定，三剂而血生，四剂而血旺，再不晕矣。

【方剂分解】

原文：此乃解晕之圣药，用参芪以补气，使气壮而生血也，用当归以补血，使血旺而养气也。气血两旺，而心自定矣。用荆芥炭引血归经，用姜炭以行瘀引阳，瘀血去而正血归，不必解晕，而晕自解矣。一方之中，药止五味，而其奏功之奇而大如此，其神矣乎！

新解：此方中用人参、黄芪以补气，当归以补血，补气以生血，血旺以养气，气血两旺，而心可安矣；更用黑芥穗以引血归经，姜炭以行瘀引阳，使瘀血去而正血归。方中虽无解晕之品，而晕可自解矣。

【按语】

妇人新产后，突然发生头晕目眩，不能起坐，或心下满闷，恶心呕吐，或痰涌气急，甚则神昏口噤，不省人事，称为“产后血晕”，亦称“产后血运”。

本病为产后危证之一，若不及时抢救，或处理不当，可瞬即导致产妇死亡，故临证须倍加注意。

此症与今之产科休克颇为相似，常发生在胎盘娩出后一小时之内。常由于多种因素综合引起，最常见是以前置胎盘、胎盘早期剥离、产后流血、流产、宫外孕等为主的失血；其次如子宫破裂、宫颈或阴道严重损伤、产科手术、羊水过多、羊水栓塞、多胎或畸形胎妊娠分娩后宫腔突然排空、孕期营养不良、贫血、心血管疾患、先兆子痫或子痫、产程过长等造成的脱水、酸中毒、感染等。

此症危急，若迟疑不决，多致不救，当急以益气养血、固脱行瘀之法。傅氏补气解晕汤，药证合拍，临证验之，确有效果。

【证因辨治及方剂歌诀】

血虚气脱型

产妇气虚心血亏，胞宫残血将心归，
心不纳污成血晕，补气救脱奏功奇。

补气解晕汤

补气解晕参归芪，再加姜炭黑芥穗，
气虚欲脱心无主，此方调服立解危。

第三节 正产血晕不语①

【原文】

产妇有子方下地，即昏晕不语，此气血两脱也，本在不救。然救之得法，亦有能生者。山得岐天师秘诀，何敢隐而不宣乎②！当斯之时，急用银针刺其眉心③，得血出则语矣。然后以人参一两煎汤灌之，无不生者。即用黄芪二两，当归一两，名“当归补血汤”，煎汤一碗灌之，亦得生；万不可于二方之中，轻加附子，盖附子无经不达，反引气血之药，走而不守，不能专注于胞胎，不若人参、归、芪直救其气血之绝，聚而不散也。盖产妇昏晕，全是血室空虚，无以养心，以致昏晕。舌为心之苗④，心既无主，而舌又安能出声耶？夹眉心之穴，上通于脑，下通于舌，而其系，则连于心⑤。刺其眉心，则脑与舌俱通，而心之清气上升，则瘀血自然下降矣。然后以参、芪、当归之能补气生血者，煎汤灌之，则气与血接续，又何至于死亡乎？虽单用参、芪、当归，亦有能生者，然终不若先刺眉心之为更妙。世人但知灸眉心之法，不知刺更胜于灸。盖灸法缓而刺法急，缓则难于救绝，急则易于回生。所谓：“急则治其标，缓则治其本”⑥者，此也。

【注释】

① 正产血晕不语：妇人新产后，突然发生头晕目眩，不能起坐，或心下满闷，恶心呕吐，或痰涌气急，甚则神昏口噤，不省人事，称为“产后血晕”。本病为产后危证之一，若不及时抢救，或处理不当，瞬即可以导致产妇死亡，故临证必须倍加注意。

② 何敢隐而不室宣乎：怎敢保守而不传给他人呢？

③ 眉心：属经外奇穴，名曰“印堂”。

④ 舌为心之苗：如《素问·阴阳应象大论篇》中曰：“心主舌……，在窍为舌”，心的病变可以从舌的变化反映出来。

⑤ 其系，则连于心：指舌与心互相连系。如《灵枢·脉度》中曰：“心气通于舌”，又如《灵枢·忧恚无言》中曰：“人之卒然忧恚，而言无音者，何道之塞？何气出行？使音不彰？愿闻其方。……舌者，音声之机也”。由此可见，语言功能是受心的支配的。

⑥ 急则治其标，缓则治其本者此也：如《素问·标本病传论篇》中曰：“知标本者，万举万当，不知标本，是谓妄行。”“者此也”是指这句话的含义就是这样的。

【病因病机】

原文：产妇有子方下地即昏晕不语，此气血两脱也，本在不救，然救之得法，亦有能生者，……盖产妇昏晕，全是血室空虚，无以养心，以致昏晕，舌为心之苗，心既无主，而舌又安能出声耶？

新解：此症多由于产妇失血过多，心失血养，气血两脱，阴阳离决所致。

【临床表现】

原文：产妇有子方下地即昏晕不语。

新解：症见产妇分娩后，阴道出血量多，突然出现昏晕不知人事，四肢厥冷，冷汗淋漓，不能言语，舌淡无苔，六脉微细欲绝或浮大而虚。

【辨证分型】 气血两脱型。

【治疗法则】

原文：当斯之时，急用银针刺其眉心，得血出则语矣。然后以人参一两，煎汤灌之，无不生者。即用黄芪二两、当归一两，名“当归补血汤”，煎汤一碗灌之，亦得生。万不可于二方之中，轻加附子。盖附子无经不达，反引气血之药，走而不守，不能专注于胞胎，不若人参、归、芪，直救其气血之绝，聚而不散也。

新解：治宜大补气血、固脱救急。

【方剂名称及组成】

（1）独参汤：人参 30 克。

煎汤灌之，无不生者。

（2）当归补血汤：黄芪 60 克，当归 30 克。

煎汤一碗灌之，亦得生。

【方剂分解】

原文：……以参芪当归之能补气生血者，煎汤灌之，则气与血接续，又何至于死亡乎？

新解：独参汤即用人参以大补元气，血脱者，益其气，急救气血两脱，其效甚速。

当归补血汤中，重用黄芪速补无形之气，以资生血之源，气旺则血易生，当归乃补血之佳品，故此二药合用，补血之力更雄。此方为补气生血之代表方剂，宗“血脱者，益其气”的治疗方法。

【按语】

此症相比前症，更为危急，前症为“是气虚欲脱而然乎”，此症乃“气血两脱也”，一为欲脱，一为已脱，大不相同，欲脱可治，而已脱“本在不救”。若遇此症，抢救不及时或失当，产妇立即会有生命危险。傅氏介绍立刺眉心（印堂穴）之法，可有起死回生之效。如傅氏所云：“夫眉心之穴，上通于脑，下通于舌，而其系则连于心，刺其眉心，则脑与舌俱通，而心之清气上升，则瘀血自然下降矣。”

所谓“万不可于二方之中轻加附子”，因附子通十二经，走而不守，无经不达，可引气血之药泛走他经，不能专注病所，故用之则有损而无益矣。

【证因辨治及方剂歌诀】

气血两脱型

新产之妇血室虚，心无所养舌不语，
气血两脱立昏晕，补气益血刺眉心。

当归补血汤、独参汤

产后血晕兼不语，即是气血两脱兮，
黄芪二两当归一，当归补血名不虚，
或用独参煎汤灌，起死回生功效奇。

第四节　正产败血攻心晕狂

【原文】

妇人有产后二三日，发热，恶露不行[①]，败血攻心[②]狂言呼叫，甚欲奔走，拿提不定[③]。人以为邪热在胃之过[④]，谁知是血虚心不得养而然乎！夫产后之血，尽随胞胎而外越，则血室空虚，脏腑皆无血养，只有心中之血尚存几微，以护心君，而脏腑失去所养，皆欲取给于心，心包[⑤]为心君之宰相[⑥]，拦绝各脏腑之气，不许入心，始得心神安静，是护心者，全藉心包之力也。使心包亦虚，不能障心[⑦]，而各脏腑之气遂直入于心，以分取乎心血，心包情急，既不能内顾其君，又不能外御乎众，于是大声疾呼，号鸣勤王[⑧]，而其迹象反近于狂悖，有无可如何之势[⑨]。故病状似热而实非热也。治法须大补心中之血，使各脏腑分取以自养，不得再扰乎心君，则心君泰然[⑩]而心包亦安亦。方用安心汤：

当归二两，川芎一两，生地五钱（炒），丹皮五钱（炒），生蒲黄二钱，干荷叶一片（引）

水煎服。一剂而狂定，恶露亦下矣。此方用芎、归以养血，何以又用生地、丹皮之凉血，似非产后所宜？不知恶露所以奔心，原因虚热相犯，于补中凉之，而凉不为害，况益之以荷叶，七窍相通，引邪外出，不惟内不害心⑪，且佐蒲黄以分解乎恶露也。但只可暂用以定狂，不可多用以取咎⑫也。谨之慎之。

【注释】

① 恶露不行：又称“恶露不下”。是指胎盘娩出后，胞宫内的余血浊液停留不下，或下亦甚少，并伴有小腹疼痛及其他症状。正常者当于产后二至三周内将恶露完全排尽。本文中产后二三日，恶露不行，当属病态。

② 败血攻心：又称“败血冲心”。是指产后恶露不下，逆而上冲引起的一种危急证候，为产后三冲之一。

③ 拿提不定：是指精神方面的症状，多表现为精神不能自主，难于掌握和控制自己的身体而站立不稳等。

④ 过：即指原因或病因。

⑤ 心包：即指“心包络”，是心脏的外膜，具有保护心脏的功能。如《灵枢·胀论》中曰：“膻中（即指心包）者，心主之宫城也。”

⑥ 宰相：旧时辅佐皇帝执行政事的大臣，此指心包为心君之宰相，是心的外卫，能代心受邪。如《素问·灵兰秘典论篇》中曰：“膻中者，臣使之官，喜乐出焉。”

⑦ 不能障心：即不能保护心脏之意。

⑧ 大声疾呼，号鸣勤王：此指心包尽力以保护心脏。勤王：指旧时君王如若受到内乱外患而王位动摇时，臣子用兵力援救。

⑨ 而其迹象反近于狂悖，有无可如何之势：其症状表现与狂逆相似，有无可奈何之趋势。

⑩ 泰然：安然，镇定。

⑪ 不惟内不害心：不是单纯为了保护心脏而使其不受损害。

⑫ 取咎：咎（音 jiù），过失、罪过的意思。此指如果过量地服用安心汤，会造成损害，是错误的做法。

【原文眉批】

服药后狂定，宜服加味生化汤：当归一两一钱（酒洗），川芎三钱，桃仁钱半（研），荆芥穗一钱（炒炭），丹皮钱半，服四剂妙。

【译文】

服安心汤狂症安定之后，宜服加味生化汤：当归 33 克（酒洗），川芎 9 克，桃仁 4.5 克（研），荆芥穗 3 克（炒炭），丹皮 4.5 克共服四剂，效果很好。

【病因病机】

原文：败血攻心晕狂，……谁知是血虚，心不得养而然乎！

新解：此症多由于产妇体虚，或感受寒邪，余血浊液为寒邪凝滞，当下不下而成瘀阻，血瘀气逆，并走于上，迫乱心神而致产后血晕不语。

【临床表现】

原文：妇人有产后二三日，发热，恶露不行，败血攻心，狂言呼叫，甚欲奔走，拿提不定。

新解：症见产后阴道出血量少，伴见小腹阵痛，拒按，心下满闷，气粗喘促，痰涌气急，继而不省人事，妄言乱语，坐卧不定，舌质紫黯，脉涩有力。

【辨证分型】 瘀血扰心型。

【治疗法则】

原文：治法须大补心中之血，使各脏腑分取以自养，不得再扰乎心君，则心君泰然，而心包亦安矣。方用安心汤。

新解：治宜补心养血、清热行瘀。

【方剂名称及组成】

安心汤：当归 60 克，川芎 30 克，生地 15 克（炒），丹皮 15 克，生蒲黄 6 克，干荷叶 1 片（引）。

水煎服。一剂而狂定，恶露亦下矣。

【方剂分解】

原文：此方用芎、归以养血，何以又用生地、丹皮之凉血？似非产后所宜，不知恶露所以奔心，原因虚热相犯，于补中凉之，而凉不为害，况益之以荷叶，七窍相通，引邪外出，不惟内不害心，且佐蒲黄以分解乎恶露也。但只可暂用以定狂，不可多用以取咎也。谨之慎之。

新解：此方中用芎归以补心养血，以凉血之生地、丹皮加于补血药之中，补而凉之，凉不为害，而能清血中之热，且制止瘀血之妄行，用荷叶以通窍升阳，清阳升则瘀血可降，且具有清心之效。服用此方，能使心血足，心气安，心神定，瘀血行，则狂妄之患可愈矣。

【按语】

本节所述系指产后狂妄症，是由于产后气耗血伤，恶露不下反而上攻，致使脑部充血，而引起精神错乱、狂言呼叫等。亦有产褥期间并发精神病者，大都不经特殊治疗而很快自愈。

至于原文中伴见“发热”，可能由于感受寒邪，血为寒凝，停滞于胞中，遂成蓄血之证，且傅氏在正文中又曰：“故病状似热而实非热也”，可见本症并非由热而生，多由于血瘀气逆，恶露不得下，并走于上，迫乱心神而所致。

【证因辨治及方剂歌诀】

瘀血扰心型

产后失血难养心，败血上攻扰心神，
狂言呼叫欲奔走，养血安心晕狂宁。

安心汤

安心汤中当归芎，地丹蒲黄荷叶并，
养血安神兼除邪，产后晕狂一剂清。

第五节　正产肠下①

【原文】

产妇肠下，亦危症也。人以为儿门不关之故，谁知是气虚下陷而不能收乎！夫气虚下陷，自宜用升提之药，以提其气。然新产之妇，恐有瘀血在腹，一旦提气，并瘀血升腾于上，则冲心之患，又恐变出非常②，是气又不可竟提也③。气概不可竟提，而气又下陷，将用何法以治之哉？盖气之下陷者，因气之虚也，但补其气，则气旺而肠自升举矣。惟是补气之药少，则气力薄而难以上升，必须以多为贵，则阳旺力强，断不能降而不升矣。方用补气升肠饮：

人参一两（去芦），生黄芪一两，当归一两（酒洗），白术五钱（土炒），川芎三钱（酒洗），升麻一分

水煎服。一剂而肠升矣。此方纯于补气，全不去升肠，即如用升麻一分，亦不过引气而升耳。盖升麻之为用，少则气升，多则血升也，不可不知。又方用蓖麻仁四十九粒捣涂顶心④以提之，肠升即刻洗去，时久则恐吐血，此亦升肠之一法也。

【注释】

① 正产肠下：指临产时直肠脱出。

② 变出非常：转变为更加严重的病证，如败血三冲的危急病变。

③ 不可竟提也：不可以全部提升。

④ 顶心：指头顶部的百会穴。

【原文眉批】

生产有子未下肠先下者，名盘肠生。勿遽服此方，急取一

净盆，用开水洗热，将肠直于盆内，静待勿惧，子下后肠即徐徐收回。若时久，盆与肠俱冷，不能速收，急用开水一盆待温，以入得手为度，将温水倾于置肠盆内，肠热气充，既可收起矣。若子先下，急服此方，少迟恐气脱不收。

【译文】

生产时可出现尚未生下小孩子，而直肠即先脱出，称为盘肠生，此时，不要急服补气升肠饮。急取一盆开水待盆温热后，弃水不用，将肠放入盆内，安静等待不要惧怕，生下小孩之后，直肠即可慢慢收复。如果脱出时间太久，盆子与肠子都冷却，肠子还不能收回，可以急取开水一盆待温，用手指试之以不烫手为度，将温水倒入放肠子的盆内，肠子受热呈充气状态，即可收回。如果是先生下小孩子而后直肠脱出者，可以急服此方，如果稍微迟疑，惟恐气脱不收，直肠更难回复。

【病因病机】

原文：正产肠下，……谁知是气虚下陷，而不能收乎！

新解：产妇因素体气虚，生产时用力过猛，或难产时亦可发生本病。

【临床表现】

原文：产妇肠下，亦危症也。

新解：症见儿已产下，其肠仍不收者。

【辨证分型】 气虚下陷型。

【治疗法则】

原文：盖气之下陷者，因气之虚也，但补其气，则气旺而肠自升举矣。惟是补气之药少，则气力薄，而难以上升，必须以多为贵，则阳旺力强，断不能降而不升矣。方用补气升肠饮。

新解：治宜补气升提。

【方剂名称及组成】

补气升肠饮：人参30克（去芦），生黄芪30克，当归30克（酒洗），白术15克（土炒），川芎9克（酒洗），升麻0.3克。

水煎服。一剂而肠升矣。

【方剂分解】

原文：此方纯于补气，全不去升肠，即如用升麻一分，亦不过引气而升耳。盖升麻之为用，少则气升，多则血升也，不可不知。又方用蓖麻仁四十九粒，捣涂顶心以提之，肠升即刻洗去，时久则恐吐血，此亦升肠之一法也。

新解：此方中用人参、黄芪、当归、白术以补气养血；因产后用药不宜峻补，所用川芎一味，乃血中之气药，走而不守，加于补药之中，以防瘀血得补而凝滞不行；再少佐升麻以升提下陷之气。故本方补不阻滞，升不举浊，君臣佐使药味配伍得当，产后用之绝无弊端。

【按语】

正产肠下，系指生产时直肠或阴道脱出，此由于肛提肌及其筋膜在生产时裂伤松弛所致。此乃产道损伤之疾患，须中西医结合，积极进行手术抢救，若仅治以补气升肠，恐难奏效，甚或危及产妇生命。本节之内外治法，今录之，仅供临床参考。

【证因辨治及方剂歌诀】

气虚下陷型

产后肠下不能收，气虚下陷属危候，
急救当先勿迟延，补气升肠莫发愁。

补气升肠饮

补气升肠参术芪，当归川芎用之宜，
升麻一分善提气，气虚下陷量服之。

第十章 产 后

【概述】

新产之妇，气血两虚，元气虚损，抗病能力差。倘摄生不慎，则易引起各种产后疾病，如因七情所伤，或因六淫所袭，或为饮食不慎，或为房劳所损，或产房不洁，或劳逸失度，或接生不得法等，都可造成产后病。最为常见的病因有气血两虚、郁怒伤肝、气耗太过、失血伤津、瘀血内阻、外感风寒等。但是，产后疾病最主要的病因是由于气血亏损或瘀血停留，所以，在治疗产后疾病时，是以大补气血为主，古人有“产后宜温”之说法。产后用药，或补或攻，或凉或热，必须要针对病情灵活掌握，应遵循中医的“辨证论治”法则，如虚者宜补，热者宜清，寒者宜温。但是，用药必须照顾气血，即开郁勿过耗散，消导必兼扶脾，寒不宜过于温燥，热不宜过于寒凉。有热不可滥用芩连，恐血块遇寒则凝；有寒不可滥用附桂，恐辛热引新血崩流；产后用麻黄汤，恐有亡阳之变；产后用承气汤，恐致竭阴之患；腹痛未除，不可轻用参术，腹痛若止，再用参术则无闭门留寇之患；大凡栀子、黄芩、黄连、知母、石膏、附子、肉桂、麻黄、熟地、人参、白术、芒硝、大黄等药，产后用之宜慎。如张子和曰：“产后慎不可作诸虚不足以治之，否则必变作骨蒸寒热……”故产后病之临床辨证极为重要，若辨证不明，则用药必误，其过失胜于他疾矣。

第一节　产后少腹疼

【原文】

妇人产后少腹疼痛，甚则结成一块，按之愈疼。人以为儿枕之疼也，谁知是瘀血作祟乎！夫儿枕者，前人谓儿头枕之物也，儿枕之不疼，岂儿生不枕而反疼，是非儿枕可知矣。既非儿枕，何故作疼？乃是瘀血未散，结作成团而作疼耳。凡此等症，多是壮健之妇，血有余而非血不足也，似乎可用破血之药，然血活则瘀自除，血结则瘀作祟，若不补血而反败血，虽瘀血可消，毕竟耗损难免，不若于补血之中，以行逐瘀之法，则气血不耗，而瘀亦尽消矣。方用散结定疼汤：

当归一两（酒洗），川芎五钱（酒洗），丹皮二钱，黑芥穗二钱，益母草三钱，乳香一钱（去油），山楂十粒（炒黑），桃仁七粒（泡去皮尖，炒研）

水煎服。一剂而疼止而愈，不必再服也。此方逐瘀于补血之中，消块于生血之内，妙在不专攻疼病，而疼病止。彼世人一见儿枕之疼，动用元胡、苏木、蒲黄、灵脂之类以化块，又何足论哉！。

【注释】

① 儿枕之疼：此指产后因瘀血而引起的小腹疼痛，即现代医学所称之“宫缩痛”。

② 岂儿生不枕而反疼，是非儿枕可知：儿枕者，若为胎儿在母腹中头枕之物，为什么在生下之后，儿头已经离开枕物，才觉得疼痛呢？由此可知，这并不是什么儿枕之物。

③ 又何足论哉：还有什么充分的理论根据呢？

【病因病机】

原文：产后少腹疼，……谁知是瘀血作祟乎！……乃是瘀血未散，结作成团而作疼耳。凡此等症，多是壮健之妇血有余，而非血不足也。

新解：此症多由于产后血室大开，若调摄失宜，风寒之邪乘虚侵入胞脉，血为寒凝，气机被阻而作腹痛；或因产后恚怒伤肝，肝气郁结，经气不利，气滞血瘀而致腹痛。

【临床表现】

原文：妇人产后，少腹疼痛，甚则结成一块，按之愈疼。

新解：症见产后小腹疼痛拒按，或痛有冷感，得热痛减，触之有块，恶露量少，色紫黯有块，涩滞不畅或恶露不下，面色青白，四肢不温，或胸胁胀痛，舌质黯，脉沉紧或弦涩。

【辨证分型】 血瘀型。

【治疗法则】

原文：……于补血之中，以行逐瘀之法。则气血不耗，而瘀亦尽消矣。方用散结定痛汤。

新解：治宜补血活血、化瘀散结。

【方剂名称及组成】

散结定痛汤：当归 30 克（酒洗），川芎 15 克（酒洗），丹皮 6 克，益母草 9 克，黑芥穗 6 克，乳香 3 克（去油），山楂 10 粒（炒黑），桃仁 7 粒（泡去皮尖，炒研）。

水煎服。一剂而疼止，不必再剂也。

【方剂分解】

原文：此方逐瘀于补血之中，消块于生血之内，妙在不专攻疼病，而疼病止。彼世人一见儿枕之疼，动用元胡、苏木、蒲黄、灵脂之类以化块，又何足论哉？

新解：此方中用当归、川芎以补血活血，用丹皮、益母草、黑芥穗活血散瘀之品加于补血药之中，使气血不致耗散，而瘀亦可尽散，更用乳香、焦山楂能止瘀血所致之疼痛。诸药合方，具有补血活血、散瘀止痛之功效，故用于产后血瘀少腹痛有效。

【按语】

产后少腹痛发生的原因，可见于产褥期感染的疾患，如患有子宫内膜炎症、输卵管及卵巢炎、血栓性静脉炎等，亦可见于子宫内异物稽留，如血块、胎膜等引起的子宫强力收缩所致之疼痛。此类产后腹痛，疼痛持久不愈。中医所称之“儿枕痛”，即指胎盘娩出以后，由于子宫收缩复旧所致腹痛，但一般持续 3～5 天即可自然消失，无须治疗。但是有时在精神紧张或哺乳时疼痛甚，但痛会随着子宫的复旧而逐渐减轻以至消失。

【原文】

妇人产后少腹疼痛，按之即止[①]，人亦以为儿枕之疼也，谁知是血虚而然乎！夫产后亡血过多，血室空虚，原能腹疼，十妇九然[②]。但疼有虚实之分，不可不辨：如燥糠触体光景[③]，是虚疼而非实疼也。大凡虚疼宜补，而产后之虚疼，尤宜补焉。惟是血虚之疼，必须用补血之药，而补血之味，多是润滑之品，恐与大肠不无相碍[④]；然产后血虚，肠多干燥，润滑正相宜也，何碍之有。方用肠宁汤：

当归一两（酒洗），熟地一两（九蒸），人参三钱，麦冬三钱（去心），阿胶三钱（蛤粉炒），山药三钱（炒），续断二钱，甘草一钱，肉桂二分（去粗，研）

水煎服。一剂而疼轻，二剂而疼止，多服更宜。此方补气补血之药也，然补气而无太郁之忧[⑤]，补血而无太滞之患[⑥]，气血既生，不必止疼而疼自止矣。

【注释】

① 按之即止：腹痛有喜按与拒按之分，以辨虚实，按压痛甚者为实证，按压痛减者为虚证。

② 血室空虚，原能腹痛，十妇九然：子宫血虚，能够引起少腹疼痛，十个妇女其中有九个如此。

③ 如燥糠触体光景：形容像干燥的谷糠附着在身体上一样，此指少腹隐隐作痛。

④ 恐与大肠不无相碍：此指用润滑之品，会引起大肠功能失调而发生腹泻的现象。

⑤ 补气而无太郁之忧：指用补气之药，不会导致气郁现象。

⑥ 补血而无太滞之患：指用补血之药，不会导致血液凝滞现象。

【原文眉批】

前后二方极效，不必加减。

【译文】

散结定疼汤与肠宁汤，疗效很好，不必加减药味。

【病因病机】

原文：妇人产后，少腹疼痛，……谁知是血虚而然乎！夫产后亡血过多，血室空虚，原能腹疼，十妇九然，但疼有虚实之分，不可不辨。

新解：由于产时失血过多，或产前素体血虚，加之产时耗血，致使产后胞脉空虚，失荣而痛。同时，因血少而使气的生化不足，气虚不能温煦胞中之血，不能运血以行，以致血行迟缓，虚滞而痛。

【临床表现】

原文：妇人产后，少腹疼痛，按之即止。

新解：症见产后小腹隐隐作痛或腹中疼痛，喜温喜按，小腹柔软无块，痛势轻而持续，恶露量少色淡，伴头晕目眩，心悸失眠，或大便燥结，面色黄白或萎黄，唇白，舌质淡红，苔薄白，脉细弱或沉细无力。

【辨证分型】 血虚型。

【治疗法则】

原文： 大凡虚疼宜补，而产后之虚疼，尤宜补焉。惟是血虚之疼，必须用补血之药，而补血之味，多是润滑之品，恐与大肠不无相碍。然产后血虚，肠多干燥，润滑正相宜也，何碍之有？方用“肠宁汤”。

新解： 治宜温养气血。

【方剂名称及组成】

肠宁汤：当归30克（酒洗），熟地30克（九蒸），人参9克，麦冬9克（去心），阿胶9克（蛤粉炒），山药9克（炒），续断6克，甘草3克，肉桂0.6克（去粗，研）。

水煎服。一剂而疼轻，二剂而疼止，多服更宜。

【方剂分解】

原文： 此方补气补血之药也，然补气而无太郁之忧，补血而无太滞之患，气血既生，不必止疼而疼自止矣。

新解： 此方中用当归、熟地、阿胶、麦冬以养血滋阴润燥，人参、山药、甘草补气健脾以滋气血化生之源，川断以补肾养肝，少佐肉桂以温荣营血，通其经脉，有助其气血生长之力，尚可祛寒止痛。诸药合方，为气血双补、养阴润燥、益肝健脾、祛寒止痛之剂，气血足则经脉通，故不止腹痛而腹痛自止矣。

【按语】

此症与前症相比较，一为血瘀，一为血虚。症分虚实，治各有别。治疗实证则用散结定痛汤，虚证用肠宁汤，前方以散瘀定痛为主，后方以补养气血为先。

【证因辨治及方剂歌诀】

血瘀及血虚型

产后腹痛有二因，血虚瘀血须辨清，
妇人产后少腹痛，瘀血未散激胞宫，
疼痛拒按或有块，行瘀散结痛可平。
产后少腹隐隐痛，原由失血血海空，
喜温喜按便干燥，补血滋润服肠宁。

散结定痛汤

散结定痛当归芎，益母丹皮共桃仁，
焦楂乳香黑芥穗，瘀血腹痛立可宁。

肠宁汤

肠宁汤中归地参，阿胶肉桂及麦冬，
续断甘草共合方，可主产后虚腹痛。

第二节 产后气喘[①]

【原文】

妇人产后气喘，最是大危之症。苟不急治，立刻死亡。人只知是气血之虚也，谁知是气血两脱乎！夫概气血两脱，人将立死，何又能作喘？然此血将脱，而气犹未脱也；血将脱而气欲挽之，而反上喘，如人救溺，援之而力不胜，又不肯自安于救，乃号召同志以求助，故呼声而喘作。其症虽危，而可救处正在能作喘也。盖肺主气，喘则肺气似盛而实衰。当是之时，血将脱而万难骤生，望肺气之相救甚急，若赤子之望慈母[②]。然而肺因血失，止存几微之气，自顾尚且不暇，又何能提挈乎血[③]？气不与血俱脱者几希矣，是救血必须补气也。方用救脱活母汤：

人参二两，当归一两（酒洗），熟地一两（九蒸），枸杞子五钱，山萸五钱（蒸，去核），麦冬一两（去心），阿膠二钱（蛤粉炒），肉桂一钱（去粗，研），黑芥穗二钱

水煎服。一剂而喘轻，二剂而喘减，三剂而喘定，四剂而痊愈矣。此方用人参以接续元阳④，然徒补其气而不补其血，则阳躁而狂⑤，虽回生于一时，亦旋得旋失之道⑥。即补血而不补其肝肾之精，则本源不固⑦，阳气又安得而续乎！所以又用熟地、山萸、枸杞之类，以大补其肝肾之精，而后大益其肺气，则肺气健旺，升提有力矣。特虑⑧新产之后，用补阴之药，腻滞不行，又加肉桂以补命门之火，使火气有根，助人参以生气，且能运化地黄之类，以化精生血。若过于助阳，万一血随阳动，瘀而上行，亦非保全之策⑨，更加荆芥以引血归经，则肺气安而喘速定，治几其神乎⑩！

【注释】

① 产后气喘：属产后危证之一。主要表现为呼吸困难。

② 若赤子之望慈母：好像吃奶的孩子想念母亲一样心切。

③ 自顾尚且不暇，又何能提挈乎血：自己尚不能照顾自己，怎么能够提升摄血呢？此指肺只存有几微之气，不能摄血而致气血俱脱。

④ 元阳：此指肾之真气：若肾气虚而不能纳气，也能引起气喘。

⑤ 阳燥而狂：气为阳，血为阴。若只补其气，则阳气偏胜，或纯阳无阴，心中血少，心火独盛，心无所主，而出现不识亲属，或弃衣而走的阳热狂燥证。

⑥ 亦旋得旋失之道：旋，指速度很快，此指治疗效果不稳固，时好时犯。道，指办法或方法。这是一种较笨的治疗方法。

⑦ 本原不固：即肾气不固。

⑧ 特虑：专门考虑。

⑨ 亦非保全之策：也并不是确保安全的治疗措施。

⑩ 治几其神乎：治疗的效果差不多像有神灵相助一样。

【原文眉批】

方妙，不可加减。

【译文】

救脱活母汤的疗效很好，不可以随意加减。

【病因病机】

原文：妇人产后气喘，……人只知是气血之虚也，谁知是气血两脱乎！夫既气血两脱，人将立死，何又能作喘？然此血将脱，而气犹未脱也。血将脱而气欲挽之，而气反上喘，……故呼声而喘作，……盖肺主气，喘则肺气似盛而实衰。当是之时，血将脱而万难骤生，望肺气之相救甚急，……而肺因血失，止存几微之气，自顾尚且不暇，又何能提挈乎血？气不与血俱脱者几希矣！

新解：此症多由于产妇素体气血两虚，复因产时出血过多，荣血暴竭，卫气无依，故病发气喘。

【临床表现】

原文：妇人产后气喘，最是大危之症，苟不急治，立刻死亡。

新解：症见喘息气促，呼吸难以接续，面色苍白，冷汗淋漓，唇淡，脉微细欲绝或浮虚而芤。

【辨证分型】 阴阳俱虚型。

【治疗法则】

原文：是救血必须补气也。方用救脱活母汤。

新解：治宜补气益血、滋阴回阳。

【方剂名称及组成】

救脱活母汤：人参 60 克，当归 30 克（酒洗），熟地 30 克（九蒸），枸杞子 15 克，山萸 15 克（蒸，去核），麦冬 30 克（去心)，阿胶 6 克（蛤粉炒），肉桂 3 克（去粗，研），黑芥穗 6 克。

水煎服。一剂而喘轻，二剂而喘减，三剂而喘定，四剂而痊愈矣。

【方剂分解】

原文：此方用人参，以接续元阳，然徒补其气而不补其血，则阳燥而狂，虽回生于一时，亦旋得旋失之道，即补血而不补其肝肾之精，则本源不固，阳气又安得而续乎！所以又用熟地、山萸、枸杞之类，以大补其肝肾之精，而后大益其肺气，则肺气健旺，升提有力矣。特虑新产之后，用补阴之药，腻滞不行，又加肉桂以补命门之火，使火气有根，助人参以生气，且能运化地黄之类，以化精生血，若过于助阳，万一血随阳动，瘀而上行，亦非保全之策。更加荆芥以引血归经，则肺气安而喘速定，治几其神乎！

新解：此方中用人参以大补元气，肉桂以补命门之火，更助人参生气之力，而接续元阳；用当归以补血生血；熟地、山萸、阿胶、枸杞以补肝肾之精，而益其肺气，肺气健旺，喘息可平；用麦冬以润肺生津，黑芥穗引血归经。此方气血双补，益精壮火，补阴而不腻，助阳而不燥，故新产之患，用之为宜。

【按语】

产后气喘可见于产后休克的并发症。由于产后大出血而致气随血耗，乃至气血两脱之危候，当此危急之际，若仅凭中药煎剂，恐难奏速效，最好采用中西医结合治疗，以救垂危之急。

【证因辨治及方剂歌诀】

阴阳俱虚型

产后气喘气血脱，面色苍白失血多，
肺气将竭心不安，急补气血最稳妥。

救脱活母汤

救脱活母地参归，枸杞阿胶麦山萸，
肉桂芥穗加之妙，产后气喘是良剂。

第三节 产后恶寒身颤

【原文】

妇人产后，恶寒恶心，身体颤，发热[①]作渴，人以为产后伤寒也，谁知是气血两虚，正不敌邪而然乎！大凡人之气不虚，则邪断难入，产妇失血既多，则气必大虚，气虚则皮毛无卫[②]，邪原易入[③]，正不必户外之风来袭体也[④]，即一举一动，风即可乘虚而入之。然产后之妇，风易入而亦易出，凡有外邪之感，俱不必祛风，况产妇之恶寒者，寒由内生也；发热者，热由内弱也；身颤者，颤由气虚也[⑤]。治其内寒，而外寒自散；治其内弱，而外热自解；壮其元阳，而身颤自除。方用十全大补汤。

人参三钱，白术三钱，土炒，茯苓三钱（去皮），甘草一钱（炙），川芎一钱（酒洗），当归三钱（酒洗），熟地五钱（九蒸），白芍二钱（酒炒），黄芪一两（生用），肉桂一钱（去粗，研）

水煎服。一剂而诸病悉愈[⑥]。此方但补气与血之虚，而不去散风与邪之实，正以正足而邪自除也[⑦]，况原无邪气乎！所以奏功之捷也。

【注释】

① 发热：即指产褥期内以发热为主的病证。多因产后气血两虚，阴阳不和，营卫失调，或感受外邪所致；亦有因恶露不下，经血阻滞，瘀血引

起的发热。

② 气虚则皮毛无卫：如《素问·五藏生成篇》中曰："肺之合皮也，其荣毛也"，《素问·六节脏象论篇》中曰："肺者，气之本……，其华在毛，其充在皮"，《素问·痹论篇》中曰："卫者，水谷之悍气也，其气慓疾滑利，不能入于脉也，故循皮肤之中，分肉之间"。此气虚系指肺或卫气而言，因为卫气具有防御和抵抗外邪侵袭的功能，与皮肤、肌肉组织有着密切的联系，如果一旦外邪侵入了身体，卫气便首当其冲，而与之相争，从而会产生恶寒、发热的反应；若卫气虚弱，皮毛便失去防御病邪的能力，所以，卫气虚则皮毛不固。

③ 邪原易入：外邪本来就很容易侵袭人的身体。

④ 正不必户外之风来袭体也：用不着外界的风来侵袭人体。形容产妇弱不禁风的样子。

⑤ 恶寒者，寒由内生也；发热者，热由内弱也；身颤者，颤由气虚也：如《素问·疟论篇》中曰："寒生于内，故中外皆寒。……阴虚则内热，外内皆热"，《素问·刺志论篇》中曰："气虚者寒也"。此指恶寒发作的原因是由于气虚而寒由内生；卫气不足不能固其表而身颤不已；气血亏虚，虚阳外越，故症见发热等。

⑥ 一剂而诸病悉愈：此指十全大补汤的疗效确切，并非实指仅一剂药就能够痊愈。

⑦ 正足而邪自除也：正，是指正气而言，具有防御和抵抗病邪的功能；邪，是指风、寒、暑、湿、燥、火六淫和疫疠之气而言，是人体致病的因素。"正足而邪自除"是中医扶正而祛邪的治疗法则，即用补益的药物扶正气，从而增强体质和抗病能力，以达到祛除邪气和战胜疾病的目的。

【原文眉批】

宜连服数剂，不可只服一剂。

【译文】

服用十全大补汤不能只服一剂，必须连续服用数剂，才会收到效果。

【病因病机】

原文：产后恶寒身颤，……人以为产后伤寒也，谁知是气血两虚，正不敌邪而然乎！大凡人之气不虚，则邪断难入。产妇失血既多，则气必大虚，气虚则皮毛无卫，邪原易入，正不必户外之风来袭体也，即一举一动，风即可乘虚而入之。……况产妇之恶寒者，寒由内生也；发热者，热由内弱也；身颤者，颤由气虚也。

新解：此症多由于产时失血过多，气血耗损，卫气不固，抵御外邪能力较差，风邪外袭所致。

【临床表现】

原文：妇人产后，恶寒恶心，身体颤，发热作渴。

新解：症见发热恶寒，怕风汗出，口渴身颤，苔白或薄黄，脉浮缓无力或浮紧。

【辨证分型】 外感风寒型。

【治疗法则】

原文：治其内寒，而外寒自散，治其内弱，而外热自解，壮其元阳，而身颤自除。方用十全大补汤。

新解：治宜气血双补、扶正祛邪。

【方剂名称及组成】

十全大补汤：人参 9 克，白术 9 克（土炒），茯苓 9 克（去皮），甘草 3 克（炙），川芎 3 克（酒洗），当归 9 克（酒洗），熟地 15 克（九蒸），白芍 6 克（酒炒），黄芪 30 克（生用），肉桂 3 克（去粗，研）。

水煎服。一剂而诸病悉愈。

【方剂分解】

原文：此方但补气与血之虚，而不去散风与邪之实，正以正足而邪自除也，况原无邪气乎！所以奏功之捷也。

新解：此方由八珍汤加黄芪、肉桂组成，功能补益气血，药性偏温，故具有温补散寒的作用，常用于气血两亏而见症偏于虚寒者。因产后之妇，表里俱虚，多汗而风邪易入易出，凡有外感者，不必服发散祛风之药，但服此方，邪可自除矣。

【按语】

产后发热是指产褥期间以发热为主症，并伴有其他症状者。如果在分娩后一二日内，由于产时过度疲劳与失血，使产妇处于阴血骤虚、阳无所依、阳气浮越于外、营卫失和的状态而出现轻微的发热，但短时即能自行调和营卫，其热不治即退，此属生理性发热。若发热持续不退，或突然出现高热，即应视为产后发热，此种发热尤以产后十日内多见。

总之，产后发热与产后正气大虚，易于感受外邪，或失血阴虚，或恶露停留，或伤于饮食，或蒸乳等因素有关。其治法或调和营卫，或补益气血，或养阴清热，或活血祛瘀，或和胃导滞，或通络下乳等。

【证因辨治及方剂歌诀】

外感风寒型

产后恶寒身体颤，气血两虚伤风寒，
或有发热兼口渴，大补气血可除邪。

十全大补汤

八珍再加桂黄芪，十全大补此方推，
产后恶寒气血虚，水煎一服邪自驱。

第四节　产后恶心呕吐

【原文】

妇人产后，恶心欲呕，时而作吐，人皆曰胃气之寒也，谁知是肾气之寒乎！夫胃为肾之关①，胃之气寒，则胃气不能行于肾之中[②]；肾之气寒，则肾气亦不能行于胃之内[③]，是肾与胃不可分而两之也。惟是产后失血过多，必致肾水干涸，肾水涸应肾火上炎，当不致胃有寒冷之虑，何故肾寒而胃亦寒乎？盖新产之余，水乃遽然涸去，虚火尚不能生，火既不生，而寒之象自现。治法宜补其肾中之火，然火无水济[④]则火在水上，未必不成火动阴虚之症，必须于水中补火，肾中温胃，而后肾无太热之患，胃有既济之欢也。方用温肾止呕汤：

熟地五钱（九蒸），巴戟一两（盐水浸），人参三钱，白术一两（土炒），山萸五钱（蒸，去核），炮姜一钱，茯苓二钱（去皮），橘红五分（姜汁洗），白蔻一粒（研）

水煎服。一剂而呕吐止，二剂而不再发，四剂而痊愈矣。此方补肾之药，多于治胃之品，然而治肾仍是治胃也。所以肾气升腾，而胃寒自解，不必用大热之剂温胃而祛寒也。

【注释】

① 胃为肾之关：如《素问·水热穴论篇》中曰："肾者，胃之关也。"马莳解曰："关者，有出入所司之义也。肾主下焦，膀胱为府，开窍于二阴，故肾气化则二阴通，肾气不化则二阴闭，闭则胃上满，故'肾者，胃之关也'"。此句将《内经》原句颠倒了语序，但均说明了胃与肾之间的联系。

② 胃气不能行于肾气中：胃气主降，只有胃气下降，水谷才能下降，若胃失和降，肾中真阳无水谷精气之滋养，可导致肾虚。

③ 肾气亦不能行于胃之内：如果肾阳虚，不能上行温煦胃以腐熟水谷。所以，肾与胃是先天与后天之关系，两者是相互依存的。

④ 火无水济：火为阳，水为阴；水不制火，则阴虚阳亢，便形成阴虚火旺之象。

【原文眉批】

服此方必待恶露尽后。若初产一、二日之内恶心欲呕，乃恶露上冲，宜服加味生化汤：全当归一两（酒洗），川芎二钱，炮姜一钱，东楂炭二钱，桃仁一钱（研），用无灰黄酒一钟，水三钟同煎。

【译文】

必须等待恶露已净才可以服用温肾止呕汤。如果初产妇在一、二日之内恶心想吐，这是恶露瘀血上冲的原因，宜服加味生化汤：全当归 30 克（酒洗），川芎 6 克，炮姜 3 克，东查炭 6 克，桃仁 3 克（研），用无灰酒一盅，水三盅同时煎。

【病因病机】

原文：产后恶心呕吐，……人皆曰胃气之寒也，谁知是肾气之寒乎！夫胃为肾之关，胃之气寒，则胃气不能行于肾之中；肾之气寒，则肾气亦不能行于胃之内，是肾与胃不可分而两之也。惟是产后失血过多，必致肾水干涸，肾水涸应肾火上炎，当不至胃有寒冷之虞，何故肾寒而胃亦寒乎？盖新产之余，水乃遽然涸去，虚火尚不能生，火既不生，而寒之象自现。

新解：此症多由于产妇素体阳虚，产时失血过多，复受寒邪侵袭，则肾阳亏损不能温养脾胃所致。

【临床表现】

原文：妇人产后，恶心欲呕，时而作吐。

新解：症见产后恶心呕吐，畏寒肢冷，身疲乏力，舌质淡，苔薄白，脉细弱。

【辨证分型】脾肾阳虚型。

【治疗法则】

原文：治法宜补其肾中之火。然火无水济，则火在水上，未必不成火动阴虚之症，必须于水中补火，肾中温胃，而后肾无太热之患，胃有既济之欢也。方用温肾止呕汤。

新解：治宜温补脾肾、散寒止呕。

【方剂名称及组成】

温肾止呕汤：熟地 15 克（九蒸），巴戟 30 克（盐水浸），人参9克，白术30克（土炒），山萸15克（蒸去核），炮姜3克，茯苓6克（去皮），白蔻1粒（研），橘红1.5克（姜汁洗）。

水煎服。一剂而呕吐止，二剂而不再发，四剂而痊愈。

【方剂分解】

原文：此方补肾之药，多于治胃之品，然而治肾仍是治胃也，所以肾气升腾，而胃寒自解，不必用大热之剂温胃而祛寒也。

新解：此方中用熟地、山萸滋阴补肾之品，以阴中求阳；用巴戟壮阳补肾以生肾火；人参、白术、茯苓可健脾调中；加炮姜守而不走，以温里散寒；白蔻以健胃止呕；橘红以健脾和胃，以助驱寒止呕之力。综观此方，能使肾气足，肾气足则升腾上行于胃，因而胃寒可除，同时又佐以健脾散寒、暖胃止呕诸品，故用于产后因寒而致之恶心呕吐有效。

【按语】

产后恶心呕吐的原因多端。若产后恶露未尽，败血上冲犯胃，症见脘腹满痛、气促呕吐，宜急服加味生化汤，以活血化瘀，温经止呕。处方如下：全当归30克（酒洗），川芎6克，炮姜3克，山楂炭6克，桃仁3克（研），水煎服。若产后之败血散于脾胃，散于脾则不能运化津液而腹胀，散于胃则不能受纳水谷而呕逆，此时切不可服用温肾止呕汤，否则病必不除，反致脘腹胀满更甚、不思饮食等。若饮食停滞者，症见脘腹胀闷、嗳腐吞酸、恶心呕吐，宜服生化汤加焦三仙，或六君子汤加焦三仙等。

【证因辨治及方剂歌诀】

脾肾阳虚型

产后失血损肾阳，火不生土胃气伤，
恶心呕吐肢畏寒，温肾补火保安康，
恶露未净有专方，先服加味生化汤。

温肾止呕汤

温肾止呕术巴戟，参苓炮姜萸熟地，
白蔻橘红共九味，产后呕吐立可愈。

第五节 产后血崩

【原文】

少妇产后半月，血崩昏晕，目见鬼神。人皆曰恶血冲心也，谁知是不慎房帏之过①乎！夫产后业逾半月，气血虽不比初产之二三日，而气血初生，尚未全复，即血路已净②，而胞胎之损伤未痊③，断不可轻于一试④，以重伤其门户。无奈少娇之妇，气血初复，不知慎养，欲心大动，贪合图欢，以致血崩昏晕，目见鬼神。是心肾两伤，不特胞胎门户已也。明明是既犯色戒，又加酣战，以致大泄其精。精泄而神亦随之而欲脱⑤，此等之症，乃自作之孽⑥，多不可活，然于不可活之中，而思一急救之法，舍大补其气与血⑦，别无良法也。方用救败求生汤：

人参二两，当归二两（酒洗），白术二两（土炒），九蒸熟地一两，山萸五钱（蒸），山药五钱（炒），枣仁五钱（生用），附子一分或一钱，自制。

水煎服。一剂而神定，二剂而晕止，三剂而血亦止矣。倘一服见效，连服三四剂，减去一半，再服十剂，可庆更生⑧。此方补气以回元阳于无何有之乡⑨，阳回而气回，自可摄血以归神，生精而续命⑩矣。

【注释】

① 不慎房帏之过：不避房事的原因。

② 血路已净：即指恶露已净。

③ 胞胎之损伤未痊：指产后之子宫尚未恢复正常。

④ 断不可轻于一试：绝对不可以随随便便发生性关系。

⑤ 精泄而神亦随之而欲脱：此指产后不慎房事而致使血崩，则精血损伤，神不内守而昏晕或如见鬼神。

⑥ 自作之孽：自讨罪受。孽（音 niè），灾祸、罪恶的意思。

⑦ 舍大补其气与血：舍，丢弃的意思，此指如果不用补气养血之法，再也没有更好的方法了。

⑧ 可庆更生：可喜可贺的是，经过服用救败求生汤之后，还能够有康复的希望。

⑨ 回元阳于无何有之乡：此指通过补气的方法，使肾阳回到原来所在的地方。乡，指元阳生长的地方或祖籍为肾脏之意。“无何有”作贫困解，此指肾脏极度虚弱。

⑩ 生精而续命：指肾能生化精气，即可以维护生命。

【原文眉批】

亦有中气素虚，产后顷刻血崩不止，气亦随之而脱。此至危之证，十常不救者八、九，惟用独参汤尚可救活一、二。辽人参五钱，去芦，打碎，急煎，迟则气脱不及待矣。煎成徐徐灌之，待气回再煎一服灌之。其余治法参看血崩门。但产后不可用杭芍炭，以及诸凉药，然此证皆系临产一、二日前入房所致，戒之！

【译文】

另外还有平素中气不足而致产后立刻子宫大出血者，由于失血过多，气随之而脱，此属于危急证候，十有八九人不能救治。可以用辽人参 15 克，打碎，用急火煎之，立即服用，如果延迟则气脱，失去了救治的机会。煎成药之后慢慢灌服，等待气复原时再灌服一次，其余治法可参照前血崩门。特别指出，产后不可用杭芍炭或其他各种寒凉之药。产后血崩大多是由于临产之前一、二日不避房事所致，故必须提高警惕。

【病因病机】

原文：产后血崩，……人皆曰恶血冲心也，谁知是不慎房帏之过乎！……无奈少娇之妇，气血初复，不知慎养，欲心大动，贪合图欢，以致血崩昏晕，目见鬼神，是心肾两伤，不特胞胎门户已也，明明是既犯色戒，又加酣战，以致大泄其精，精泄而神亦随之而欲脱。

新解：此症多由于产后出血，以致冲任受伤，气血未复，而不避房事，乃致气虚不能摄血，心肾两虚，故发生血崩昏晕、目见鬼神等证状。

【临床表现】

原文：少妇产后半月，血崩昏晕，目见鬼神。

新解：症见产后半月，恶露已净或将净而突然血崩，昏晕不识人事，如妄见鬼神之状，心悸失眠，腰腹疼痛，食欲不振，舌淡无苔，脉沉细涩或缓弱。

【辨证分型】气血不足、心肾两虚型。

【治疗法则】

原文：此等之症，乃自作之孽，多不可活，然于不可活之中，而思一急救之法，舍大补其气与血，别无良法也。方用救败求生汤。

新解：治宜大补气血、益精安神。

【方剂名称及组成】

救败求生汤：人参60克，当归60克（酒洗），白术60克（土炒），熟地30克（九蒸），山萸15克（蒸），山药15克（炒），枣仁15克（生用），附子0.3克（或3克自制）。

水煎服。一剂而神定，二剂而晕止，三剂而血亦止矣。倘一服见效，连服三四剂，减去一半，再服十剂，可庆更生。

【方剂分解】

原文：此方补气以回元阳于无何有之乡，阳回而气回，自可摄血以归神，生精而续命矣。

新解：此方中用人参、白术以补气固脱，当归以补血生血，熟地、山萸、山药以益肾填精，生枣仁以养心安神，附子以补火回阳，阳回则气复，气足则能摄血，则血崩可止矣。

【按语】

产后血崩，即“产后出血”，指胎儿娩出后或在产褥期内阴道出血量超过500毫升。

现代医学认为，产后出血的原因可归纳如下几种：

（1）分娩第三期的处理不当。

（2）胎盘稽留，胎膜或副胎盘的遗留。

（3）子宫收缩无力。

（4）软产道损伤。

（5）合并有子宫肌瘤、子宫颈癌、子宫内翻、绒毛膜上皮癌。

上述情况多在产后晚期引起出血。

本节中所指产后血崩，可能由于产道创伤破裂所致。新产之妇，虽时逾半月，但产道尚未平复，正值此时，如不避房事，难免重伤产道，气虚不能摄血，血不归经，则病发血崩。

此外，如果产前行房次数频繁，或嗜食辛热，使相火偏旺，则产后亦多病发血崩。

产后出血是临床比较常见的病证，而且病情危急，如果治疗不及时则会危及产妇的生命，所以，最好采取中西医结合救治，乃万全之策。

【证因辨治及方剂歌诀】

气血不足、心肾两虚型

少妇产后患血崩，不避房事损冲任，
昏晕目如见鬼神，大补气血益心肾。

救败求生汤

救败求生参术归，熟地山药及山萸，
枣仁生用附子制，回阳摄血神亦归。

第六节　产后手伤胞胎淋漓不止[①]

【原文】

妇人有生产之时，被稳婆手入产门，损伤胞胎[②]，因而淋漓不止，欲少忍须臾而不能[③]。人谓胞破不能再补也，孰知不然[④]。夫破伤皮肤，尚可完补，岂破在腹内者独不可治疗！或谓破在外，可用药外治，以生皮肤；破在内，虽有灵膏无可救补。然破之在内者，外治虽无可施力，安必内治不可奏功乎[⑤]？试思疮伤之毒，大有缺陷[⑥]，尚可服药，以生肌肉，此不过收生不谨[⑦]，小有所损[⑧]，并无恶毒，何难补其缺陷也！方用完胞饮：

人参一两，白术十两[⑨]（土炒），茯苓三钱（去皮），生黄芪五钱，当归一两（酒洗），川芎五钱，桃仁十粒（泡，炒，研），益母草三钱，白芨一钱（末），红花一钱

用猪羊胞[⑩]一个，先煎汤，后煎药，饥服[⑪]。十剂痊愈。夫胞损宜用补胞之药，何以反用补气血之药也？盖生产本不可手探试，而稳婆竟以手探胞胎，以致伤损，则难产必矣。难产者，因气血之虚也。产后大伤气血，是虚而又虚矣。因虚而

损，复因损而更虚。若不补其气与血，而胞胎之破何以奏功乎？今之大补其气血者，不啻[12]饥而与之食，渴而与之饮也。则精神大长，气血再造，而胞胎何难补完乎[13]！所以旬日之内便成功也。

【注释】

① 淋漓不止：此指产后小便次数增多，或不能约束小便而自遗，前者称“产后小便频数”，后者称“产后小便失禁”，此二者均与分娩或产伤有关。

② 损伤胞胎：此指膀胱损伤。

③ 欲少忍须臾而不能：此指忍不住小便，有小便失禁和尿频现象。

④ 孰知不然：谁能知道原来不是这么回事。

⑤ 安必内治不可奏功乎：怎么不可以用内治的方法而产生疗效呢？

⑥ 缺陷：非指人体某处之生理缺陷，此指破损部位。

⑦ 收生不谨：指接生时不小心而造成的医疗事故。

⑧ 小有所损：即稍微有些轻伤。

⑨ 白术十两：应为一两之误。

⑩ 猪羊胞：即指猪尿脬或羊尿脬，取其一则可，非指各取其一。

⑪ 饥服：空腹服药。

⑫ 不啻：啻（音 chì），但、只的意思。此指不只是之意。

⑬ 胞胎何难补完乎：如果能使尿脬修补完好，这有什么困难呢？

【原文眉批】

胞破诸书单方最多，然不如此之妙。

【译文】

治疗尿脬破损的单方非常多，可是均不如完胞饮的疗效好。

【病因病机】

原文：妇人有生产之时，被稳婆手入产门，损伤胞胎。

新解：此症多由于因难产而分娩时间过长，胎儿压迫膀胱过久，致使膀胱被压处气血瘀阻，继而成瘘；或粗暴的产科手术损伤膀胱造成瘘孔，不能贮纳小便使尿液漏下淋漓及失禁。

【临床表现】

原文：产后手伤胞胎……因而淋漓不止，欲少忍须臾而不能。

新解：症见产妇难产或手术产后不能约束小便，甚欲少忍片刻也不行，尿液随时漏出。起初小便淋沥疼痛，尿中挟有血丝，继而疼痛，血丝消失，小便自遗失禁。

【辨证分型】气血两虚兼产伤型。

【治疗法则】

原文：……尚可服药以生肌肉，此不过收生不谨，小有所损，并无恶毒，何难补其缺陷也。方用完胞饮。

新解：治宜补气养血、化瘀固脬。

【方剂名称及组成】

完胞饮：人参 30 克，白术 300 克（土炒），茯苓 9 克（去皮），生黄芪 15 克，当归 30 克（酒炒），川芎 15 克，桃仁 10 粒（泡炒研），红花 3 克，益母草 9 克，白芨末 3 克。

用猪羊胞 1 个，先煎汤，后煎药，饥服。十剂痊愈。

注：猪羊胞，系指猪水胞或羊水胞，取其一即可，并非猪羊胞同用。

【方剂分解】

原文：……若不补其气与血，而胞胎之破，何以奏功乎？今之大补其气血者，……则精神大长，气血再造，而胞胎何难补完乎！所以旬日之内便成功也。

新解：此方中用白术以健脾补土，生肌长肉，用参芪补其气，归芎补其血，用桃仁、益母以活血行瘀，去其旧血以生新血，白芨具有止血生肌、疗疮止痛之效，用猪胞者，是以脏补脏，以取其同类物相补之意也。

【按语】

产后手伤胞胎淋漓不止，系指“产后小便频数或失禁”。傅氏在正文中曰“欲少忍须臾而不能”，此即指忍小便而言，由此可知，“淋漓不止”亦并非指出血，乃指小便失禁无疑。当然，破口处离经之血液随尿液漏出是不足为奇的。再者，傅氏补胞所用猪胞，是以脏补脏之法，可知本节所指胞胎者，系指膀胱。愚学尚浅，有待高明同道指正。

【证因辨治及方剂歌诀】

气血两虚兼产伤型

手伤胞胎气血虚，虚而复损损又虚，
小便淋漓不自禁，气血双补兼逐瘀。

完胞饮

完胞饮中参术苓，黄芪归芎及桃仁，
益母白芨猪胞煮，产后胞损有奇功。

第七节　产后四肢浮肿

【原文】

产后四肢浮肿，寒热往来，气喘咳嗽，胸膈不利，口吐酸水，两胁疼痛。人皆曰败血流于经络，渗于四肢，以致气逆也。谁知是肝肾两虚，阴不得出之阳①乎！夫产后之妇，气血大亏，自然肾水不足，肾火沸腾；然肾水不足，则不能养肝，而肝木大燥，木中乏津，木燥火发，肾火有党，子母两焚②，火焰直冲而上克肺金，金受火刑③，力难制肝，而咳嗽喘满之病生焉。肝火既旺，而下克脾土，土受木刑④，力难制水，而四肢浮肿之病出焉。然而肝木之火旺，乃假象而非真旺也。假旺之气若盛而实不足，故时而热，时而寒，往来无定，乃随气之盛衰以为寒热，而寒非真寒，热亦非真热，是以气逆于胸膈之间而不舒耳！两胁者，肝之部位也，酸者，肝之气味也。吐酸，胁疼痛，皆肝虚而肾不能荣之象也。治法以补血以养肝，补精以生血，精血足而气自顺，而寒热、咳嗽、浮肿之病悉退矣。方用转气汤：

人参三钱，茯苓三钱（去皮），白术三钱（土炒），当归五钱（酒洗），白芍五钱（酒炒），熟地一两（九蒸），山萸三钱（蒸），山药五钱（炒），芡实三钱（炒），故纸一钱（盐水炒），柴胡五分

水煎服。三剂效，十剂痊。此方皆是补血补精之品，何以名为“转气”耶？不知气逆由于气虚，乃是肝肾之气虚也。补肝肾之精血，即所以补肝肾之气也。盖虚则逆，旺则顺，是补即转也。气转而各症尽愈，阴出之阳，则阴阳无杆格⑤之虑矣。

【注释】

① 阴不得出自阳：如《素问·宣明五气篇》中曰：“阳入之阴则静，阴出之阳则怒”，病邪由阳而入于阴则静，由阴出于阳则怒。此指邪气并于阳外出则病愈，若阴邪不能并于阳外出则病进。

② 肾火有党，子母两焚：党，旧指亲族关系。此指肝和肾之间为子母关系，肝木与肾火两旺而上克肺金。

③ 金受火刑，力难制肝：肺属金，肝属木。金能克木，但由于肝火过旺，金不但不能克木，反而被侮，即为木侮金，所以木火刑金，肺金受侮，灼伤肺阴，故出现咳嗽喘满之病证。

④ 土受木刑，力难制水：脾属土，肝属木，木能克土，即肝火过旺而影响脾的运化功能使之不能制水，故出现四肢浮肿。

⑤ 杆格：见“正产胞衣不下”【注释】项内。

【原文眉批】

方妙，不可加减，白芍宜炒炭用。

【译文】

转气汤的疗效很好，不可以随意加减，方中的白芍适宜炒成炭使用。

【病因病机】

原文：产后四肢浮肿，……谁知是肝肾两虚，阴不得出之阳乎！夫产后之妇，气血大亏，自然肾水不足，肾火沸腾。然肾水不足，则不能养肝，而肝木大燥，木中乏津，木燥火发，肾火有党，子母两焚，火焰直冲而上克肺金，金受火刑，力难制肝，而咳嗽喘满之病生焉。肝火既旺，而下克脾土，土受木刑，力难制水，而四肢浮肿之病出焉。然而肝木之火旺，乃假象而非真旺也。假旺之气，若盛而实不足，故时而热，时而寒，往来无定，乃随气之盛衰以为寒热，而寒非真寒，热亦非真热，是以气逆于胸膈之间而不舒耳。两胁者，肝之部位也，酸者，肝之气味也，吐酸胁疼痛，皆肝虚而肾不能荣之象也。

新解：此症多由于产后气血两虚，脾肾不足，气化失常，而精气外泄，故病发水肿；肺失宣降，故气喘咳嗽，胸膈不利；脾虚则不能制水，水湿泛滥，故四肢浮肿；气被水遏，肝失条达，故胁痛吐酸；脾不健运，复感风邪，风水相搏，卫气不得宣畅，肺气不利，故见恶寒发热。此症与肝、脾、肾三脏有关。

【临床表现】

原文：产后四肢浮肿，寒热往来，气喘咳嗽，胸膈不利，口吐酸水，两胁疼痛。

新解：症见产后四肢浮肿，寒热往来，气喘咳嗽，胸膈不利，口吐酸水，两胁疼痛等，舌质淡苔薄白，脉缓弱。

【辨证分型】 肝肾不足型。

【治疗法则】

原文：治法宜补血以养肝，补精以生血，精血足而气自顺，而寒热咳嗽浮肿之病悉退矣。方用转气汤。

新解：治宜补气养血、健脾、滋肝、益肾。

【方剂名称及组成】

转气汤：人参 9 克，茯苓 9 克（去皮），白术 9 克（土炒），当归 15 克（酒洗），白芍 15 克（酒炒），熟地 30 克（九蒸），山萸 9 克（蒸），山药 15 克（炒），芡实 9 克（炒），故纸 3 克（盐水炒），柴胡 1.5 克。

水煎服。三剂效，十剂痊。

【方剂分解】

原文：此方皆是补血补精之品，何以名为“转气”耶？不知气逆由于气虚，乃是肝肾之气虚也。补肝肾之精血，即所以补肝肾之气也。盖虚则逆，旺则顺，是补即转也，气转而各症尽愈，阴出之阳，则阴阳无扞格之虞矣。

新解：此方中用熟地、山萸、山药、芡实以滋肝益肾；当归、白芍以补血生精；人参、白术、茯苓为补气之要药，以补无形之气，而速生有形之血，且能健脾燥湿；用故纸以壮肾阳，引阴出阳，则阴阳无杆格之虞；引用柴胡以解肝经之郁，利肝中之气，且能疗寒热往来、胸胁苦满之疾矣。诸药合方，使肝肾得养而肝气自平，脾肺受益而浮肿、喘咳自已，阴阳调和而寒热可止。此方之妙，在于补虚即转逆，气顺则肝脾肾之气皆旺，诸证悉除矣。

【按语】

产后四肢浮肿，亦有因败血未净，乘虚流入经络与气相搏，凝滞不行，而化为水所致。傅氏虽然尚未谈及其病因，但临床不可不辨，须审证精确，如系败血不净所致者，切莫误投转气汤。

【证因辨治及方剂歌诀】

肝肾不足型

新产之妇气血亏，肝肾两虚气上逆，
浮肿气喘两胁痛，补益精血能转气。

转气汤

转气八珍去芎草，山药萸柴加之好，
芡实故纸皆可用，产后浮肿证悉消。

第八节　产后肉线出[①]

【原文】

妇人有产后，水道[②]中出肉线一条，长二、三尺，动之则疼痛欲绝。人以为胞胎之下坠也，谁知是带脉之虚脱乎！夫带脉束于任督之间，任脉前而督脉后。二脉有力，则带脉坚牢，二脉无力，则带脉崩坠[③]。产后亡血过多，无血以养任督，而带脉崩坠，力难升举，故随溺而随下也。带脉下垂，每每作痛于腰脐之间，况下坠者而出于产门[④]之外，其失于关键也更甚[⑤]，安得不疼痛欲绝乎！方用两收汤：

人参一两，白术二两（土炒），川芎三钱（酒洗），九蒸熟地二两，山药一两（炒），山萸四钱（蒸），芡实五钱（炒），扁豆五钱（炒），巴戟三钱（盐水浸），杜仲五钱（炒黑），白果十枚（捣碎）

水煎服。一剂而收半，二剂而全收矣。此方补任督，而仍补腰脐者，盖以任督连于腰脐也。补任督而不补腰脐，则任督无助，而带脉何以升举？惟两补之，则任督得腰脐之助，带脉亦得任督之力而收矣。

【注释】

① 产后肉线出：系指生殖器瘘管与直肠阴道瘘。其发病原因是由于软组织夹于胎儿与骨盆壁间的时间过久，局部正常的血液循环发生障碍，周围组织松弛而致下垂。

② 水道：此指尿道。

③ 带脉崩坠：此指带脉失去约束的功能，并非指带脉下脱。

④ 产门：指阴户。

⑤ 其失于关键也更甚：此指肉钱出于产门之外，因而失去关闭的作用，故症状更会严重。

【原文眉批】

此方凡肾虚，腰痛，遗尿皆可治，甚勿轻忽。

【译文】

两收汤对于治疗肾虚腰痛、遗尿均有效，切勿将其忽视。

【病因病机】

原文：产后肉线出，……谁知是带脉之虚脱乎！……产后亡血过多，无血以养任督，而带脉崩坠，力难升举，故随溺而随下也。

新解：此症多由于产后亡血过多，任督二脉虚而无力，则带脉失养而下垂，痛达腰脐之间。现代医学认为，产后肉线出，系指泌尿生殖器瘘管与直肠、阴道瘘，其发病原因是由于软组织夹于胎儿与骨盆壁间的时间过久，使局部正常的血液循环发生障碍，因而组织坏死，即形成膀胱阴道瘘或膀胱子宫颈瘘。若发生严重的会阴裂伤时，亦可能会出现肠瘘。

【临床表现】

原文：妇人有产后水道中出肉线一条，长二三尺，动之则疼痛欲绝。

新解：略。

【辨证分型】任督脉虚型。

【治疗法则】

原文：……方用两收汤，……惟两补之，则任督得腰脐之助，带脉亦得任督之力而收矣。

新解：治宜补任督脉之虚、益肾之气、助带脉升举。

【方剂名称及组成】

两收汤：人参 30 克，白术 60 克（土炒），川芎 9 克（酒洗），熟地 60 克（九蒸），山药 30 克（炒），山萸 12 克（蒸），芡实 15 克（炒），扁豆 15 克（炒），巴戟 9 克（盐水浸），杜仲 15 克（炒黑），白果 10 枚（捣碎）。

水煎服。一剂而收半，二剂而全收矣。

【方剂分解】

原文：此方补任督，而仍补腰脐者，盖以任督连于腰脐也。补任督而不补腰脐，则任督无助，而带脉何以升举？

新解：此方中用山药、芡实以补任脉之虚，杜仲、熟地以补督脉之虚，巴戟、白果以通任脉之气，白术、扁豆以利腰脐，加人参于内，借其补气之力，故任督之气皆盛，惟此两补，则带脉可升举矣。

【按语】

傅氏指肉线即为带脉，肉线出即带脉虚脱而下。考带脉起于肋下，围绕腰腹一周，状如束带，故名带脉，有总束阴阳诸经的作用。若带脉不和时，可引起妇人之带下病。而带脉何以能从尿道随小便而出呢？其理令人费解，且愚自认实无科学道理。今录之，有待高明临床观察验证。

【证因辨治及方剂歌诀】

任督脉虚型

产后亡血任督虚，带脉无力肉线垂，
疼痛难忍欲绝生，急补任督益肾气。

两收汤

两收术地山药参，萸芎芡实扁杜仲，
白果巴戟十一味，产后肉线出可升。

第九节　产后肝痿[①]

【原文】

妇人产后，阴户中垂下一物，其形如帕，或有角，或二岐。人以为产颓[②]也，谁知是肝痿之故乎！夫产后何以成肝痿也？盖因产前劳役过伤，又触动怪怒[③]，以致肝不藏血，血亡过多，故肝之脂膜随血崩坠，其形似子宫，而实非子宫也。若是子宫之下坠，状如茄子，只到产门而不能越出于产门之外。唯肝之脂膜，往往出产门外者六七寸许，且有粘席干落一片如手掌大者，如是子宫坠落，人立死矣，又安得能复生乎[④]？治法宜大补其气与血，而少加升提之品，则肝气旺而易生，肝血旺而易养，肝得生养之力，而脂膜自收。方用收膜汤：

生黄芪一两，人参五钱，白术五钱（土炒），白芍五钱（酒炒焦），当归三钱（酒洗），升麻一钱

水煎服。一剂即收矣。或疑产后禁用白芍，恐伐生气之源，何以频用之而奏功也？是未读仲景之书者，嗟乎！白芍在产后不可频用者，恐其收敛乎瘀也，而谓伐生气之源，则误矣。况病之在肝者，尤不可以不用。且用之于大补气血之中，在芍药亦忘其为酸收矣[⑤]，又何能少有作祟者乎！矧[⑥]脂膜下坠，正藉[⑦]酸收之力，助升麻以提升气血，所以奏功之捷也。

【注释】

① 肝痿：系指子宫脱出症，又称为“阴挺”。

② 产颓：中医病名。即指子宫不收及阴道壁下垂。

③ 触动怪怒：即引触异常的大怒。

④ 又安得而复生乎：又怎能复活呢？

⑤ 在芍药亦忘其为酸收矣：将芍药加入大补气血之药剂中，其酸收性能会减弱。

⑥ 矧：文言连词，况且的意思。

⑦ 藉：同借。

【原文眉批】

收肝膜全赖白芍之功，不可用炭。

【译文】

收回脱下的脂膜，完全依赖白芍酸收之性能，不可以将其炒成炭。

【病因病机】

原文：妇人产后阴户中垂下一物，……谁知是肝痿之故乎！夫产后何以成肝痿也？盖因产前劳役过伤，又触动怪怒，以致肝不藏血，血亡过多，故肝之脂膜随血崩坠，其形似子宫，而实非子宫也。……如是子宫坠落，人立死矣，又安得而复生乎？

新解：此症多由于分娩时用力太过，或产后劳动过早，而致劳倦伤脾，气虚下陷，收摄无权；或因分娩时处理不当，损伤胞络，胞络失系；或产育过多，房室所伤，肾气亏虚，冲任不固；或素体虚弱，老年久病，便秘努责，失于固摄所致。

【临床表现】

原文：妇人产后阴户中垂下一物，其形如帕，或有角，或二岐，人以为产颓也。

新解：症见子宫脱垂，甚或脱出阴道口外，卧或收入，劳则堕出更甚，自觉小腹下坠，神疲气短，或小便频数，舌质淡苔薄白，脉虚无力。

【辨证分型】气虚型。

【治疗法则】

原文：治法宜大补其气与血，而少加升提之品，则肝气旺而易生，肝血旺而易养，肝得生养之力，而脂膜自收，方用收膜汤。

新解：治宜大补气血、兼以升提。

【方剂名称及组成】

收膜汤：生黄芪 30 克，人参 15 克，白术 15 克（土炒），白芍 15 克（酒炒焦），当归 9 克（酒洗），升麻 3 克。

水煎服。一剂即收矣。

【方剂分解】

原文：或疑产后，禁用白芍，恐伐生气之原，何以频用之而奏功也？是未读仲景之书者。嗟乎！白芍之在产后，不可频用者，恐其收敛乎瘀也，而谓伐生气之源则误矣。况病之在肝者，尤不可以不用，且用之于大补气血之中，在芍药亦忘其为酸收矣。又何能少有作祟者乎。矧脂膜下坠，正藉酸收之力，助升麻以提升气血，所以奏功之捷也。

新解：此方中用黄芪、白术、人参以补气为主，用当归、白芍以养血，况白芍具有酸收之功效，气血得补，再加升麻以提升气血，故奏功之速也。

【按语】

产后肝痿实指子宫脱出而言。傅氏认为，肝痿下垂并非子宫下垂，令人费解。何以能肝之脂膜从阴道而下垂呢？这是不可能之事。傅氏曰："产后肝痿，……肝之脂膜随血崩坠，其形似子宫，而实非子宫也。若是子宫下坠，状如茄子，只到产门，而不能越出于产门之外，惟肝之脂膜，往往出产门外者，至六七寸许，且有黏席干落一片如手掌大者。"据此所述，肝瘘下垂又似子宫外翻或膀胱膨出症。但傅氏又曰；“子宫坠落，人立死矣”，由此可见，傅氏对于子宫脱出症的认识不足，以为子宫是不可能脱出的。

子宫脱垂，中医称为“阴挺”。现代医学认为，子宫位置低于正常位置即称为子宫脱垂症。子宫脱垂也称子宫脱出，一般分为三度：第一度为宫颈下降到坐骨棘水平以下，但宫颈仍在阴道内；第二度为宫颈与部分子宫体露出阴道口外；第三度为整个子宫体与子宫颈以及全部阴道壁均外翻。当子宫脱出时，一定会伴有阴道脱出。若膀胱随阴道脱出，称为膀胱膨出；直肠随阴道脱出，称为直肠膨出。其症状为腹部呈下坠感，子宫颈发炎等。如系第三度脱出时，可能合并溃疡或感染。

本节所述“肝瘘”，录之仅供参考。临床如遇是症，可按“子宫脱出”对症处理。此外，有人认为“肝瘘”是胎膜残留或蜕膜残留物，这与傅氏用升提收膜之治法不符，此说尚有质疑。

【证因辨治及方剂歌诀】

气虚型

产前劳役伤中气，怪怒肝郁下肝瘘，
肝不藏血随崩坠，大补气血佐升提。

收膜汤

收膜汤用生黄芪，人参白术芍当归，
再加升麻提气血，可治产后肝瘘垂。

第十节 产后气血两虚乳汁不下[1]

【原文】

妇人产后，绝无点滴之乳，人以为乳管之闭也，谁知是气与血之两涸乎！夫乳乃气血之所化而成也，无血固不能生乳汁，无气亦不能生乳汁，然二者之中，血之化乳，又不若气之所化为尤速。新产之妇，血已大亏，血本自顾不暇，又何能以化乳？乳全赖气之力，以行血而化之也。今产后数日，而乳不下点滴之汁，其血少气衰可知。气旺则乳汁旺，气衰则乳汁衰，气涸则乳汁亦涸，必然之势也。世人不知大补气血之妙，而一味通乳，岂知无气则乳无以化，无血则乳无以生，不几向饥人而乞食，贫人而索金乎②！治法宜补气以生血，而乳汁自下，不必利窍以通乳也。方名通乳丹。

人参一两，生黄芪一两，当归二两（酒洗），麦冬五钱（去心），木通三分，桔梗三分，七孔猪蹄二个（去爪壳）

水煎服。二剂而乳如泉涌矣。此方专补气血以生乳汁，正以乳生于气血也。产后气血涸而无乳，非乳管之闭而无乳者可比。不去通乳而名“通乳丹”，亦因服之乳通而名之。今不通乳而乳生，即名“生乳丹”亦可。

【注释】

① 乳汁不下：指产后乳汁甚少或全无，又称为“缺乳”、“无乳”、“产后乳汁不行”。

② 不几向饥人而乞食，贫人而索金乎：这不是向饥饿之人求食，向穷人搜索金钱差不多吗？此指由于气血两虚，乳汁化生无源而无乳，如果不去补气养血，而单纯强行通乳，是不会生出乳汁的。

【病因病机】

原文：产后气血两虚乳汁不下，……谁知是气与血之两涸乎！夫乳乃气血之所化而成也，无血固不能生乳汁，无气亦不能生乳汁，然二者之中，血之化乳，又不若气之所化为尤速。新产之妇，血已大亏，血本自顾不暇，又何能以化乳？乳全赖气之力，以行血而化之也。今产后数日，而乳不下点滴之汁，其血少气衰可知。气旺则乳汁旺，气衰则乳汁衰，气涸则乳汁亦涸，必然之势也。

新解：此症多由于产妇素体虚弱，因产时失血耗气，脾气更虚，致使气血与津液皆生化不足，故乳汁无源以生而致产后缺乳。

【临床表现】

原文：妇人产后，绝无点滴之乳，人以为乳管之闭也……

新解：症见分娩一周以后或哺乳期中，乳汁甚少或全无，乳汁清稀，乳房柔软而无胀感，面色无华，头晕目眩，心悸怔忡，倦怠乏力，饮食减少，大便溏泻，舌质淡，少苔，脉虚细。

【辨证分型】气血虚弱型。

【治疗法则】

原文：治法宜补气以生血，而乳汁自下，不必利窍以通乳也。方名通乳丹。

新解：治宜补气益血、通脉增乳。

【方剂名称及组成】

通乳丹：人参 30 克，生黄芪 30 克，当归 60 克（酒洗），麦冬 15 克（去心），木通 0.9 克，桔梗 0.9 克，七孔猪蹄 2 个（去爪壳）。

水煎服。二剂而乳如泉涌矣。

【方剂分解】

原文：此方专补气血以生乳汁，正以乳生于气血也。产后气血涸而无乳，非乳管之闭而无乳者可比，不去通乳，而名通乳丹，亦因服之乳通而名也。今不通乳而乳生，即名“生乳丹”亦可。

新解：此方中用人参、黄芪以补气，当归以补血，麦冬以生津液，木通以宣通血脉而助下乳，桔梗以载药上升，直达乳腺而利其窍，益以血肉有情之味猪蹄，滋养精血以生乳汁。综观全方，具有补气益血、通乳之功效，故用于产后气血虚弱之缺乳有效。

【按语】

妇人经血与乳汁，俱由脾胃所生。乳房属阳明，乳头属厥阴，故经乳同源于脾胃，乳汁的正常排出，均有赖于肝气条达，疏泄有度。若气血虚弱则生乳不足，肝气郁结则乳脉壅塞，均可致缺乳。

现代医学认为，乳汁分泌不足的原因很多，如乳腺发育不良，产前患有慢性疾病，如贫血、结核、或营养不良等而致身体衰弱，或由于产时失血过多，或因手术身体衰弱，或休息与睡眠不足，以及精神因素，如忧虑、生气、过劳等，都会影响乳汁的正常分泌。此外，因乳头凹陷或过大，而影响婴儿的吸吮，使乳汁不能按时排空，而导致乳汁分泌不足；或由于哺乳不定时，不能刺激乳腺形成条件反射，亦能致使乳汁不能按时分泌。故在治疗时，应针对缺乳的种种不同病因，给予适当地治疗，始能取效。

【证因辨治及方剂歌诀】

气血虚弱型

产后缺乳气血虚，点滴不下津液亏，
专补气血生乳汁，通乳灵丹效无比。

通乳丹

通乳丹中当归君，人参黄芪与麦冬，
木通桔梗猪蹄引，因虚无乳此方中。

第十一节　产后郁结乳汁不通

【原文】

少壮之妇，于生产之后，或闻丈夫之嫌，或听翁姑之谇[①]，遂致两乳胀满疼痛，乳汁不通。人以为阳明之火热也，谁知是肝气之郁结乎？夫阳明属胃，乃多气多血之府也。乳汁之化，原属阳明，然阳明属土，壮妇产后，虽云亡血，而阳明之气实未尽衰，必得肝木之气以相通，始能化成乳汁，未可全责之阳明也[②]。盖乳汁之化，全在气而不在血。今产后数日，宜其有乳，而两乳胀满作痛，是欲化乳而不可得，非气郁而何[③]？明明是羞愤成郁，土木相结[④]，又安能化乳而成汁也！治法宜大舒其肝木之气，而阳明之气血自通，而乳亦通矣，不必专去通乳也。方名通肝生乳汤：

白芍五钱（醋炒），当归五钱（酒洗），白术五钱（土炒），熟地三分，甘草三分，麦冬五钱（去心），通草一钱，柴胡一钱，远志一钱

水煎服。一剂即通，不必再服也。

【注释】

① 或闻丈夫之嫌，或听翁姑之谇：或是受到丈夫的嫌疑，或公婆姑嫂的责骂，而致气郁不舒。“谇”：（音 suì）责骂的意思。

② 未可全责之阳明也：阳明属胃土，乳汁之化生是靠脾胃水谷精微而成，但是，更需要肝木之疏泄。若肝气郁结，疏泄失常，可使乳脉阻滞，运行不畅而发生缺乳，所以说，乳汁之生成，不可以全责怪阳明胃也。

③ 非气郁而何：不是肝气郁结，还会是什么原因呢？

④ 土木相结：土指脾胃，木指肝。此指乳汁不行就是因为肝胃功能失常所致。

【原文眉批】

麦冬用小米炒，不惟不寒胃，且得米味一直引入胃中，而化乳愈速。

【译文】

通肝生乳汤方中之麦冬，最好用小米炒后再入药，这样不但不会致使胃部不过于寒凉，而且有小米之味，能够引药直达胃中，有利于加速催乳的作用。

【病因病机】

原文：少壮之妇，于生产之后，或闻丈夫之嫌，或听翁姑之谇，遂致两乳胀满疼痛，乳汁不通，人以为阳明之火热也，谁知是肝气之郁结乎！夫阳明属胃，乃多气多血之府也，乳汁之化，原属阳明。然阳明属土，壮妇产后，虽云亡血，而阳明之气实未尽衰，必得肝木之气以相通，始能化成乳汁，未可全责之阳明也。盖乳汁之化，全在气而不在血。今产后数日宜其有乳。而两乳胀满作痛，是欲化乳而不可得，非气郁而何？明明是羞愤成郁，土木相结，又安能化乳而成汁也。

新解：此症多由于产妇素体抑郁，加之产时失血而致肝气更郁，或因产时不顺其愿，抑郁恚怒伤肝，肝失条达不能行其疏泄之职，致使乳脉不通而无乳可下；或肝郁气滞，乳脉涩滞，乳汁运行不畅而所下甚少。

【临床表现】

原文：略。

新解：症见分娩一周以后或哺乳期中，乳汁涩少或全无，乳汁浓稠，乳房胀硬或疼痛，胸胁胃脘胀闷不舒，情志抑郁，食欲不振，或有微热，舌质正常，苔薄黄，脉弦或弦数。

【辨证分型】肝郁气滞型。

【治疗法则】

原文：治法宜大舒其肝木之气，而阳明之气血自通，而乳亦通矣，不必专去通乳也。方名通肝生乳汤。

新解：治宜疏肝解郁、通络下乳。

【方剂名称及组成】

通肝生乳汤：白芍 15 克（醋炒），当归 15 克（酒洗），白术 15 克（土炒），熟地 0.9 克，甘草 0.9 克，麦冬 15 克（去心），通草 3 克，柴胡 3 克，远志 3 克。

水煎服。一剂即通，不必再服也。

【方剂分解】

原文：无。

新解：此方中用当归以补气和血，以创生乳之源，白芍以养血柔肝，白术、甘草以健脾和胃，柴胡以疏肝解郁，少加熟地补血而不腻，加麦冬以养胃生津，通草以通乳管之闭，远志以交通心肾之气，有助补血药以生化乳汁。综观全方，具有养肝通乳之效，故用于实证缺乳为宜。

【按语】

乳汁乃气血所化生，气血虚则乳汁少，而气血过盛或因肝气郁结而气血壅闭不行，亦能导致乳汁不下，故临证不可不辨其详。其鉴别要点，大凡虚证之脉见细弱，实证之脉见弦实；虚证之乳房不胀痛，扪之质软，实证之乳房胀痛，或有结块，扪之质硬；乳汁不下者为虚，乳汁不通者为实。治疗时，虚证宜补之，实证宜疏之。

但亦有初产之妇乳头孔闭塞不通，以致乳汁壅积不下，乳房胀硬疼痛，则须积极通乳，以防导致产后发热，或引起乳房逐渐红肿疼热，而形成乳痈（即乳腺炎）。通乳最有效的办法是用吸乳器吸之，以通为度。

【证因辨治及方剂歌诀】

肝郁气滞型

产后郁结肝气盛，气血壅闭乳不行，
经脉阻滞乳胀痛，疏肝解郁乳自通。

通肝生乳汤

通肝生乳当归芍，白术柴胡远通草，
熟地甘草麦冬合，郁结无乳效甚高。

方剂索引

二　画

四　画

五　画

六　画

七　画

八　画

九　画

十　画

十一画

十二画

十三画

主要参考资料

南京中医学院医经教研组编著《黄帝内经素问译释》
陈璧琉，郑卓人合编《灵枢经白话解》
〔汉〕张仲景著《金匮要略》
〔唐〕孙思邈著《千金方》
〔清〕闫诚斋著《胎产心法》
〔清〕程钟龄著《医学心悟》
〔清〕吴谦等著《医宗金鉴》
〔清〕沈金鳌著《妇科玉尺》
〔清〕唐容川著《血证论》
〔清〕吴鞠通著《温病条辨》
〔清〕陈修园著《妇科要旨》
张锡纯著《医学衷中参西录》
刘云鹏著《妇科治验》
徐荣斋著《妇科知要》
张茂珍著《妇科病方歌》
苏应宽著《产科学及妇科学》
成都中医学院妇科教研室编《中医妇科学》
何高明著《傅青主女科校释》
黄绳武著《傅青主女科评注》
杨鉴冰，王宗柱著《傅青主女科白话解》
中医研究院，广东中医学院合编《中医名词术语选释》
古汉语常用字字典编写组《古汉语常用字字典》